FLORES DE BACH

Diagnóstico floral a través del Tarot

FLORES DE BACH

Diagnóstico floral a través del Tarot

Ana Orero y Pablo Estevan

Copyright © 2019 Ana Orero y Pablo Estevan
ISBN: 978-84-09-14534-8
Sello: Sanarte
www.espaciosanarte.com
Todos los derechos reservados.
Impreso en la UE- Printed in the EU
Ninguna parte de esta obra puede ser reproducida por algún medio sin el permiso expreso de los autores.
La tinta que utilizamos no lleva cloro y el tipo de papel interior no lleva ácido. Ambos productos los subministra un proveedor certificado por el Consejo de Administracion Forestal (FSC, Forest Stewardship Council). El papel está fabricado con un 30% de material reciclado de residuos.

A todas nuestras familias.

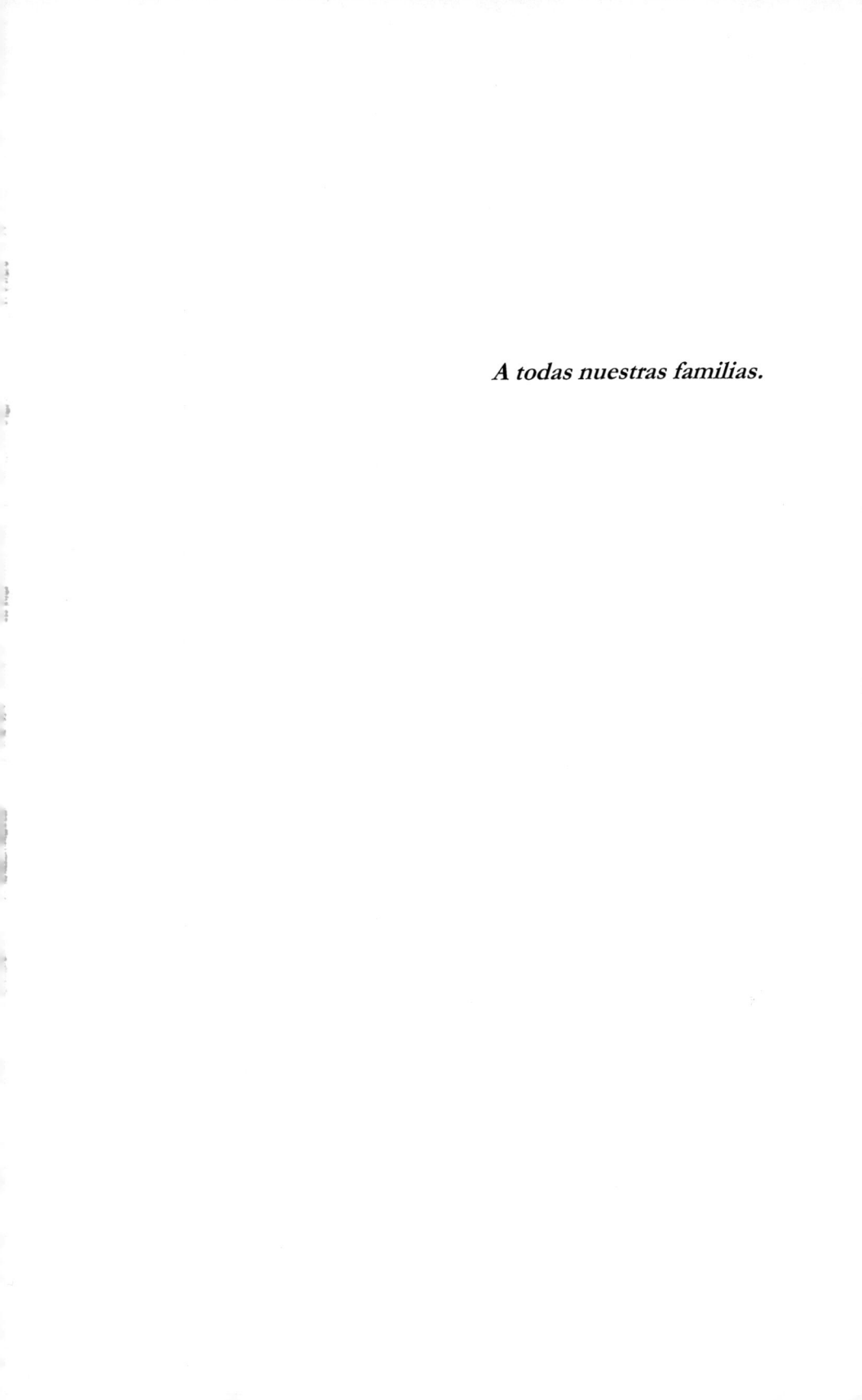

ÍNDICE

Presentación .... *v*
Introducción *1*
El Loco *17*
    Centaury 17
El Mundo *25*
    Gentian 25
La Resurrección-El Juicio *31*
    Crab Apple 31
El Sol *39*
    Wild Oat 39
La Luna *47*
    Beech 47
La Estrella *55*
    Hornbeam 55
La Torre *63*
    Chicory 63
El Diablo *72*
    Willow 72
La Templanza *80*
    Walnut 80
La Muerte *86*
    Larch 86
El Colgado *93*
    White Chestnut 93

La Fuerza	*101*
Pine	101
La Rueda de la Fortuna	*108*
Clematis	108
El Ermitaño	*116*
Oak	116
La Justicia	*123*
Elm	123
El Carro	*130*
Chestnut Bud	130
Los Enamorados	*137*
Vine	137
El Papa	*146*
Mimulus	146
El Emperador	*154*
Gorse	154
La Emperatriz	*161*
Mustard	161
La Sacerdotisa	*169*
Cerato	169
El Mago	*177*
Agrimony	177
Figuras del Tarot- Triadas	*186*
Sota de Oros	*190*
Olive	190
Caballo de Oros	*196*
Scleranthus	196

Reina de Oros	*203*
Sweet Chestnut	203
Rey de Oros	*211*
Vervain	211
Sota de Espadas	*219*
Wild Rose	219
Caballo de Espadas	*226*
Rock Water	226
Reina de Espadas	*233*
Water Violet	233
Rey de Espadas	*240*
Impatiensa	240
Sota de Copas	*247*
Aspen	247
Caballo de Copas	*255*
Holly	255
Reina de Copas	*263*
Honeysuckley	263
Rey de Copas	*271*
Heather	271
Sota de Bastos	*279*
Rock Rose	279
Caballo de Bastos	*286*
Red Chestnut	286
Reina de Bastos	*295*
Cherry Plum	295
Rey de Bastos	*303*

iii

Star of Bethlehem 303
Anexo *334*
Sobre los autores *316*
Bibliografía recomendada *318*

PRESENTACIÓN

Durante más de veinte años me he dedicado al estudio y uso del sistema terapéutico floral del Dr. Bach. Los remedios florales son una extraordinaria herramienta en el proceso de sanación de la persona que se enmarca dentro de los llamados tratamientos holísticos o bioenergéticos debido a su enfoque.

Este sistema consta de un total de 38 remedios florales que fueron descritos por el Dr. Edward Bach a principios del siglo XX, y el propósito con el que fueron creados no era otro que ayudar a todas las personas a sanar sus enfermedades a través de la resolución del conflicto existente en el plano del alma.

Este enfoque ya nos sitúa en un sistema médico donde el proceso de enfermedad es entendido holísticamente, es decir, evaluando simultáneamente todas las dimensiones de la persona: física, emocional, mental y espiritual. El Dr. Bach sostenía, como tantos otros/as médicos y sanadores antes y después que él, que el origen de la enfermedad es un conflicto entre el alma y la personalidad. Si este conflicto se mantenía en el tiempo producía desordenes somáticos que se expresaban desde síntomas leves a enfermedades graves, en función de varios parámetros como constitución biológica, carácter o temperamento y la tara kármica.

El sistema terapéutico floral actúa pues como un catalizador de procesos a nivel álmico, proponiendo patrones armónicos que por resonancia vibracional reequilibran los diferentes planos energéticos de la persona restableciendo el flujo energético natural, lo que conlleva un correcto funcionamiento del metabolismo biológico así como a un estado de claridad mental, paz y armonía emocional.

Como en otros sistemas holísticos, la persona que comienza un tratamiento floral emprende, en realidad, un viaje interior: algo en su vida debe transformarse para que el proceso de sanación no sólo se produzca sino que se mantenga en el tiempo. Si la persona no toma conciencia de cuál es el conflicto que subyace al proceso patológico o a la sintomatología que presenta, a la corta a la larga la acción terapéutica de las esencias florales desaparece.

En este sentido, es fundamental que la persona descubra a través de un proceso de búsqueda interior o con la ayuda temporal de un terapeuta, cual es el mensaje que el alma está intentando trasmitir a través del síntoma. Para ello existen numerosos caminos y mapas descritos, cada uno afín a una tipología determinada.

En el mundo occidental el alma es una dimensión de la persona que durante siglos fue abordada desde una perspectiva religiosa o a través del conocimiento esotérico. Con la llegada del Renacimiento y el pensamiento cartesiano nace una nueva ciencia, la Psicología, que aborda el estudio del hombre en sus procesos mentales y emocionales. Esta ciencia ha evolucionado enormemente con los trabajos del Dr. Freud y su descripción del inconsciente y, más tarde con su discípulo y colega el Dr. Carl Jung, el cual sentó las bases de una Psicología moderna que contempla al ser no sólo como individuo sino enmarcado é influido por un entorno familiar, social, histórico y ancestral (Gestalt).

El Dr. Jung describió todo un modelo de pensamiento basado tanto en las investigaciones del Dr. Freud como en numerosos estudios que realizó de las diversas filosofías, religiones y sistemas esotéricos. Jung estudió Budismo, Cristianismo, Cábala, Mitología Griega, Hinduismo, Chamanismo, etc. y a través de las enseñanzas de todos estos sistemas definió la existencia de un Supra consciente y de un Inconsciente Colectivo. Este último sería como la mente de toda la humanidad, y Jung describió que contenía una serie de representaciones que son comunes en todas las culturas y todos los tiempos. A estas representaciones les llamó Arquetipos (la Muerte, el Nacimiento, el Padre, la Madre, la Sombra, etc.).

Esta hipótesis jungiana ha sido corroborada no sólo por una extensa experiencia clínica, sino por estudios como los del mitólogo Dr. Joseph Campbell, autor del libro *"El héroe de las mil caras"*, donde propone el término del **Monomito**, también llamado **El viaje del héroe**. Según Campbell, en todos los relatos y mitologías de la mayoría de las culturas antiguas de todo el planeta existen elementos comunes que se repiten. Estos elementos se describen como el viaje del héroe, una serie de acontecimientos vitales que toda la raza humana está predestinada a experimentar, como modo de evolución de la conciencia.

En el mundo occidental encontramos una rica fuente de relatos mitológicos en la cultura egipcia, griega, romana, celta, nórdica y eslava. En concreto, en toda la cuenca mediterránea, la descripción de estas figuras arquetípicas tiene su referente más directo en los Arcanos del Tarot. El Tarot es un conjunto de 78 representaciones en láminas en los que se establece una relación entre una imagen simbólica y un número determinado. Su origen es egipcio, y se le conoce también como el Libro de Toth. Se clasifican en dos grupos: 56 Arcanos Menores, dispuestos en función de los 4 mundos cabalísticos, los 4 elementos o, como más comúnmente se les conoce, los 4 palos (Atziluth-Fuego-Bastos; Briha-Aire-Espadas; Yetzirah-Agua-Copas; Asiah-Tierra-Oros). Y los 22 Arcanos Mayores, cuya semejanza con los Arquetipos de Jung es más que casual.

Cada arcano muestra una imagen concreta y completa de un aspecto de la realidad, que puede ser interpretado desde diversos planos de conciencia: correlación con procesos en el cuerpo físico, estados mentales y emocionales, relaciones personales, situación en el trabajo y economía, proyectos, asociaciones, así como información para el alma como un mensaje de conciencia para la evolución del ser. En los Arcanos Mayores la relación es correlativa, es decir, que hay un orden natural de tránsito en ellos del 1 (El Mago) al 21 (El Mundo), siendo el número 22 un número de conexión entre un ciclo y el siguiente. Además, existen relaciones entre arcanos en función de los números que les rigen: por ejemplo el arcano 7 del Carro del Triunfo y el arcano 16 de La Torre, ya que 16=1+6=7; o por ejemplo entre el 5 de El Sumo Sacerdote y el 10 de la Rueda de la Fortuna, ya que 10 es dos veces 5.

El Tarot ha sido visto desde muchos ángulos a lo largo de los últimos cinco siglos en Europa: reapareció como un juego de cartas así como oráculo de adivinación. Pero para aquellos iniciados que han querido ver más allá de lo superficial, lo anecdótico o lo supersticioso, han descubierto en esta serie de representaciones un mapa exquisitamente definido del camino que recorre el alma desde su nacimiento hasta la realización, así como la descripción de las diferentes etapas y pruebas que se encuentra en dicho tránsito, tal y como se describe en el mito de Viaje del Héroe de Campbell.

La Cábala es una sabiduría antigua que comprende una serie de conocimientos mediante los cuales **cada persona es el agente de su propia salvación** y, a través de esos conocimientos secretos, puede alcanzar a develar el misterio de la divinidad que reside en él mismo y en todas las cosas creadas. En la Cábala se emplea El Árbol de la Vida, una imagen jeroglífica que se propone representar al cosmos en su complitud y al alma del hombre en su relación con aquél (macrocosmos-microcosmos). Existen varias teorías sobre el origen de la Cábala, aunque es el pueblo judío el que conservó su conocimiento durante siglos y permitió que llegara hasta nuestros días.

vii

No fue hasta el siglo XIX que el abad Elías Lephi correlacionó por primera vez el Tarot con la Cábala, ubicando los 22 arcanos mayores en los 22 senderos que unifican las 10 Esferas o Sephirot (ver Figuras en Anexo), al tiempo que se relacionó cada arcano con una letra del alfabeto hebreo. Así mimo, se relacionó a los arcanos menores con las esferas en cada uno de los mundos cabalísticos y a las figuras con las tríadas. A partir de ahí, numerosos estudiosos han ido profundizando en esta forma de trabajo místico, aunque hay que advertir que no todos los cabalistas aceptan dicha relación.

El estudio del Tarot incorporado como parte del Árbol de la Vida de la Cábala es un sistema de conocimiento esotérico muy válido para la mente occidental, que nos permite ubicar en cada momento la etapa que el alma está transitando, y saber así que respuesta de sabiduría se nos está proponiendo y el aprendizaje vital que viene como crecimiento y desarrollo personal. Este conocimiento está ampliamente utilizado en la actualidad en muchas escuelas de psicología y de esoterismo como método terapéutico y de desarrollo personal, creándose así una magnífica integración entre la psicología moderna (sobre todo la escuela junguiana) y el trabajo esotérico realizado por tiempos inmemoriales, tal y como marca la Tradición.

Leyendo la obra del Dr. Bach así como su biografía, se percibe la vida de un iniciado, que siguiendo los mandatos de su alma, avanzó hasta crear un sistema de sanación holística muy sutil y poderoso que centra su acción terapéutica en catalizar la resolución de un conflicto entre la personalidad y el alma. En este sentido, en la medida que la persona es más consciente del proceso y puede decidir de forma autónoma sobre el más amoroso de los cambios a proponer o la decisión más prudente a tomar, el cuadro sintomático remite con mayor celeridad así como las trasformaciones se van sucediendo de forma armónica y permanente en la vida de la persona.

Nosotros hemos encontrado en la Cábala y el Tarot grandes aliados en los procesos de trasformación personal y terapéutica, lo cual nos llevó, con el tiempo, a tomar conciencia de la relación que existe entre los 38 remedios florales y los 22 arcanos mayores y las 16 figuras del Tarot (22+16=38). ¿Casualidad? Nosotros pensamos que no, ya que el Dr. Bach dejo claro al final de sus días que la obra que había realizado estaba terminada (es decir, que no iba a desarrollar más remedios), y que todo su pesar era no tener más tiempo para la divulgación del método.

A partir de nuestras investigaciones, hemos establecido una correlación arcano-esencia floral de manera exacta, uno a uno, lo cual amplía profundamente la comprensión de la acción de los remedios florales.

Este libro se propone como un manual que puede ser utilizado de diversas formas, todas ellas útiles y prácticas. La primera y más directa aplicación es como diagnóstico de la/s flor/es que la persona puede necesitar en un momento determinado. Simplemente con utilizar el mazo del Tarot como oráculo, separando los arcanos mayores y las figuras, se obtiene una propuesta del momento que está viviendo la persona y la flor que puede ayudarle a trasmutar el proceso.

La correlación exacta entre el arcano y la esencia floral propone una visión profunda de la acción sanadora de la flor y del conflicto álmico que se resuelve. Cuanto más consciente es la persona del propio proceso personal, tanto más poderosa es la acción de la esencia.

Por último, este manual cuenta una historia, el viaje eterno del alma en su tránsito de vuelta a la unificación con el Espíritu que anima a todos los seres humanos. Los arcanos y figuras se han situado en el libro no de forma arbitraria, sino correlativa tal y como es el tránsito de buscador a través de todos los escalones que le llevan hasta el ascenso a su propia realización. Es pues conveniente e invitamos a todos los lectores a que, al menos una vez, lean de forma correlativa todos los capítulos, de manera que podrán encontrar una trama, una trayectoria, un viaje, un relato: el viaje del héroe, el camino del Guerrero Interior.

Incluimos un primer capítulo con algunas nociones y terminología que entendemos puede ayudar en la lectura y comprensión del texto. Al final del libro encontrará un Anexo con varias figuras a modo de guía.

Esperamos que disfruten del libro, les sea de provecho y que contribuya a dar luz en el camino. Y que todo ello sea para Gloria y Alabanza de Dios.

ix

INTRODUCCIÓN

El estudio del hombre

El estudio de la realidad y, en concreto, del ser humano, sea desde el campo de conocimiento que sea, es algo que siempre plantea una disyuntiva moral y una cuestión trascendental, ya que según como queramos ver el mundo que se presenta ante nosotros, así serán los resultados que obtengamos.

Para muchas personas el mundo que habitamos es un universo sólo compuesto por materia, establecido entre las dimensiones de tiempo y espacio y cuyo desarrollo es lineal: todo tiene un comienzo y un final. Sin embargo, para otros, el universo es dual, y contemplan la coexistencia de dos planos de la realidad en cada ser vivo: la dualidad cuerpo-mente.

También existe una tercera visión, en la que basamos todo lo propuesto en este libro, que establece que en el Universo coexisten múltiples planos de existencia y que todos ellos tienen un origen común llamado Mente Universal o Dios; por ello, el estudio de la Mente de Dios permite comprender todo lo que nos rodea ya que como versa una de las leyes del hermetismo: "Igual que arriba es abajo", y la descripción de las leyes y estructuras del macrocosmos son igualmente aplicables al microcosmos (y a cualquier sistema creado que albergue el Universo conocido). El conocimiento de la Mente de Dios es limitado para el ser humano, tal y como lo han descrito muchos maestros espirituales de diferentes corrientes religiosas. Pero hasta donde nuestro entendimiento nos permite llegar, todo acaba reduciéndose a leyes sencillas basadas en los mismos códigos numéricos: el 1 como origen, la ley de 3 como génesis, la ley de 7 como función, etc.

Esta Mente Universal crea un Universo de infinitas posibilidades y multiplicidad de expresiones, como una escala energética que tiene diferentes niveles vibracionales, desde los más sutiles e intensos hasta los más densos y petrificados. En medio de la gama de vibraciones del Universo se sitúa nuestra existencia como humanos, y en esta realidad, somos capaces de experimentar un rango de energías que van desde aquellas que podemos percibir por nuestros centros espirituales –centros cerebrales-, hasta las más densas que corresponden a nuestra naturaleza mineral –los huesos-.

Si hacemos una clasificación de toda esa gama energética en la que se sitúa el ser humano, podemos definir tres partes o niveles de energía:

-Cuerpo físico: se corresponde con todos los niveles vibracionales del ser humano que son percibidos por los órganos de los sentidos. En este cuerpo existen a su vez diferentes órdenes de energía, ya que hay componentes del cuerpo como la molécula de adrenalina, que actúa en segundos y desaparece, o los huesos que perduran durante miles de años.

-Psique o Alma: se corresponde con los cuerpos o niveles energéticos del ser humano que no son percibidos por los órganos de los sentidos y que se corresponden a una o varias existencias, por lo que su naturaleza no es eterna. Dentro del Alma hay diferentes niveles: hay cuerpos energéticos propios de una existencia determinada, que se encargan de dar forma y ordenar el cuerpo físico. Tras la muerte, estos cuerpos van disolviéndose en sus diferentes dimensiones -etérica, astral, etc.-. Sin embargo existen niveles de la psique o alma que son comunes a varias existencias, sobre todo debido a todo el tiempo que necesita dicha alma para aprender una faceta de la Naturaleza del Amor. Una vez esta lección es aprendida, las capas más sutiles del alma son reabsorbidas por el Espíritu.

-Espíritu: se corresponde con la naturaleza divina en el ser humano: es eterna, no muta a pesar de las distintas existencias y es co-sustancial al Centro Corazón de nuestro Universo, esto es, parte inseparable del Amor Universal, como una célula es parte inseparable de nuestro cuerpo. El Espíritu del ser humano contiene toda la vibración de Amor, Armonía, Sanación y Plenitud que el ser humano es capaz de incorporar en su cuerpo físico y en su psique.

El grado más elevado de realización en el ser humano es cuando su Espíritu se expresa en plenitud, lo que se conoce como Iluminación, tras lo cual la persona trasciende este plano terrestre y continúa su ascenso de conciencia en otros mundos o decide volver a la Tierra como servicio a la Humanidad. **El Alma o Psique es el cuerpo energético que funciona como mediador o trasmisor entre el cuerpo físico y el cuerpo espiritual.** Este cuerpo energético se forma durante una serie de etapas desde el momento en que el Espíritu decide de forma voluntaria regresar a la Tierra para transitar una vida. En el *Libro de la Vida y de la Muerte* de R. Rimpoché así como en *La Tierra como Escuela* del Dr. Crottogini se encontrará una descripción exhaustiva de este tránsito, para todo aquel que quiera profundizar en las etapas de encarnación y des encarnación.

El alma humana va encarnando primero en los planos más sutiles, incorporando en sí toda la información de vidas anteriores -herencia kármica- necesaria para el tránsito en la presente existencia. También incorpora el propósito de vida y la misión a realizar, marcada por la voluntad del Espíritu. En el momento de la concepción, el alma comienza la integración de los diferentes niveles de conciencia biológicos: mineral, vegetal y animal, formándose así el feto que, tras nueve meses de gestación, nacerá como un nuevo ser.

***

A la hora de abordar el estudio esotérico, nos encontramos con una dificultad que debe ser establecida y abordada: que existe una amplia amalgama de definiciones y acepciones sobre un mismo término. Ejemplo claro de ello es el término **mente**, que según el nivel de estudio, se refiere a la materia que se analiza a sí misma (M-1), a un conjunto de facultades cognitivas como pensamiento, conciencia, memoria o percepción (M-2), o el campo creado por el Espíritu-Vida dentro del cual todo existe.

Así mismo, el término alma y psique han sido utilizados por diferentes escuelas de pensamiento dando lugar a muchas confusiones. El alma se refiere al campo mental generado por el espíritu que ordena la configuración espacio-temporal del cuerpo físico, lo que permite su materialización. La psique se refiere al funcionamiento de este campo mental, siendo que se diferencian siete niveles de conciencia o vibración dentro de ella. Sería como decir que el alma y la psique son como el órgano y su función: el alma es un órgano mental y la psique es su función o fisiología. Sin embargo, a lo largo de esta obra hemos empleado tanto alma como psique de forma indiferente por no complicar más la comprensión del texto.

Niveles del Alma

En diferentes tradiciones místicas se ha establecido una división u otra del alma humana. Entre ellas está la tradición hindú y el sistema de los siete Chackras o la Rueda de los Cinco Elementos taoísta.

En la tradición cabalística se describe que el alma tiene 5 niveles: Nefesh, Ruaj, Neshamá, Chayá y Yechida.

Nefesh se corresponde con el alma animal, y en nuestro lenguaje actual sería lo que en psicología llamamos **Personalidad o Ego**. El Ego o Personalidad es una función psíquica encargada de organizar toda la fisiología del cuerpo así como modular nuestras respuestas orgánicas en función de las condiciones del medio. La Personalidad se forma sobre una base propia de cada encarnación (**temperamento**) y un **carácter** que imprime el medio familiar y social en el que nos criamos y educamos.

La Personalidad está compuesta por dos funciones complementarias: **la inteligencia y la emoción**. La **inteligencia** es la función lógico-racional que se encarga de acumular información del medio para poder dar respuestas adaptadas y prever situaciones. La **emoción** es un sensor de la relación con el entorno: informa al ego de si el entorno es benigno o agresivo para, en función de ello, modular el metabolismo orgánico y dar la respuesta más inteligente para la supervivencia de la especie.

La personalidad o ego del cuerpo está basada en miles de años de evolución natural, de manera que existe un mecanismo autónomo de regulación de las funciones vitales: no necesitamos ser conscientes de cómo nuestras mitocondrias sintetizan ATP, ni necesitamos ordenarle a nuestras glándulas suprarrenales que segreguen adrenalina cuando viene el dinosaurio a comernos. Esta inteligencia-emoción del cuerpo se corresponde con el nivel de alma animal, vegetal y mineral, y funciona en base a los **instintos** de supervivencia de la especie. Todos aquellos que trabajan con animales saben que éstos tienen personalidad: sufren depresiones, falsos embarazos y duelos por la muerte de miembros de su familia y clan.

En el hombre, la inteligencia egóica está, a su vez, regida por la personalidad humana, que incorpora como elemento diferencial la capacidad de ser consciente de sí o, dicho de otro modo, la Individuación.

El recién nacido no es consciente de estar separado de su madre, ni de ser alguien diferente a ella. Durante sus primeros meses y años de vida, su personalidad se va construyendo de forma estable y robusta en la medida que siente su pertenencia a una familia y a un clan. En este periodo la persona se moviliza por los instintos de supervivencia, y sólo busca el ser alimentado y protegido. Muchas personas se quedan toda su vida atados a este nivel muy cercano a la conciencia animal (**Nefesh**), por lo que sus actos y decisiones son en mayor medida instintivos, lo cual produce, en ocasiones, situaciones aberrantes incluso para la condición humana.

***

Si la persona se desarrolla interior y exteriormente, gracias a su guión de vida y las condiciones externas -estudios, experiencias nutritivas, viajes, amistades, etc.-, comienza a desplegarse el nivel de alma de **Ruaj** (aliento), donde el ser humano empieza a ser consciente de su propia individualidad y la necesidad de hacerse cargo de su vida. Aquí la personalidad comienza a conectar con niveles más sutiles de conciencia, y se incorporan a las funciones intelectuales y emocionales no sólo los patrones de la herencia genética y familiar, sino que aparecen nuevos componentes, fruto de la conexión con los planos espirituales. Si la persona sigue su camino como buscador, accederá a niveles supra conscientes de su propia alma, conectando, por momentos, con el grado de **Neshamá** (Individuación), también llamada en Gnosis traspasar el Segundo Umbral y nacer al Hombre Nuevo -revestido de un nuevo cuerpo de luz-. Para ello, la persona debe despojarse de todo deseo egoísta.

Los últimos dos niveles del alma corresponden al **Chayá** o alma colectiva, cuando la persona ya no vive para ella sino para el bien de toda la Humanidad -nivel de santidad-, así como el nivel de **Yechidá** o vuelta a casa.

Este libro está centrado en el trabajo de tránsito desde el alma animal o **Nefesh** hasta el alma humana o **Ruaj** y, desde ahí, a su conexión con el alma colectiva **Neshamá**.

¿Qué significa sanación?

La presente obra ofrece una extensa visión de un sistema terapéutico que para muchos es en realidad un sistema placebo y las esencias florales son meramente agua, mientras que para otros son un sistema de sanación profundo y transformador. Veamos qué entendemos por sanación.

La definición de **sanación** es *acción y efecto de sanar*. Otro significado de sanación en el diccionario es también *curación por medio de prácticas esotéricas o de terapias alternativas*. Así mismo, la **curación** se define en el diccionario castellano como un restablecimiento del estado de salud de la persona, con desaparición de los síntomas de la enfermedad, la herida o el daño que existía.

A nuestro modo de ver, la curación es un proceso donde el paciente es, en gran medida, un sujeto pasivo que deja en manos del terapeuta o médico su proceso de mejora. Sin embargo, la sanación es la SAN-ACCIÓN -la acción santa- de la persona cuando conecta de forma consciente y voluntaria, por un proceso de desarrollo personal y despertar espiritual, con su alma y, desde ahí, con su verdadera identidad y misión en la vida. Se podría decir que *"quien san anda, san ando anda"*.

También hay que apuntar aquí que así como la curación se refiere siempre a una resolución positiva del proceso de enfermedad -al menos en apariencia-, en el caso de la sanación, el proceso de enfermedad se resuelve en la mayoría de los casos pero puede persistir en el cuerpo físico ya que en algunas ocasiones el grado de degeneración física/tara kármica determinan unos límites que son ley natural. Sin embargo la persona, al sanar su alma, trasforma su existencia, llenando su vida de paz y plenitud, lo que da sentido a la frase: *"no es tanto los años que vivimos sino cómo los vivimos"*.

Todo proceso de sanación implica comenzar un camino de desarrollo personal. No hay otra posibilidad. En este caminar hay tres pilares fundamentales que el buscador debe incorporar en su vida de forma permanente: **adquisición de conocimiento esotérico, el cuidado y la higiene del cuerpo** y **la práctica meditativa**. Sólo en la medida que la persona íntegra estas tres áreas en su vida, la trasformación comienza. El camino del héroe se torna un proyecto de vida, donde todos los aspectos de la persona están implicados: cuerpo (higiene y cuidado), emoción (práctica meditativa-devocional) e intelecto (conocimiento esotérico).

Sanación álmica

La sanación álmica es la trasformación de estados psico-emocionales disarmónicos que, por medio del puente del conocimiento de nuestro mundo interior, el recuerdo de sí, la introspección y la meditación nos lleva a estados interiores de paz, alegría, plenitud y amor.

La personalidad es, según nuestra descripción, un nivel del alma humana que se corresponde con el alma animal o el nivel de conciencia instintivo. En el ser humano comienza a formarse incluso antes de su nacimiento, durante el periodo de encarnación del alma; es el llamado **temperamento** propio de cada persona, y el ejemplo claro sería el entorno familiar, donde varios hermanos nacidos del mismo padre y madre, así como en las mismas condiciones de casa, localidad, situación histórica y económica, cada uno de ellos expresa unas tendencias de personalidad. Junto al temperamento, existe el **carácter**, que es todo el conjunto de expresiones de la personalidad que se adquieren desde el ámbito social y familiar. Familias con carácter alegre y extrovertido imprimen en sus miembros esta forma de expresión, al tiempo que sociedades de postguerra imprimen en todos sus miembros un carácter de tristeza y tendencia a aferrarse a la supervivencia.

El ser humano en los primeros 7 a 10 años de vida está muy identificado con el desarrollo de la personalidad, ya que la prioridad en esta etapa es adaptarse a la vida en la Tierra -alimentación, adaptación a agentes infecciosos y alergénicos, etc.-, tal y como actúa el instinto animal (**Nefesh** o **alma animal**). Pero ya desde el primer día de existencia y poco a poco, comienza a despertar en el niño/a el centro corazón, donde reside la esencia del **alma humana** o **Ruaj**. En la medida que la personalidad del pequeño/a es influida por experiencias alegres, armónicas, nutritivas e instructivas, la psique del niño/a se va desplegando más allá de lo instintivo, y comienza a incorporar en su carácter actitudes como la solidaridad, el compañerismo, la generosidad, la responsabilidad y la impecabilidad. Es en esta etapa donde la educación es un pilar básico -el entorno familiar, la escuela, la sociedad- para formar una personalidad equilibrada, de la misma forma que es fundamental una alimentación e higiene de vida para crear un cuerpo sano que está en plena etapa de crecimiento.

Cada alma viene con una lección a aprender, y en su entorno encontrará las condiciones necesarias para desplegar los acontecimientos que activen el plan de vida. Este propósito no es otro que ser cada vez más grandes y perfectos en el Amor.

Es por ello que el **alma humana** abarca tanto aspectos animales o instintivos y niveles más sutiles y amorosos, propios del alma humana o alma consciente. Todo ello es parte del mismo alma o psique. Lo que ocurre es que en el uso del lenguaje, **se utiliza el término personalidad o ego para referirnos a la parte álmica que rige los mecanismos biológicos y el comportamiento instintivo de la persona, siendo que se identifica el término alma con la parte más sutil y trascendente**. En la medida que la persona se identifica con su nivel mas instintivo y animal, su comportamiento y sus acciones serán acordes a este nivel de alma, y proyectará en su vida situaciones que le lleven a seguir comportándose y reaccionando de modo instintivo.

Pero por la acción del libre albedrío, la persona puede elegir identificarse con niveles más amorosos de su propio ser. Cuanto más nos abrimos a la dimensión de nuestro corazón, en nuestra personalidad comienzan a incorporarse influencias de estado vibracional más elevado, que nos permiten concebir en nuestro intelecto otras posibilidades de pensamiento y en nuestra emoción otras maneras de sentir y abordar un acontecimiento.

La acción del alma humana se asemeja a la de un ascensor. Cuanto más viva y dinámica está, más asciende a los mundos del espíritu donde es bañada en luz divina y se regenera su potencial energético. Es lo que se llama **Sanación Espiritual**. Desde ahí, el alma desciende al encuentro con la personalidad, a la que inunda de energía de alta vibración: esto es lo que se llama **Sanación del Alma**, y engloba la **Sanación Emocional** y la **Sanación del Intelecto**. Esta energía es trasmitida a través de la personalidad al cuerpo físico, y se produce la **Sanación del Cuerpo Físico**.

Como todo en el Universo, el Alma se mantiene viva y dinámica si se le pone atención -todo es parte de una Mente Universal-. En la Gnosis se llama influencias B a todas las influencias tanto internas como externas que llevan al Alma a elevar su nivel vibracional. Hay múltiples formas de entrar en contacto con estas influencias B, pero, tal y como adelantábamos, las podemos concretar en tres áreas: adquisición de conocimiento esotérico, práctica meditativa diaria y un estilo de vida sano y equilibrado -higiene de vida: alimentación, ejercicio físico, descanso, etc.-.

El conocimiento esotérico es una herramienta básica en la sanación del intelecto; la práctica meditativa equilibra de forma cotidiana las emociones, y mantiene el alma limpia como si laváramos todos los días un trapo sucio en agua limpia y cristalina. La higiene de vida -alimentación sana, ejercicio, descanso, etc.- mantienen sano y equilibrado el cuerpo físico.

Una de las consecuencias de la mejora del estado psico-emocional a nivel físico es el fortalecimiento del sistema inmunitario. Es tal la evidencia científica que afirma la correlación que existe entre el sistema inmunitario y las emociones, que se ha creado en los estudios médicos una especialidad llamada psico-inmuno-neuro-endocrinología, área multidisciplinar que abarca todos aquellos procesos fisiológicos y patológicos derivados de la relación entre los estados de ánimo y pautas de conducta, la respuesta inmunitarias así como la funcionalidad hormonal.

Decir también que esta disarmonía entre el alma más sutil y el ego puede conllevar o no la expresión de síntomas físicos. Hay personas que se sienten en un estado depresivo pero que a nivel físico no tienen ninguna enfermedad limitante. Si este estado de depresión es mantenido durante un tiempo, es inevitable que el cuerpo somatice síntomas a los que se les considera *leves* -astenia, insomnio, gastritis, dolores cervicales, psoriasis, etc.- pero que, al no limitar el ritmo cotidiano de la persona, se aceptan como habituales o temperamentales. Pero la resolución del conflicto emocional suele paliar o sanar dichos síntomas. En el caso de enfermedades graves, tal y como hemos indicado al comienzo, la sanación del alma permite a la persona vivir una vida plena y en paz a pesar de que los síntomas que le acompañen sean ya crónicos.

Indicar también que somos partidarios de los tratamientos alopáticos que tantas vidas salvan y que de tantos procesos dolorosos y complicados nos rescatan. No es tanto una cuestión de confrontación o elección entre uno u otro sistema terapéutico, sino de saber qué sistema emplear en cada momento o cómo integrarlos en nuestra vida.

A nuestro modo de ver la alopatía tiene un lugar inestimable en el proceso de curación de la persona, pero que se convierte en un obstáculo cuando se mal utiliza. Este mal uso es, como en todo, una circunstancia que se da cuando utilizamos una substancia para algo que no se necesita o cuando tomamos en exceso un medicamento siendo que con cuidados paliativos como descanso o ayunos evitaríamos la mayoría de los síntomas. Un remedio alopático puede, por ejemplo, rescatarnos de un dolor en un momento puntual, pero a partir de ahí deberemos ahondar en el porqué de ese dolor, al tiempo que proponernos una serie de pautas higiénicas y alimenticias que prevengan de nuevos episodios.

Flores de Bach y Tarot

"Cuando el Discípulo está preparado, el Maestro aparece".

A lo largo de la historia de la humanidad ha habido seres que han venido con un grado de conciencia superior al común de los hombres. Estos seres se llaman avatares, y traen nuevos códigos, muchas veces avanzados para la época, pero que suponen un avance incomparable para la humanidad en diferentes áreas de conocimiento. Estos avatares han llegado en todas las épocas y culturas, siendo que para nuestra cultura occidental sólo conocemos a aquellos de los que los historiadores se han encargado de registrar. Son avatares Gautama el Buda, Lao-Tse, Mahoma, Babaji, Abraham, Melkisedek, así como todos aquellos que han quedado en el anonimato pero que han aportado su inestimable ayuda al avance de la humanidad.

En nuestra cultura occidental, el avatar más significativo en los últimos dos mil años ha sido el Maestro Jesús de Nazaret, el Cristo. Su palabra perdura a través del tiempo, y dejó un registro cósmico que, a pesar de todas las manipulaciones y los intentos por parte del hombre de desviar su labor, sigue sosteniendo en la Fe en el Propósito del Amor a millones de personas en el planeta gracias a la labor del Espíritu Santo.

Jesús el Cristo ha inspirado la labor de muchos grandes hombres y mujeres, algunos reconocidos como santos, y otros que han quedado en el anonimato. Son los trabajadores de la luz, que han sentido en su corazón la llamada al servicio por la humanidad, y han sido avatares también a su vez en su trabajo, en su sociedad o en su arte.

Uno de estos seres iniciados fue, a nuestro modo de ver, el Dr. Eduard Bach. Fue una persona que no se quedó en la comodidad de su status de afamado médico de Londres, sino que siguió los designios de su corazón hasta llegar a poder realizar la obra a la que había venido como *Tikkun* -misión-, aun cuando ello le llevó, incluso, a ser amenazado por los que en otra época fueron sus colegas médicos y vivir al final de su vida en una situación económica muy precaria.

El Dr. Bach fue un científico organicista en la era del racionalismo. Dos siglos antes, el filósofo, matemático y físico René Descartes formuló su célebre principio *cogito ergo sum*, -pienso, luego existo-, elemento esencial del racionalismo occidental. Este principio lógico desencadenó una revolución de pensamiento que nos lleva hasta el día de hoy y que, en lo referente al campo de la salud y la medicina, estableció la separación de dos realidades contrapuestas: el intelecto, o *res cogitans*, y la materia -cuerpo físico-, o *res extensa*. Esta separación supuso el comienzo del desarrollo de la ciencia moderna que, en muchos aspectos, ha permitido grandes logros y descubrimientos al salir del oscuro e insano pensamiento pseudocientífico de la Edad Media basado en supersticiones, tabúes religiosos y desigualdades sociales.

Sin embargo, este racionalismo tan positivo y válido en muchos aspectos, está basado en una forma de pensamiento necesaria y práctica cuando uno quiere poner orden y luz en un sistema: aísla el sistema del entorno. Esto lo vemos en todas las leyes de la Termodinámica actual, basadas en este concepto de sistema y entorno, para poder proceder a su estudio.

Pero el Universo no es así, por mucho que sea necesario para los científicos acotar las variables de estudio y los sistemas para poder llegar a definirlos y establecer leyes. El Universo es una gran unidad regida por la Mente Universal del Amor. Todo en el Universo está interconectado: minerales, plantas, animales, hombres, planetas, astros, galaxias Todo es parte del mismo principio, y así ha sido comprendido desde el principio de la humanidad por todas las culturas, describiéndose de diferentes maneras en los distintos sistemas místicos.

Esta visión unicista u organicista es la que llevó al Dr. Bach a la ruptura con todo su mundo conocido en 1928. Edward Bach era un buscador. Pertenecía a una sociedad masónica, y prueba de ello es una conferencia que ofreció en 1936 ante una asamblea de masones. Traigamos aquí un extracto de la misma a modo de ejemplo de la base del pensamiento del Dr. Bach: *"Cada sonrisa amistosa, cada pensamiento bien intencionado y cada actitud positiva, cada hecho que se deriva del amor o compasión con los otros, demuestra que en nosotros existe algo más grande que no podemos captar con la vista. Llevamos dentro una llama de divinidad, y en nosotros vive un principio vivo e inmortal. Y cuanto más brille esa llama divina dentro de nosotros, tanto más irradia nuestra vida su compasión y su amor, tanto más seremos amados por nuestros semejantes que extenderán su dedo hacia nosotros diciendo: "Por ahí va un hombre casi divino"*.

Estas palabras son las palabras de alguien que no se quedó en las apariencias externas, sino que buscó la naturaleza profunda en sí mismo y en las plantas que estudió durante años y sobre las que construyó su sistema floral.

A la hora de establecer este sistema, muchos se han preguntado cómo pudo describirlo y el porqué de su elección tanto de especies florales como del número final de 38 esencias. En el número total de esencias florales el Dr. Bach fue claro al establecer en 38 la complitud de su sistema.

Nosotros nos unimos a la magnífica visión ya descrita por sus discípulos Nora Weeks y Julian Barnard: en algunos casos el descubrimiento y la elección de la esencia floral fue intuitiva; era como si la planta le llamara. En otros casos fue por su conocimiento previo homeopático y siguiendo la doctrina de las signaturas. Pero también hubo esencias que fueron el tratamiento que él mismo encontró para sus procesos tanto físicos como psíquicos. El Dr. Bach describe momentos en los que entraba en un estado anímico o somático inarmónico, y se iba al campo en busca del remedio que lo armonizara.

Es evidente que el grado de sensibilidad y de conexión interior consigo mismo debía ser ya muy evolucionado para poder trabajar de la manera antes descrita.

Lo que sí queremos aportar en este libro es que, a nuestro modo de ver, el Dr. Bach era, como masón, conocedor y estudioso del conocimiento esotérico. Son múltiples las referencias a una concepción esotérica de la vida, de la salud y la enfermedad así como el proceso curativo. En el libro *Cúrese a usted mismo* dice: "*La enfermedad es en esencia el resultado de un conflicto entre el Alma y la Mente, y no se erradicará a no ser con un esfuerzo espiritual y mental. Estos esfuerzos, si se llevan a cabo adecuadamente, con entendimiento, como veremos más adelante, pueden curar y evitar la enfermedad al eliminar esos factores básicos que son su causa primaria. Ningún esfuerzo dirigido únicamente al cuerpo puede hacer algo más que reparar superficialmente el daño, y no hay curación en ello, puesto que la causa sigue siendo operativa y en cualquier momento puede volver a demostrar su presencia en otra forma. De hecho, en muchos casos una aparente mejoría resulta perjudicial, al ocultarla al paciente la auténtica causa de su molestia, y con la satisfacción de una salud aparentemente mejorada, el factor real, no descubierto, puede adquirir renovadas fuerzas*".

Vemos en estas palabras una visión esotérica de la vida. Es por ello que nosotros postulamos que debía haber una relación esotérica entre las 38 esencias florales y el sistema esotérico estudiado por los masones de aquella época.

Tal y como hemos indicado, la Cábala es el Yoga del Occidente, y el estudio de la misma permite profundizar en el significado de todo lo que acontece en la realidad.

El Árbol de la Cábala presenta 22 senderos a los que asociamos los 22 Arcanos Mayores del Tarot, al tiempo que 16 Tríadas -o asociación de tres Sephira y los senderos que las conforman-, que son representadas por las 16 Figuras del Tarot de Marsella -Rey, Reina, Caballo y Sota-, en los cuatro "palos" o elementos: Bastos= Fuego; Espadas= Aire; Copas= Agua; Oros= Tierra.

En la metodología de este libro hemos plasmado el estudio que hemos realizado sobre la correlación entre las esencias florales del Dr. Bach y los Arcanos y Figuras de Tarot. Hágase notar que **hay 22 senderos + 16 Tríadas= 38 figuras, así como 38 esencias florales**.

Sanación a través del Tarot y las esencias florales

Hay un estadio de la persona en la que los conflictos entre su personalidad y sus niveles superiores de conciencia álmica todavía se sitúan a nivel psíquico y no han descendido hasta el plano del cuerpo físico. En este estadio, la persona expresa continuamente emociones negativas como rabia, celos, envida, prejuicios, crítica, resentimiento, decepción, falta de fe, deseos sexuales desordenados, falta de control de impulsos, adicciones, obsesiones, fobias, etc. A veces estos estados psíquicos sí que desembocan en una enfermedad leve pero la persona logra traspasarlos por sus propia fuerza vital —en general por la juventud de la persona-, o ayudados de algún tratamiento tanto alopático como natural.

Cuando ocurre lo arriba descrito, hay que tener claro que la persona tiene un conflicto entre el alma y la personalidad, por lo que necesitará tanto una sanación espiritual como una sanación de su alma -emociones y patrones psicológicos-. En ese sentido, más allá de lo ya descrito en los párrafos anteriores, nosotros reconocemos en la terapia floral del Dr. Edward Bach una herramienta extraordinaria en el tránsito hacia la resolución de un conflicto álmico.

El sistema floral del Dr. Bach es un sistema de sanación vibracional basado en patrones geométricos que se establecen en las moléculas del agua al entrar ésta en contacto con una flor o parte vegetal concreta. El Dr. Bach planteó estas esencia florales tras años de estudio tanto del sistema médico alopático como homeopático, y siempre buscando la resolución de la causa última de la enfermedad.

A nuestro modo de ver y por la experiencia terapéutica de más de 18 años con el sistema floral del Dr. Bach, las esencias florales son influencias B (grado de respuesta evolucionada) que catalizan procesos de sanación del alma. Estas esencias tienen cada una de ellas una información vibracional muy sutil y poderosa, que es trasmitida al agua como una configuración geométrica concreta. Cuando la persona toma determinada esencia floral, la flor trasmite ese patrón vibracional armónico al cuerpo vibracional emocional, por sintonía. Por poner un ejemplo, sería como enderezar una planta cuyo tallo se está doblando gracias a una guía, o también sería semejante a cuando afinamos un instrumento: la vibración de la nota afinada pulsada de forma continua hace que logremos encontrar la afinación para nuestro instrumento.

La terapia floral funciona de forma extraordinaria en los niños, ya que sus procesos psico-emocionales están menos cronificados y son menos complejos que en los adultos, por lo que el Alma se ve de forma inmediata alineada al Espíritu.

En los adultos, desde nuestra experiencia, el sistema floral se ve muy complementado cuando la persona hace consciente y comprende el conflicto psíquico. Para ello es de valor incalculable el conocimiento esotérico. La persona puede pedir durante un tiempo que un terapeuta floral le acompañe en su proceso de crecimiento personal, o puede, en la medida que ya tenga determinado conocimiento esotérico previo y caminar interior, transitar de forma individual su propio proceso.

Este libro es un manual para el diagnóstico de la esencia floral más adecuada para un proceso sintomatológico; es también un manual de auto ayuda, creado de manera que utilizando el Tarot como fuente de conocimiento esotérico, la persona pueda encontrar las claves que le ayuden a descifrar la causa del conflicto que anida en su psique, al tiempo que le indicarán las esencias florales que le pueden ayudar a armonizar su alma para catalizar y acelerar el proceso de sanación.

Las flores de Bach son una herramienta de sanación que tiene *inteligencia propia*, es decir, que la persona puede durante un tiempo tomar una esencia floral sin plantearse ningún cambio en su vida, como se tomaría un remedio alopático. Es probable que note una mejoría rápida y notoria, pero, si persiste en su actitud de inconsciencia, el remedio deja de funcionar. Es por ello que muchas personas se han decepcionado con este maravilloso regalo de la naturaleza, y es por no entender su mecanismo de acción y para qué fue creado: el Dr. Bach creó el sistema floral como una ayuda para la sanación del alma, y no hay sanación álmica posible sin que la persona decida hacerse cargo de su propia vida y comenzar un camino de búsqueda hacia su verdadera identidad.

Nuestro objetivo, antes planteado, es que todo este conocimiento esotérico de a una mayor profundidad en la comprensión del movimiento que la flor propone al alma, así como la lección a aprender y la virtud a cultivar.

En cada capítulo se relaciona la esencia floral con la carta del Tarot que, a nuestro modo de ver, más encaja con el movimiento de la conciencia. Esperamos que con esta obra el/la estudiante obtenga un conocimiento más amplio y profundo de su proceso personal para, más adelante, ir integrando en su interior este conocimiento con su propia experiencia vital, fruto de lo cual surge la verdadera sabiduría.

En este estudio se ha empleado el tradicional Tarot de Marsella, aunque también se incluyen imágenes esotéricas que aportan el Tarot de Osho, el Tarot de Dalí, el Tarot Egipcio y el Tarot de Aleister Crowley, ya que cada uno de ellos tiene una esencia desde donde mirar la Sagrada Faz de Dios y nos ha ayudado a la visión holística de la esencia floral y su correlación con el arcano. Para mayor información sobre los arcanos y las figuras del Tarot, referimos al lector a nuestra obra "Tarot y Arquetipos", donde se hace una descripción más extensa y detallada de cada carta.

Por último indicar que hemos intentado que esta obra sea lo más sencilla y divulgativa posible, por lo que aunque tiene referencias a términos cabalísticos, siempre traemos al lenguaje cotidiano y a terminología conocida por todos cada uno de los aspectos que se intenta proponer. Es así que animamos encarecidamente al lector a que vaya adelante con la lectura de este libro a pesar de no conocer el mundo de la Cábala. Todo el conocimiento que aquí reside sirve de sostén y de estructura, tanto intelectual como espiritual. Además, como todo conocimiento esotérico, los textos de este libro tienen carácter metagnósico, es decir, que muchos de ellos son semillas que irán fructificando en la psique del lector y con el tiempo florecerán trayendo una comprensión cada vez más profunda de su propio proceso de búsqueda interior y de sanación.

ARCANOS MAYORES

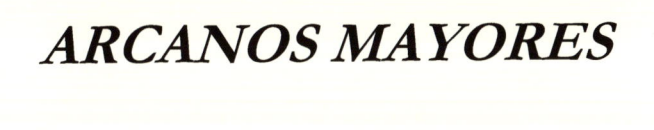

CENTAURY
CENTAUREA
EL LOCO

"Toda cordura depende de esto:
que debería ser una delicia
sentir el calor sobre la piel,
una delicia estar de pie,
sabiendo que los huesos
se mueven con facilidad bajo la carne"
Doris Lessing

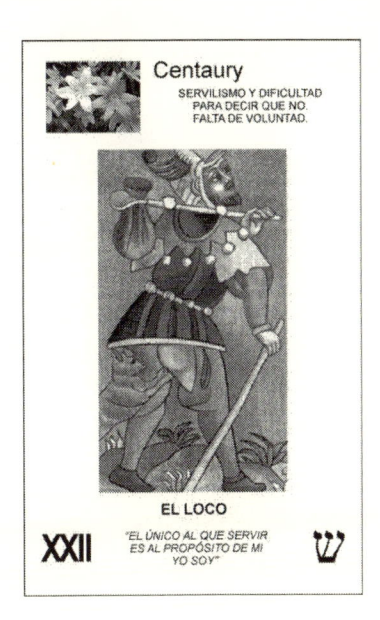

Número: 0-XXII
Letra hebrea: ש Shin
Esferas: Keter a Jokmah
Correspondencia corporal: Columna vertebral, ojos (ojo derecho), hemisferio cerebral derecho, oído derecho, lado facial y cervical derecho.

CENTAURY (Centaurium umbellatum)

"Para personas bondadosas, tranquilas y suaves que están siempre ansiosas por servir a los demás. En su empeño de lograrlo, sobreestiman sus fuerzas. Su necesidad de agradar crece de tal modo en ellos, que se convierten en sirvientes en lugar de actuar como ayudantes voluntarios. Su buena naturaleza les lleva a trabajar más de lo que corresponde y, al hacerlo así, pueden descuidar su propia misión particular en la vida"

E. Bach. *Los Doce Sanadores y otros remedios.*

Palabras clave: Sometimiento. Debilidad. Cansancio, tristeza, auto martirio, apego excesivo, voluntad débil, hipersensibilidad, influenciabilidad, humillación, incertidumbre, adicciones, abusos, anorgasmia.

EL LOCO

El Loco es un arcano excepcional. Se le asignan dos números, el 0 y el 22, lo cual habla ya de su original naturaleza: es el único arcano asociado a dos números al tiempo que ninguno de ellos es indicado en la carta; tan solo se muestra su nombre: Le Mat-El Loco. El Loco es un arcano que expresa la chispa divina que reside en todos nosotros, lo cual le permite moverse con libertad por todo el Árbol de la Vida y aparecer en cualquier momento del proceso de evolución de la persona. No se ciñe a ley humana alguna, ni a ritmos ni a ciclos, sino que tiene la potestad de irrumpir sin ser invitado. Es el Comodín o Joker de las barajas actuales: aquella carta que va donde quiere y se puede trasformar en cualquier otra carta.

La letra que corresponde al Loco es Shin (ש), que es la piedra angular de todo el alfabeto hebreo. En la Cábala se dice que Dios creó Shin para que dominara sobre el elemento Fuego. Shin es, por tanto, el fuego, el fuego del Espíritu, del principio creador, del Logos -ver Elisabeth Haich, *Sabiduría del Tarot*-.

Esta figura arquetípica la hemos visto reflejada en los cuentos de hadas como el duende que tiene doble naturaleza: mágica y picaresca; también en las películas medievales como bufón del rey y en los libros de caballeros como el vagabundo errante. En la actualidad sigue reflejado en las novelas y películas como el personaje lleno de humor, desconcertante, impredecible e irracional sin el cual el acontecer de la trama no sería posible. Es el desencadenante, el nexo y el motor de la acción. Con su comportamiento inocente, ilógico y confiado desmonta toda la estrategia del bello y perfecto protagonista, llevando la historia a una resolución mucho más creativa, divertida y enriquecedora para todos. Esa es la magnífica naturaleza del arquetipo del Loco.

El Loco representa el momento en el que la persona siente la necesidad de realizar un cambio en su vida. El mundo que conoce hasta ahora se reduce a estructuras familiares que le llevan siempre al mismo desenlace. Quizá durante años estas dinámicas le parecieron normales y aceptables pero, cuando este lugar se convierte en una experiencia de sufrimiento, hastío, aprisionamiento, servilismo o enfermedad, nuestro ser interior despierta al Loco, el cual nos impele a salir de nuestra zona de confort-control y buscar otros paisajes donde poder ser felices. Son múltiples los acontecimientos que pueden desencadenar la acción del Loco: una enfermedad, un divorcio, la muerte de un ser querido, etc., aunque a veces el estímulo no es externo sino interno, y sin que ocurra nada aparente en el exterior, la persona se siente estremecida en su interior por una voz que le dice: *"Limpia tus pies y sigue"* (Mateo 10:14).

Por ello, el Loco es aquel hombre que siente que lo que está viviendo ya no le sirve: no sabe cuál es la alternativa de vida o el camino a seguir, pero el impulso de actuar es más fuerte que cualquier lógica; así pues, se lanza al abismo. El rasgo distintivo de la actitud del Loco es que *no sabe hacia dónde va ni que le deparará el futuro*: **se pone en marcha por FE**. Una fe que puede parecer ciega para el pensamiento racional, pero que se mueve por otro orden de valores. El Loco confía en la Vida. Es un salto a lo desconocido y un nuevo comienzo, simbolizado en el número 0 asignado a este arcano.

El Loco eleva la mirada al cielo (Keter) en busca de respuestas, pues el mundo que conoce ya no se las da. Se ha llevado lo imprescindible en su hatillo, pues un exceso de equipaje -recuerdos, gente, posesiones, etc.- le pueden entorpecer el paso. Le sigue un perro -las ataduras del pasado o condicionamientos- que simboliza aquellas personas que condicionan nuestros actos y decisiones desde las emociones; este perro le sigue mordisqueando todavía, como queriendo evitar que se vaya, pero él continúa su marcha con la mirada confiada hacia lo Alto, y una sonrisa que denota felicidad.

En todos los senderos del Árbol veremos una naturaleza dual: luminosa y oscura. Cuando la personalidad está dormida, el arquetipo del Loco es mal entendido por el ego, y aparece la imagen del bribón, el rufián, el truhán, el duende malvado y el Joker que vemos como en la saga de Batman como anti-héroe. También en su lado oscuro vemos al loco, al paranoico, al neurótico y al psicótico. Son los vagabundos que vemos en las calles de las ciudades, o esos jóvenes inconformistas que viven ocupando casas sin luz ni agua, muchos de ellos dedicados a pedir monedas por una breve exhibición de malabares, y que suelen ir acompañados de un perro. Esta actitud errante del Loco es una distorsión de la personalidad egóica que no pone límites a la acción del arquetipo y vive en un perpetuo inconformismo que le lleva a una huida hacia delante y a quemar siempre todas las naves.

El Loco en el buscador es aquella persona que, en un momento determinado, despierta a su verdadera realidad: una vida en la que no puede ser él mismo. Así que la acción del Loco es la de ponerse en marcha, salir de su prisión e ir al mundo al encuentro con otras realidades. Por ello para muchos autores El Loco es también el Iniciado, ya que se inicia en el camino de la búsqueda de su identidad.

Cuando el arquetipo del Loco aparece en la vida de una persona, un movimiento interno de liberación se presenta. A la persona le puede parecer conveniente o no, pues a veces el Loco es "agradable": viajes, nuevo trabajo, nueva relación, nuevos retos, etc., pero a veces el Loco se presenta de una forma nefasta a los ojos de la persona: alteraciones físicas -hemiplejia, trastornos del lenguaje, neuralgia del trigémino, trastornos en la coordinación, ideas fuera de contexto, depresión-; también puede aparecer como una persona que entra en nuestra vida y nos lleva a situaciones muy límites y muy extrañas, o nos vemos forzados a tener que abandonar la actual situación por exigencias económicas, familiares, laborales, etc., en contra de nuestra voluntad.

Al Loco le acompaña un perro, que simboliza nuestra alma animal instintiva (Nefesh): los apegos, los condicionamientos emocionales y nuestro instinto de pertenencia al clan. Muchas veces le muerde, recordándole quien era y el rol que le fue asignado dentro de la estructura de su mundo. Esa estructura que le sigue aconsejando que deje de ser un Loco para volver a ser aquella persona que todos esperan que sea: la persona *cuerda y sumisa que tango agrada*.

Las ataduras que representa este cánido son las emociones inferiores, movidas en general por la gente de su casa, que pretenden hacer volver al Loco a su cordura. Al ser la gente de su casa la más cercana en su corazón, sobre todo al principio del camino, el Loco-buscador encuentra allí sus mayores pruebas. Pero el Loco sabe que lo que persigue no lo puede lograr si no suelta todo lo que el perro representa, y lo transforma en un perro fiel que lo acompañará todo el tránsito del camino.

Además, el Loco no escucha más señor que a su Señor, el Espíritu Interior. Es un rebelde, un alma libre que deja atrás todas las ataduras, por lo que no se debe ya a nada ni a nadie. No tiene nada que defender, ya que sus pocas pertenencias caben en un hatillo. Vive de la providencia divina, y tiene su vida puesta en manos de los designios de la Vida. Hay que advertir que El Loco no se expresa a gusto del pensamiento racional, y por muy iluminado que se esté, las palabras de un sabio quizá sean un sinsentido para aquel que no está abierto a los mensajes del Universo.

EL LOCO Y CENTAURY

> *"El Universo nunca será ya el mismo. Para describir lo que ha ocurrido, se hace necesario borrar la vieja palabra "observador" y colocar en su lugar la de "partícipe". En cierto extraño sentido, el Universo es un universo de participación."*
>
> John A. Wheeler y J. Mehra

Centaury es una esencia que habla de esclavitud a una estructura -social o familiar- y/o a una o varias personas. Su carácter dócil y comprensivo le lleva a hacerse sumiso, felpudo de los demás y, en extremo, esclavo real de otros. La imagen arquetípica sería La Cenicienta.

Bach previno de forma intensa sobre esta situación, llamándola *verdadera posesión* de otra persona, y fue muy claro respecto a la motivación de las personas que ejercen este tipo de influencia sobre otras.

¿Por qué una persona acepta ser sometida? Por miedo.

Cuando la personalidad está dormida, la psique funciona en el mundo de defensa -ley de la jungla-: todo lo que se piensa, se siente y se decide está basado en la sensación de estar separados de los demás y que el mundo que nos rodea es hostil.

El Universo del niño pequeño lo configuran sus familiares, y tiene total dependencia de ellos para su supervivencia. Es por ello que el niño actúa por un fuerte instinto de pertenencia al clan, propio del mundo animal. La mayoría de especies animales viven en familias, comunidades y manadas como forma de sobrevivir: los miembros del clan se protegen entre sí, pero a cambio el sujeto debe obedecer ciegamente y someterse al macho alfa.

Para el niño el mundo exterior es extraño y desconocido y, como la mayoría de seres humanos, tiende a temer aquello que no conoce, porque quizá le puede hacer daño; por ello, cuanto más accede el niño pequeño al mundo exterior, más fuerte es la sensación de estar alerta y en continua actitud de defensa, al tiempo que sobreviene la etapa de los miedos nocturnos.

Esta necesidad infantil de defensa del exterior se traduce en muchos casos en una tendencia a agradar y a la complacencia a los demás lo que desemboca, en muchos casos, en un servilismo, ya que en la mayoría de códigos familiares y sociales se enseña de forma muy marcada que si eres obediente y sumiso se te quiere y se te acepta, pero si eres rebelde e inconformista se te rechaza y se te aparta. La etapa infantil finaliza en la adolescencia, donde la fuerza del impulso sexual impele a los jóvenes a salir de la seguridad de su clan y a socializarse. Esta etapa viene acompañada de una actitud de rebeldía e inconformismo sano, lo cual ayuda a equilibrar en la psique muchos complejos infantiloides -entre ellos, el complejo de Edipo y de Electra-.

A diferencia del mundo animal, que encuentra en su propia naturaleza los límites de conducta, el ser humano puede llegar a ser muy irracional en sus exigencias de obediencia y servidumbre. Prueba de son la cantidad de personajes que, por desgracia, a lo largo de la historia de la humanidad, mostraron su grado de despotismo y capacidad de someter a los demás hasta grados enfermizos provocando guerras, dolor y destrucción. Esto se puede llegar a producir porque, a diferencia de los animales, el ser humano tiene libre albedrío.

Sin llegar a los extremos patológicos, las personas se atraen por patrones semejantes, como llave-cerradura, por lo que junto a un déspota suele haber un servil que, a su vez, pedirá sometimiento a los que tiene a su cargo, y así de forma sucesiva. Este es el escenario que describe el Dr. Bach en la acción de la esencia Centaury.

La condición Centaury es propia de personas con un alto nivel de energía en sus diversos cuerpos áuricos: están siempre listas y dispuestas para todo y para todos, en su afán de agradar. Siempre atentas a los requerimientos de los otros, sacrificadas en sus quehaceres con tal de que los demás tengan todas sus necesidades cubiertas e incapaces de establecer un límite a su dádiva. Uno de los rasgos distintivos de la persona Centaury es la acción: siempre está haciendo algo por y para los demás. Este ánimo de actuar es una prueba clara de que el Fuego Divino que proviene de Dios a través del arquetipo del Loco inunda su interior y le impulsa en su acción servil.

En la mayoría de los casos, el sometimiento es emocional. La persona no puede dejar de hacer lo que hace porque no encuentra la fuerza de ánimo para sostener la tensión que le produciría el enfrentamiento con el déspota. Son personalidades que basan su autoestima en la aceptación desde el exterior, sobre todo, de sus padres y familiares. Suele ser el caso de niños cuyos progenitores tienen un carácter fuerte y una tendencia a mandar, a arranques de cólera, a la manipulación, a controlar y a no permitir que el otro exprese su opinión.

En la educación cristiana hay una creencia muchas veces mal entendida o mal explicada, de que el más grande en el Amor es aquel que lava los pies a los demás (Juan 13). Este pasaje del Evangelio da alas al gran servidor que, sobreestimando sus fuerzas y manipulándose a sí mismo, trasgiversa las palabras de Jesús, confundiendo servicio con servidumbre. Jesús el Cristo nos recuerda nuestra naturaleza de hijos de Dios, libres desde nuestro nacimiento, y soberanos de nuestro mundo. El servicio a los demás es un gran acto de Amor siempre y cuando se realice desde la libertad y no desde los condicionamientos egóicos. Y ahí hay que ser muy sinceros con nosotros mismos. Por ello El Loco, a través de la esencia Centaury, aparece con su fuerza irracional, su humor y su extravagancia, a sacarnos de la prisión en la que nosotros mismos nos hemos encerrado.

Vemos aquí a personas que siempre son los que cocinan, limpian y compran para que otros disfruten y se diviertan. Son aquellos que dejan cosas a sus amigos y familiares y nunca se las devuelven, y prefieren no reclamarlas y comprarlas de nuevo antes de enfrentarse a nadie. Son las personas incapaces de imponerse a los demás por miedo a que no les quieran o a generar una situación de conflicto emocional. En general, son todos aquellos incapaces de decir *NO*.

Para salir de ese lugar, uno debe permitirse ser el Loco, ya que éste actúa dentro de sí mismo contra su propia *cordura* que es, en realidad, aquello que lo ata. Cambiar el punto de vista de a quien servir. Porque el problema no es servir, ya que venimos a servir al Gran Propósito del Amor, pero hay que cambiar el punto de vista de a quien servir: no se puede servir a dos amos.

El Loco sabe que hay un propósito amoroso en esa capacidad intrínseca que tiene de servir, y por ello sale en busca de sí mismo, para hacerse el primero entre muchos como servidor a la Verdad y al Amor. Centaury estaría representando ese fuego que moviliza a la persona a salir de su esclavitud, de su estado de dependencia y de su cobardía. Genera un impulso en el alma y en el cuerpo, movilizando el sistema de manera que la persona encuentra las fuerzas para poder enfrentar la tensión emocional que supone decir *no* al déspota interior o exterior. En realidad hace falta un arquetipo tan poderoso como el del Loco, con el elemento fuego como regente, para sacar a una persona de una actitud Centaury, pues en general es tal la dependencia y el estado de sometimiento emocional y vital de la persona Centaury, que con dificultad otra fuerza podría moverle.

Centaury es muy útil en aquellos niños que son arrastrados por el líder del grupo a hacer cosas que quizá no querrían hacer pero que, por miedo al rechazo de sus amigos acaban realizando. También vemos su acción en los tratamientos de las personas sometidas a maltratos por parte de la pareja, tanto físicos como psicológicos. Así mismo está indicado en el caso de las personas que atraviesan situaciones de abusos a nivel laboral: abusos sexuales, abusos de poder por parte del jefe, vejaciones por parte de los compañeros o injusticias salariales.

Centaury y el arquetipo del Loco que despierta ayudarán en todas las situaciones descritas con anterioridad ya que aportarán la fuerza suficiente para salir de la situación de sometimiento y maltrato. La persona en tratamiento con Centaury no sabrá referir al entorno ni a sí mismo cual va a ser el siguiente paso, pero una confianza en la vida le inunda y le da la fe suficiente para salir de su sometimiento y ponerse en camino hacia su propio destino.

GENTIAN

GENCIANA

EL MUNDO

"La teoría de la relatividad demostró que la masa no tiene
nada que ver con ninguna sustancia,
sino que es una forma de energía"
Fritjof Capra

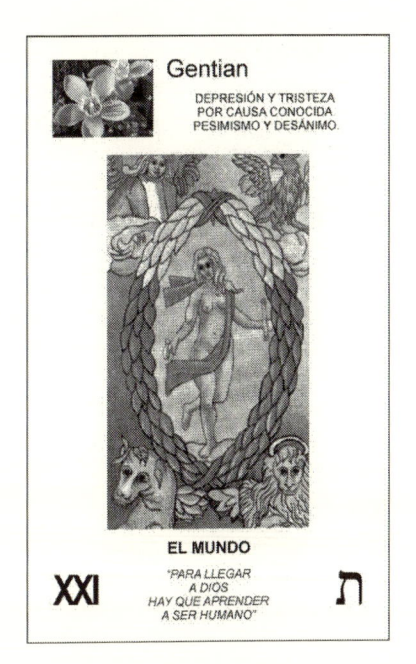

Número: XXI
Letra hebrea: ת Tau
Esferas: Yesod a Maljut
Correspondencia corporal: Zona anal, perineal. Vagina, vejiga, uretra. Piernas, pies. Cuello del útero. Ano.

GENTIAN (Gentiana amarilla)

"Para los que se desaniman fácilmente. Pueden estar progresando bien en curarse de una enfermedad o en los asuntos de la vida cotidiana, pero cualquier retraso u obstáculo al progreso les causa duda y se descorazonan pronto."

E. Bach. *Los Doce Sanadores y otros remedios.*

Palabras clave: Depresión por causa conocida. Descorazonamiento. Abandono, tristeza, masoquismo, llanto fácil, inactividad, hipocondría, escepticismo, desaliento, noctambulismo, exagerado romanticismo, pesimismo, reflejos lentos. Absorben la energía de los otros como verdaderos "vampiros". Personalidades desagradables para los demás. Los estados Gentian suelen presentarse en convalecencias o recaídas de enfermedades crónicas.

EL MUNDO

Esta carta representa la Madre Tierra, la Tierra Prometida, la heredad, las posesiones materiales (patrimonio), nuestro lugar en el mundo. Representa la manifestación tangible de la naturaleza femenina de Dios. El Mundo es la representación en la materia de la Emperatriz o Reina de los Cielos -que tiene asignado el número III, siendo que el sendero del Mundo tiene asignado el número 21 (XXI→2+1 =3), que ha bajado a la Tierra y se ha materializado. Es pues la representación de la multiplicidad de la expresión de la Mente de Dios. Simboliza el final de un proceso, la materialización de un proyecto, el producto acabado, el hijo, el hecho, la realización.

En el curso del despertar de la conciencia visto como el Camino de Ascenso, esta carta representa el nacimiento, el útero, el lugar donde uno llega o se sumerge. Representa la Tierra, donde todos los elementos se encuentran en una sola Unidad en Dios, al tiempo que en su máxima multiplicidad.

En el desarrollo biológico humano corresponde al momento del nacimiento del niño, cuando todos los elementos químicos se han dado en la proporción correcta y todos los procesos fisiológicos se han desarrollado hasta su realización completa, de manera que nace un bebé como ser completo, único, conciencia pura, indefenso y al mismo tiempo entregado en complitud a la Vida y a Dios, dejando el destino en Sus Manos.

En todo tránsito interior que comienza en el Loco, el buscador siente en su corazón, cuando así lo dicta el Espíritu, que ha llegado el momento de aterrizar, de tomar tierra y de llegar a casa: se abre entonces una puerta, la de LA TIERRA PROMETIDA (El Mundo). El Loco cruza el umbral y toma posesión de *su lugar en el mundo*. Es una dimensión regida por la confluencia de los cuatro elementos y tiene sus leyes de tiempo y espacio. ¡Bienvenido al Mixtus Orbis!

Nos vemos sumergidos en una realidad multidimensional, donde todo está interconectado: una gran matriz -Matrix, Maya- o Red de Araña donde un hilo energético lleva a otro en una concatenación perfecta de sucesos causa-efecto. Todo es fruto de la manifestación de la Mente de Dios: personas, plantas, piedras, sonidos, luces, colores, paisajes, etc. *"Toda la creación habla de su Creador"*, dice el salmista.

Nuestra esencia de Loco se transforma en una joven desnuda, símbolo de la inocencia y el potencial femenino que da nacimiento a una nueva el miedo que acompaña a estos instintos-, este Mundo se convierte en un valle de lágrimas asolador y cobra total sentido la máxima *Carpe diem*.

Seguir el propio camino y aceptar la misión de vida asignada es una decisión personal, que nadie puede tomar por nosotros. El camino de cada uno no está descrito desde fuera, sino que es labrado y transitado sólo por uno mismo. Esperar que otros nos hagan el trabajo de abrir nuestro camino, o que tomen las decisiones por nosotros, así como el quejarse con pesimismo por la dificultad que supone el transitar la senda propia es lo que Bach describió en la actitud negativa que rescata Gentian. Gentian sintoniza con el arquetipo del Mundo, y la persona se siente inundada por las ganas de vivir y experimentar. A pesar de que las circunstancias no han cambiado, la persona siente una voluntad renovada por ser el protagonista de su propia vida y transitar las situaciones que se le presentan, por duras o complicadas que le parezcan.

En este tiempo actual con tantas posibilidades y adelantos tecnológicos que nos facilitan la vida y nos permiten acceder a circunstancias impensables en un pasado cercano, llama la atención la creciente tendencia a la queja por parte de las personas, siendo que la realidad nunca había estado tan al servicio del hombre. Hoy más que nunca el hombre dispone de salud, bienestar social y tiempo para el desarrollo personal y definir su propio camino. Sin embargo, parece que en el pasado, donde nuestros antepasados tuvieron que luchar desde pequeños contra circunstancias muy adversas, el desaliento y el pesimismo era un lujo que no se podían permitir.

Gentian aporta a la persona la vitalidad y la fuerza de voluntad propias del arquetipo del Mundo. La esencia floral ayuda a reconectar con la Inteligencia Superior que no juzga, que no rechaza y que acoge, como una madre. Entiende que todo es por algo, y recuerda a la persona que tiene su lugar en este mundo. Transforma la sensación pesimista y negativa que lleva a la pasividad, al escapismo y a la apatía por las ganas de vivir y de experimentar **aun sabiendo que lo que está eligiendo no está exento de dificultades y sinsabores**.

En palabras de Goethe: *"Mientras uno no se compromete, hay vacilación, la posibilidad de echarse atrás, y siempre ineficacia. En todos los actos de iniciativa (y creación) hay una verdad elemental cuya ignorancia mata incontables ideas y planes espléndidos: en el momento en que uno se compromete categóricamente, interviene también la Providencia. Ocurren todo tipo de cosas útiles que de otro modo jamás habrían sucedido. De la decisión mana un torrente de acontecimientos que hacen surgir a favor de un todo tipo de sucesos, encuentros y asistencia material imprevistos, que ningún hombre (ni mujer) habría soñado con encontrarse en su camino. Sea lo que sea que puedas hacer o soñar que puedes hacer, comiénzalo. La osadía posee genialidad, poder y magia. Comiénzalo ahora."*

Vemos en estas palabras la afirmación de que cuando la persona se compromete consigo misma y con su propio camino, todo el Universo se confabula para ayudarle en su empresa. Sin saber cómo, de una manera mágica e inexplicable -la barita del Mago en manos de la fémina que muestra la carta- los elementos se unen y las circunstancias se suceden para que el avance sea posible e incluso, en la mayor parte de las ocasiones, en un grado mucho más abundante de lo que la persona hubiera podido imaginar. Esa es la protección real que simboliza la corona de laurel, la protección del universo a aquel que se busca a sí mismo y busca la mejor manera para que el Reino del Amor se manifieste en esta Tierra.

Así pues esta esencia llega en momentos de apatía y desánimo, dando aceptación a las circunstancias actuales y, sobre todo, **unas poderosas ganas de vivir y de experimentar el mundo**. Esa es la clave de la carta y de la flor: querer vivir las propias experiencias sin desánimo, con apertura y con conciencia del momento presente, en actitud de atención plena, siendo capaz de extraer a su vez la sabiduría implícita en todas y cada una de sus experiencias, lo cual permite también al buscador entrar en el don de descifrar los símbolos y convertirse en un maestro de la analogía.

CRAB APPLE
MANZANO SILVESTRE
EL JUICIO

*"Mas allá de lo bueno y lo malo,
existe un lugar.
Ahí nos encontraremos"*
Rumi.

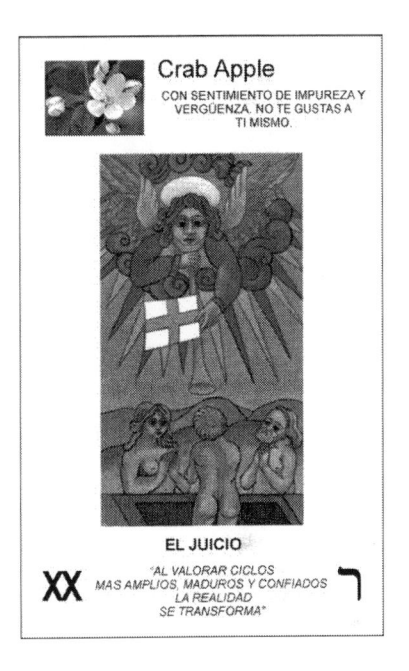

Número: XX
Letra: ר Resh
Esferas: Hod a Maljut
Correspondencia corporal: Pierna izquierda, rodilla y tobillo izquierdo. Sistema linfático y su conexión con sistema inmunitario y mucosas.

CRAB APPLE (Malus pumila)

"Este es el remedio de la limpieza. Para quienes sienten que hay algo no muy limpio dentro de ellos. Frecuentemente se trata de algo que, en apariencia, es de poca importancia. Otras veces puede tratarse de un trastorno más serio que casi pasa desapercibido al lado de la cosa sobre la cual estas personas se concentran. En ambos casos el individuo está ansioso de verse libre de esta cosa particular que en su pensamiento es lo más importante y que le parece esencial que sea curada. Si el tratamiento fracasa, se desalientan. Como este remedio es un agente limpiador, purifica las heridas cuando el paciente tiene motivos para creer que ha entrado algún veneno que debe ser eliminado."

E. Bach. *Los Doce Sanadores y otros remedios.*

Palabras clave: Depurativo para psique y cuerpo. Para quien se siente sucio y avergonzado. Ideas fijas y obsesivas, psicosis, paranoia, accidentes cerebro-vasculares, detallismo excesivo, baja autoestima, vergüenza, hipocondría. Desintoxicación de drogas, dietas, ayunos, diarreas, vómitos, retención de líquidos, bulimia, anorexia, patologías de piel, trastornos de la sexualidad.

EL JUICIO-LA RESURRECCIÓN

La palabra es creadora de la realidad que transitamos, tal y como vemos en el Génesis con el pasaje de la creación: en el simbolismo bíblico se nos indica que el Verbo de Dios crea todo el Universo a través de la acción de la Palabra (sonido). Y este es el aprendizaje del alma en este sendero: crear un **juicio propio**, de manera que la palabra genere la realidad proyectada conscientemente por el individuo: *lo que digo que soy, en ello me convierto.*

Una nueva conciencia llega a la persona -simbolizada por los rayos celestiales-, y un sonido poderoso y contundente, como las trompetas de Jericó, vienen a despertar al que estaba muerto. Aquello que está muerto simboliza, en realidad, aquellas facetas de nosotros que estaban ocultas en el inconsciente, rechazadas al ser enjuiciadas como no válidas o inarmónicas. Sólo la ayuda del Cielo -vibración sutil y elevada- puede hacer posible el proceso de resurrección, recordándonos que la Ley General en la que estamos inmersos todos los seres humanos es una matriz de conceptos y normas tan poderosa que sólo un rayo divino o el Sonido Primordial puede devolvernos a la Vida y a nuestra verdadera naturaleza, en contra de cualquier esquema social y familiar.

El *hombre nuevo* se permite ponderar y valorar su realidad desde el nuevo status de resucitado. Ese juicio o valoración que necesita hacer de sus nuevas circunstancias hace que descubra en sí facetas ocultas que le permitirán vivir experiencias que de otro modo, cuando vivía bajo el yugo de los patrones familiares y sociales, no habría podido transitar nunca.

Por la Gracia que proviene de lo Alto del Cielo (el Ángel), la persona comienza a descubrir que existe en su interior una voz propia, un criterio, una capacidad de juicio y ponderación de las circunstancias. Por el sonido de su propia voz, facetas desconocidas de él salen de la tumba (inconsciente) y vuelven a la vida con renovada fuerza. Esa tumba también significa el Atanor u horno donde los Alquimistas trasformaban los metales pesados en oro, y simboliza ese lugar interior donde todos nosotros vamos *rumiando* todas las experiencias para sacar conclusiones nuevas e integradas.

Crab Apple - El Juicio

El buscador que ha aceptado transitar el mundo que le toca vivir, con sus luces y sus sombras, se compromete con su proceso de desarrollo, aceptando las dificultades, el sufrimiento y el esfuerzo. Esta actitud madura abre la posibilidad a tener **JUICIO** propio, ya que la decisión tomada de ir adelante es sabia y juiciosa.

Quizá la persona antes decía a todo que sí -por no generarse conflictos emocionales-, y ahora siente que tiene que comenzar a decir que no, o viceversa. El *hombre nuevo* se cuestiona **si responde desde su esencia o desde los patrones aprendidos**, y ahí aparece la capacidad de **discernimiento y evaluación**. Aparece el buen juicio y la buena crítica de las circunstancias: el cuestionarse cuál es su criterio al respecto. Por ello también este arcano, siempre que aparece en la vida de la persona, pide evaluación y juicio sobre la palabra que se da y las situaciones en las que uno se compromete.

Cuando este sendero está bloqueado, la persona pone mil excusas para no concretar, para no dar palabra, para no generar su propio juicio. Es por ello que posterga una y otra vez el tener que definirse, establecer un criterio y delimitar una situación expresando su propio juicio. Esta actitud se observa con frecuencia en familias jerarquizadas y con padres y madres muy mandones (perfil militar), donde la expresión espontánea no se permite, así como pensar y tener criterio propio es penalizado. Si esta dinámica egóica se perpetúa en el tiempo, la persona se bloquea en los senderos del Loco (XXII) y El Mundo (XXI), de manera que se convierte en un adicto a cursos, a experiencias y a información que no le aportan sabiduría y crecimiento interior, ya que no busca su voz interior, sino que otros le sigan diciendo desde fuera lo que tiene que hacer y pensar.

La palabra es creadora y manifiesta. Cada palabra dada y cada criterio que establecemos en nuestro film tiene poder creador. Es por ello que hay que ser muy impecable con aquello que se dice. Dice Jesús: *"Oíd y entended: no es lo que entra en la boca lo que contamina al hombre; sino lo que sale de la boca, eso es lo que contamina al hombre."* (Mt 15: 11). Lo que sale por la boca como crítica perversa, juicio irracional, mentira, difamación, insulto, engaño, calumnia, falsa promesa, escándalo, curiosidad malsana, ironía o cinismo es lo que contamina al hombre. Es por ello que hay que estar muy atento a aquello que sale de nuestra boca, ya que aquello que sembramos, recogemos. Si lo que sembramos en un entorno de crítica, de mentira o de juicio a los demás, eso mismo recibiremos de vuelta. Y ese ambiente tóxico cuesta mucho de limpiar y sanear, ya que nos persigue durante tiempo por la poderosa acción creativa de la palabra.

También hay que tener mucho cuidado con la negatividad en nuestras palabras, ya que el negar las posibilidades nos cierra puertas y poner en boca nuestros pensamientos negativos y depresivos hace que nuestras peores pesadillas y nuestros miedos más profundos se nos presenten, siendo que en realidad ¡al fantasma lo hemos llamado nosotros!

El juicio, si no es desde la voz del corazón, es siempre un proceso de comparación desde un patrón egóico, y esa comparación siempre viene motivada por una sensación de superioridad o inferioridad. En cualquier caso, nada que ver con una actitud de centrarse en el criterio propio sin juicio ni condena, como el personaje central de la carta.

En otros Tarots a esta carta se le llama **El Juicio**, ampliando la visión del movimiento: se propone así que la comprensión total de lo que uno mismo es no puede alcanzarse por el entendimiento analítico. Tanto el cuerpo físico, la psique y el espíritu tienen derecho a ser considerados en cualquier proceso vital, y sólo cuando los tres están presentes en el proceso de formulación de cualquier expresión propia, los sucesos ocurren con fluidez. A esto es a lo que se le llama **El Juicio**, o el Buen Juicio: sólo cuando todo nuestro ser -físico, racional, emocional y espiritual- está considerado en cualquier expresión propia o palabra que damos, las circunstancias fluyen y los aparentes obstáculos se disuelven. Es por ello que este arquetipo nos invita a ejercitarse en el estado de **atención plena, de vivir el AQUÍ Y EL AHORA**, de manera que cada palabra que salga de nuestra boca sea un fiel reflejo de nuestra voz interior, sabiendo el poder creador que ella contiene.

LA RESURRECCIÓN Y CRAB APPLE

"Necesitas reivindicar como propios
los acontecimientos de tu vida
para pertenecerte a ti mismo"
Anne-Wilson Schaef

La actitud descrita en Crab Apple es la de aquel que ve en sí mismo cosas que le desagradan, y las juzga de forma negativa. Se siente sucio e impuro e incluso, tal como describe el Dr. Bach, tiene la sensación de haber entrado en contacto con alguna sustancia venenosa que está produciéndole un mal o enfermedad.

Crab Apple - El Juicio

En personas muy dormidas todavía, el estado de Crab Apple negativo aparece en una proyección externa y corporal: su cuerpo no es válido, la casa y el vehículo están muy sucios, la ropa que lleva está vieja y deslucida y aunque limpia y limpia, parece que no acaba de quitar la suciedad. En casos extremos vemos patologías como la anorexia y la bulimia, donde la persona siente que su cuerpo es indigno, feo y deforme, gordo y desproporcionado para lo que dicta la sociedad como estándares de belleza.

Cuando una persona se siente sucia -o siente suciedad a su alrededor- está creando una proyección entre un material psíquico propio y la realidad exterior: cuando vemos suciedad a nuestro alrededor, es que por dentro nos sentimos sucios. La decisión de si algo está limpio o sucio obedece a varemos internos sobre el concepto de bueno y malo, limpio y sucio, agradable y desagradable, comestible o tóxico. Como ya vamos adivinando, todos estos conceptos son adquiridos en la mas tierna infancia, y tienen mucho que ver con el grado de tolerancia al desorden y la suciedad que tenía nuestro entorno social y familiar. Si las expectativas externas eran de mucho orden, limpieza y perfección -intolerancia al desorden, a la suciedad y al caos-, la persona vivirá la limpieza de su casa, de su cuerpo y del entorno de forma patológica. En general estos estados se relacionan con un problema de aceptación de la feminidad y de la relación con la madre.

La persona descrita por el Dr. Bach como Crab Apple negativo es una persona que vive con angustia y desazón la suciedad. No puede evitar la sensación de rechazo al entorno o a sí mismo ya que, en realidad son todo proyecciones inconscientes. Para comprender mejor como es el funcionamiento del inconsciente, aconsejamos la lectura de la clarificante explicación que da Antonio Blay en su libro *Creatividad y plenitud de vida* sobre cómo tratar con el inconsciente.

La esencia Crab Apple moviliza, a través del patrón energético del arcano XX de La Resurrección, la dinámica álmica necesaria para que la persona sea capaz de **ACEPTAR** de sí misma facetas que hasta entonces le parecieron sucias e intolerables. Esas partes *impuras* de nosotros trataron de mostrarse muchas veces con anterioridad, solo que las rechazamos una y otra vez, proyectándolas de nuevo en el exterior como suciedad e impurezas. Y esa catalogación negativa la hacemos en base a experiencias vividas, a recuerdos del pasado, a mandatos y a patrones adquiridos.

Crab Apple imprime en la persona la capacidad de observar sin juzgar, de descubrir sin criticar y de tolerar sin repudiar; entonces, el inconsciente nos muestra todo su contenido y comenzamos a tener una

Crab Apple- El Juicio

visión nueva y más ampliada de nosotros mismos. Esta es la primera etapa o capa que la esencia floral descubre. En ese sentido, Crab Apple nos ayuda a sostener la tensión que significa descubrir facetas de nosotros con las que jamás nos habíamos identificado.

Partes ocultas de nosotros salen a la luz y se concretizan en algo evidente y visible, que ya no podemos negar por más tiempo. Crab Apple permite a la persona comenzar a tener más tolerancia por la suciedad y las impurezas, gracias a que comienza a descargar todo el contenido inconsciente que estaba siendo proyectado en el exterior en forma de caos, imperfección y toxicidad. La persona se descongestiona y se tranquiliza. Su estado obsesivo por la limpieza y la perfección comienza a ceder, y la persona se vuelve más tolerante con el entorno y consigo misma. Comienza así a permitirse pequeños desórdenes, pequeñas impurezas o pequeños caos domésticos.

En la medida que la persona persiste en la toma de la esencia floral, poco a poco el material inconsciente va volcándose al consciente, y el foco de atención vital pasa de la obsesión por la pequeña mota de polvo sobre la mesa a la toma de conciencia de la cantidad de pensamientos y emociones negativas que ha estado sosteniendo durante años.

Es importante la acotación que hace Bach de que aquello que es el motivo de rechazo puede ser algo insignificante a los ojos de los demás, incluso invisible o no real –por ejemplo en la anorexia-, pero para la persona es real, ya que es su **visión interior**. Es por ello que si la catalogación (juicio) que hacemos de nosotros mismos no es positiva, nos rechazamos y vivimos estados de angustia así como deseos de liberación como el caso extremo de la anorexia, este estado Crab Apple negativo puede llevar a la persona a la muerte física por no poder aceptar quien es ni cómo es.

Crab Apple ayuda a aceptarnos: imprime tolerancia, valentía y autoestima, de manera que equilibra las emociones de angustia.

En estados más avanzados del crecimiento interior, Crab Apple ayuda a la persona a conectar a con estados de conciencia más sutiles, de manera que abre el canal de conexión entre el Espíritu y la Materia. Este canal se limpia, se des obstaculiza, se drena, y toda la energía pura del universo se vierten sobre la persona, llegando a sanar incluso el plano físico.

Crab Apple ayuda a **redefinirnos**: el arquetipo de La Resurrección trabaja con el poder creador de la palabra. En la medida que nosotros verbalizamos afirmaciones positivas sobre nosotros mismos, logramos que el inconsciente siga volcando información *sucia* al consciente, liberándose así un inmenso potencial de energía vital. Esa energía poderosa será empleada por el buscador, en un primer momento, como bomba drenadora de contenido inconsciente y, cuando se cumpla El Ciclo, la empleará como fuerza creativa para su vida.

***

Todo sistema de terapia natural sabe que es básico el drenaje y la depuración para cualquier proceso de sanación. Esta esencia floral reubica el significado de la verdadera depuración -energética, psíquica y física-. Hay muchas experiencias de pacientes que aún tomando depurativos y una dieta drenante, no logran eliminar líquidos, evitar el estreñimiento o generar procesos de mucus o toxinas en piel (supuración).

Crab Apple y, con ella, el arquetipo de la Resurrección, indican que sólo una actitud de apertura a la profundidad del mundo interior permite que la única energía capaz de limpiarnos pueda entrar en nuestro ser: la Luz del Espíritu. La aceptación, la tolerancia, el buen juicio y la actitud amorosa y comprensiva hacia nosotros mismos es la estrategia depurativa más poderosa que existe.

Así mismo, hay momento en el año en los que, por biorritmos, el cuerpo físico genera procesos de depuración y desintoxicación, lo que equivaldría en el lenguaje analógico a decir que se desentierran "muertos" en nuestra vida. Uno de estos momentos es el mes de junio en hemisferio norte y diciembre del hemisferio sur, que coincide con el Solsticio de Verano, momento donde más luz solar hay y cuando, simbólicamente, esa luz llega hasta los rincones más oscuros y profundos. En el Hemisferio Norte se celebra el 24 de Junio la festividad de San Juan, aquel que fue el precursor del Cristo, y vino como una gran luz a anunciar la llegada de un nuevo avatar. En toda la cuenca del Mediterráneo se celebra la festividad de San Juan como una noche donde se encienden hogueras para quemar lo viejo y lo impuro. En el ritual, las personas deben saltar por encima de la hoguera, de manera que el fuego pueda consumir todo lo negativo que tengan acumulado.

En la creencia pagana, Juan sería el dios Jano, que durante los tres días alrededor del Solsticio de Verano, abría las puertas del universo y permitía que energías cósmicas llegaran a la tierra de forma mucho más fluida y poderosa.

Crab Apple- El Juicio

Esta imagen de limpieza gracias a la apertura hablaría de cómo funciona esta flor: abriendo la posibilidad a que llegue la energía de nuestro Yo Soy a todo nuestro ser. Esa luz ilumina todos los rincones de nuestro cuerpo y nuestra alma, por lo que también accede al inconsciente, tal y como se representa en la carta de la Resurrección el los rayos celestiales. La esencia floral Crab Apple permite sostener la actitud de **apertura,** tal y como mostraría en la carta la imagen de la tumba abierta. Esta apertura permite la salida del hombre nuevo, que hasta ahora eran para nosotros energías negativas que rechazábamos. El **reconocerlas** como parte de nuestra identidad es la actitud de los dos personajes a derecha e izquierda del resucitado; este reconocimiento nos permite, como hemos indicado antes, cambiar el foco de atención, ya que en vez de seguir sintiéndonos sucios y no saber porqué, tomamos conciencia de que son partes rechazadas que contienen una información fundamental de nosotros mismos, y que sin esa *conciencia de sí*, nunca restauraremos nuestra autoestima ni nos sentiremos plenos.

Crab Apple permite desalojar de nuestro ser toda la negatividad sobre nosotros mismos y sobre el entorno gracias a su acción de apertura y aceptación: dejamos de ser tan exigentes, tan perfeccionistas, tan negativos, tan pesimistas, tan detallistas y tan fóbicos.

WILD OAT
AVENA SILVESTRE
EL SOL

*"En encuentro de dos personalidades
es como el contacto
de dos sustancias químicas:
si se da una reacción,
ambas se trasforman"*
Carl Gustav Jung

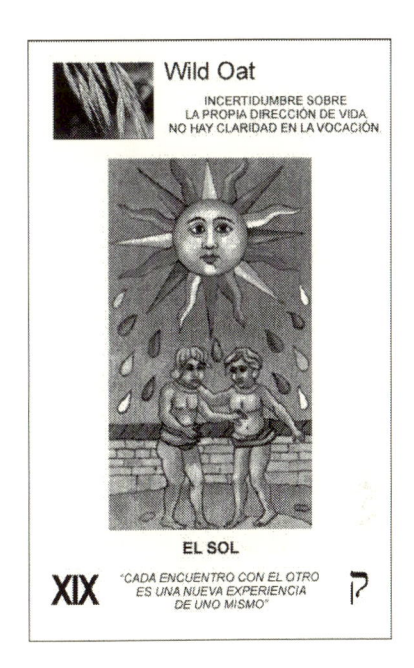

Número: XIX
Letra: ק Kuf
Esferas: Hod a Yesod
Correspondencia corporal: Cadera izquierda, órganos genitales (ovarios y testículos), útero, vagina. Intestino delgado (tramo final: íleon). Riñón izquierdo. Glándulas suprarrenales. Hormona cortisol.

WILD OAT (Bromus ramosus)

"Para los que ambicionan hacer algo importante en la vida, que quieren adquirir mucha experiencia y gozar todo lo que les sea posible, viviendo plenamente. Su dificultad consiste en determinar qué ocupación han de seguir, pues si bien sus ambiciones son fuertes, no tienen una vocación que les atraiga por encima de las demás. Esto les puede causar demora e insatisfacción"

E. Bach. *Los Doce Sanadores y otros remedios.*

Palabras clave: Indefinición en sus metas, insatisfacción por no encontrar su misión en la vida. Desubicación, indecisión, desorientación, dificultades para establecerse, inestabilidad emocional.

EL SOL

La carta del Sol, como su nombre indica, es una carta luminosa, que irradia claridad y luz así como una sensación de explosión de alegría y gozo.

Cuando interpretamos los símbolos de cualquier carta del Tarot, éstos siempre pueden hacer alusión a cuestiones que se nos presentan en nuestra vida en el afuera, como ajenas a nosotros mismos pero, en la medida que vamos madurando en el análisis interior, esos símbolos tienden a tornarse propios, y los identificarnos con movimientos que ocurren en nuestra alma. En el caso de la carta del Sol, hay **tres niveles** del buscador que se muestran al unísono: el muro simbolizando el inconsciente, los gemelos simbolizando el proceso que se realiza en la psique, al tiempo que el sol simbolizando el espíritu que habita en nuestro interior. La acción que sucede muestra el encuentro gozoso e integrador entre diferentes partes de nuestra personalidad.

El muro

El muro en la carta representa la acción del inconsciente en este sendero. Para comprenderlo, es necesario recordar de nuevo que en el camino de crecimiento espiritual, el buscador va ascendiendo por una *escalera interna* al encuentro con su propia identidad. Cada escalón o sendero tiene su propia acción y significado de conciencia, y comprender tanto el sentido como el orden en que se disponen los escalones permiten al buscador ser un científico espiritual o, como decíamos en la introducción, practicar la Ciencia Esotérica, comprobando en sus hechos la veracidad del Camino.

En los primeros escalones se nos propone siempre una limpieza interior, un análisis del *status quo* y una elección de caminos. Estos procesos se repetirán luego en otros niveles de la escalera, solo que en planos de conciencia cada vez más sutiles.

En el sendero anterior -**La Resurrección**, sendero XX-, el inconsciente se abre gracias a la acción movilizadora de la Palabra. Esa es la esencia de la acción del sendero: movilizar y bombear contenido del inconsciente al consciente para su posterior análisis y valoración.

Pero si esta acción no se detiene en algún momento, la persona corre el riesgo de quedarse atrapada en una dinámica neurótica, auto analizándose y evaluando todas y cada una de sus pulsiones interiores. Esta acción se atraviesa con la llegada del siguiente sendero: **El Sol**. Para ello el inconsciente se cierra, y ya no saldrá más contenido psíquico hasta el siguiente ciclo. Sin embargo ha de ser así: la salida del material inconsciente, si queremos que sea armónica, debe ser paulatina y no abrupta, ya que si la persona no es capaz de integrarla, se corre el riesgo de somatizar corporalmente o entrar en estados psicológicos patológicos como neurosis, esquizofrenia, depresión bipolar o psicosis.

Este muro también simboliza una actitud ante la vida: simboliza a la persona que ha construido un cercado de piedra a su alrededor, aislándose así de todo y de todos. Está detrás del muro, pero nadie la ve. El estado "mineral" egóico hace referencia a esta actitud: separación, aislamiento, rigidez, dureza, inmovilismo e inflexibilidad.

Los gemelos

Los senderos ya transitados por el buscador le aportan nuevos paisajes que propician la aparición de otros personajes en su vida. El momento es equivalente a cuando somos niños y tenemos nuestras primeras experiencias vitales -guardería, colegio, actividades lúdicas, deportivas o artísticas, campamentos de verano, etc.-: conocemos a un gran número de niños y niñas, algunos más afines que otros -las energías semejantes se atraen-.

También en el adulto un cambio de vida facilita que se den encuentros con otras personas -amigos= a-mi-ego, iguales a mi ego, a mi personalidad- con los que compartir de igual a igual: nuevas amistades, nuevas aficiones que llevan a ampliar el círculo de conocidos, nuevas posibilidades de asociación en los negocios y colaboraciones entre empresas. También nuevas relaciones de pareja, nuevos encuentros sexuales, al tiempo que la llegada de un nuevo hijo; los hermanos, la pareja terrenal, el coito, unión carnal del masculino y femenino y las bodas alquímicas.

El sentido de todos estos encuentros es la búsqueda de la verdadera identidad, que en este sendero pasa por el encuentro y la identificación con otros. Son encuentros placenteros ya que predomina la alegría, la inocencia, la claridad y la generosidad. Las manos en el hombro y el corazón de ambos gemelos hablan de una actitud de compañerismo, colaboración y apertura. El sol brilla con fuerza, imprimiendo claridad de propósito e intenciones en la unión. Pero también son encuentros pueriles, ya que el código es la comparación y la equiparación como sentimiento de hermanamiento.

Wild Oat- El Sol

Así pues, este sendero viene a proponernos vivir experiencias de plenitud a través de la fusión y la complementariedad con el otro, ya que **hay acciones y experiencias en la Realidad que no son posibles si no es con la energía de los demás.**

No podemos continuar el sendero espiritual si no confiamos en la vida y en los demás. Esa es la gran lección que viene a presentarnos este arcano.

El Sol

La figura del Sol en la carta simboliza el momento cuando el buscador se identifica con su dimensión espiritual gracias al trabajo interior -que en muchas ocasiones puede llevarnos años e incluso vidas enteras-. Es el que brilla y da luz a las situaciones. Esto significa ser aquel que propone claridad en las relaciones, cercanía en los encuentros y no se identifica con las múltiples expresiones de los otros. **Conoce cuál es su identidad,** y gracias a que es auténtico consigo mismo y con los demás, permite que los demás sean lo que tienen que ser, sin competición, comparación o apego.

Ser el Sol es aportar calidez de forma abundante y generosa, sin esperar que el entorno sea el que me acepte y me arrope. El Sol es el que emana y trasmite esa energía amorosa, ya que brota con abundancia desde la fuente interior. Esto es lo que permite establecer relaciones sanas y desapegadas.

El Sol permite ver con CLARIDAD el beneficio de la unión y, fruto de ese encuentro gozoso, se produce una verdadera plasmación en la materia: las cosas ruedan, los proyectos salen adelante, las parejas se unen, se engendran hijos, los amigos se reúnen y las sociedades se establecen. Es una carta de éxito, de unión de opuestos a nivel material.

En palabras del Maestro Jesús:

"Al que te pida, dale; y al que quiera tomar de ti prestado, no se lo rehúses. Oísteis que fue dicho: Amarás a tu prójimo, y aborrecerás a tu enemigo. Pero yo os digo: Amad a vuestros enemigos, bendecid a los que os maldicen, haced bien a los que os aborrecen, y orad por los que os ultrajan y os persiguen; para que seáis hijos de vuestro Padre que está en los cielos, que hace salir su sol sobre malos y buenos, y que hace llover sobre justos e injustos." (Mt 5: 38-48).

EL SOL Y WILD OAT

"El ser humano
siembra un pensamiento y recoge una acción,
siembra una acción y recoge un hábito,
siembra un hábito y recoge un carácter,
siembra un carácter y recoge un destino"
Paramahansa Yogananda

La vida marca, por ley, determinados ritmos y el paso del tiempo -que trae sus propias cuitas, como dice Santa Teresa de Jesús-, hace que la persona tenga que madurar. Si el paso de niño a adolescente y de joven a adulto es comprendido y aceptado, la persona madura por conciencia; si la personalidad está dormida, aparece el sufrimiento y la enfermedad.

Hay momentos en la vida en que se nos presenta la oportunidad de reconocer facetas de nosotros, aceptarlas e integrarlas en forma de nuevas habilidades o capacidades. Esto forma parte de nuestra identidad, que se va desvelando a medida que vamos transitando nuestra existencia: primero nos vemos capaces de leer y escribir, luego de montar en bicicleta, luego de tener una profesión y ser padres, etc.

En los primeros años de vida todo se vive como un juego y, mientras jugamos, aprendemos. En esta etapa es vital jugar con otros niños, ya que se desarrolla de forma armónica la vibración del arcano del Sol: respeto a los otros, aceptación de los fracasos y los éxitos en el juego, competencia sana, sentir que se destaca en algo frente a los demás, etc.

Cuando llegamos a la edad madura, aparecen multitud de **elección de caminos**: casarse y tener hijos, elegir una profesión, un lugar donde vivir, una mascota, una práctica deportiva, un círculo de amistades, viajar o establecerse, y un sinfín de situaciones cotidianas que nos proponen que definamos quiénes somos y lo que queremos.

La Vida nos impele con el paso del tiempo a definir nuestra identidad y nuestro camino individual así como a comprometernos con él, lo que enseña a nuestra alma sobre impecabilidad, coherencia, compromiso, fe, tenacidad y fortaleza de carácter. Pero si la persona no escucha los mensajes de su voz interior y desconoce cuál es su verdad, se verá abocado a un tío vivo de experiencias, llevándose en general a tener muchas amistades -buscando en el a-mi-ego un reflejo de su identidad-, exceso de proyectos -

Wild Oat- El Sol

intentando por el método de *prueba-error* ver si me gusta o no-, mucha actividad -lo pruebo todo porque todo me gusta- y stress. Al tiempo, no se puede evitar tener una sensación de insatisfacción, pues nada puede llenar el vacío interior que supone no saber quién se es en realidad.

Wild Oat se prescribe para un estado de dispersión y desorientación -des=no; orientación-Oriente=Sol-. La persona no está orientada al Sol, a su corazón, y se identifica con muchas situaciones: todo le gusta, a todo dice que sí; todo lo quiere experimentar y encuentra amigos hasta en los desconocidos. La relación con el a-mi-ego le aporta tranquilidad de pensamientos porque proyecta en el otro sus procesos internos: tiene largas conversaciones con los amigos en las que comparte sus miedos y dudas, y recibe como respuesta que a ellos también les ocurre lo mismo. Esta sensación de equiparación, de que a los demás les ocurre como a mí, es un anestésico para el proceso del alma. La sensación de inquietud y molestar se va de nuevo detrás del muro de la carta, al inconsciente, y en primer plano sigue sucediéndose una infinidad de encuentros con diferentes entornos sociales para intentar evitar la terrible sensación de vacío. Y cuanto más se posterga el mirarse a sí mismo, más intensa se tiene que volver la cantidad de requerimientos que nos ponemos en el exterior.

Una de las desviaciones más extremas de Wild Oat lleva a la persona a la adicción a sustancias para poder sostener el ánimo de alegría y naturalidad con el que siempre se comportaba cuando se reúne con sus amigos. Ya no encuentra el ánimo auténtico que antes le hacía reír a carcajadas o ser el alma de la fiesta, el fiel amigo o el extraordinario amante. El verdadero ánimo solo brota de la Fuente de Agua Viva que mora en el corazón.

Este proceso solar es natural en la infancia y mucho más en la adolescencia. En estas etapas la persona de está formando una personalidad, y busca patrones externos que le ayuden a definir quién es en realidad. La calidez de los encuentros en el juego llena al niño de alegría y energía, al tiempo que la sensación de hermanamiento e igualdad entre adolescentes les imprime fuerza para salir del núcleo familiar y adentrarse en el mundo.

En algunos tratados espirituales está descrita la existencia de *vidas de descanso*, en las que el alma descansa tras muchas vidas de intensa evolución. Son vidas tranquilas asociadas a vivir en el campo, tener una existencia cotidiana y sin sobresaltos, así como la búsqueda de las cosas simples y conocidas, y no tener una especial inclinación hacia el estudio intelectual sino al aprendizaje a través de una práctica repetitiva y sencilla. Es una máxima esotérica el respetar el momento del despertar de cada alma, y callar frente a aquellos que no piden respuestas.

Pero, más allá de aquellos que están en una vida de descanso, hay infinidad de personas que vienen a esta dimensión llamada planeta Tierra a buscar conscientemente su verdadera identidad, con las virtudes, bendiciones y sanación que ello conlleva para uno mismo, para la sociedad y para el planeta. El tránsito que propone el sendero del Sol es un paso adelante en el encuentro con la propia identidad en relación a los demás, a través del encuentro con hermanos, amigos, proyectos, empresas, socios, habilidades, hobbies, viajes, experiencias, etc.

Wild Oat ayuda, en un primer momento a acallar el afuera y, poco a poco, a conectar con la emoción: muchas veces lo primero que encontramos al silenciar tanto ruido externo es una sensación de **insatisfacción y decepción**. Sólo en la medida que se puede parar el tren de vida en el que se está subido, la persona es capaz de sentir con sinceridad cómo está su corazón. En esta etapa la flor actuaría en forma de **crisis curativa**.

Esta sensación de insatisfacción no es tanto por un juicio valorativo del entorno, sino porque el corazón sabe en realidad qué es lo que necesita y no se le está dando. La persona se atiborra en exceso de experiencias que, en realidad, no le aportan la sensación de encuentro que necesita y es que, más allá de lo trasformador que supone la relación con el otro, ésta tiene que ser algo que nos conmueva, es decir, que nos mueva el corazón. Por ello, en un primer momento, la flor nos generará una caída de velo de los ojos, y comenzaremos a sentir que ya no nos divierte tanto quedar a todas horas con gente que no le aporta nada, o quizás que las largas conversaciones de confidencias con mi mejor amigo/a comienzan a ser algo vacío y repetitivo. La persona comienza a tomar conciencia de que ya no le vale todo.

En un segundo momento la esencia floral moviliza la voluntad de encuentros genuinos, a corazón abierto. Cuando esto se produce, experimentamos las ganas de sincerarnos con nuestros amigos o nuestra pareja, de hablar desde el corazón y de escuchar en profundidad lo que el otro tenga que decirnos. Wild Oat ayuda a la persona a pasar de los diálogos intrascendentes y el exceso de política y diplomacia a un diálogo sincero, profundo y confiado. Esa escucha profunda y ese compartir genuino aportan a la persona respuestas que le ayudan a ver con claridad qué es lo que quiere en su vida: qué tipo de amistades quiere cultivar, la pareja de alma con la que anhela estar, el trabajo en el que se puede sentir desarrollado en plenitud, etc.

Lo que ocurre con la verdad interior es que una vez se escucha, ya nada vuelve a ser igual. La plenitud y la alegría que se siente cuando el alma está viva y en conexión con el Espíritu es una experiencia potentísima que no tiene parangón en el mundo fenoménico. Por ello, una vez la persona abre su corazón gracias a la acción de la esencia, y conecta con su verdad interior, solo busca encuentros desde la autenticidad.

La persona deja de dispersarse y se concentra, se ubica y se reorienta. No rechaza ningún camino, pero reconoce cual es el suyo. Acepta a los demás, las distintas formas de trabajar así como las múltiples facetas de una persona, pero al mismo tiempo se RECONOCE a sí mismo plenamente, y comienza a saber quién es él en realidad: no lo que los demás dicen, piensan o valoran. Ya no. No son las influencias externas, el posible éxito social o el reconocimiento lo que le motiva.

Wild Oat mueve a una mayor madurez, a tomar conciencia de que la verdadera riqueza es darse cuenta de que uno vale por lo que es, con independencia de cómo los demás le vean. Desde ahí ya no establece relaciones de dependencia o esclavitud. También se da a los demás y al trabajo desde un dar auténtico, libre y confiado. Y como dice el Maestro Jesús: *"Recibirá, en este tiempo, cien veces más"* (Marcos 10:30); ese dar maduro, incondicional y alegre se le devuelve multiplicado en gozo, riqueza, trabajo y amistad (ser El Sol de la carta).

El buscador reconoce su verdadero camino, se compromete con él, al tiempo que acepta todo lo que no es él y viene expresado por la vía del próximo, del otro. Es capaz de reconocer su brillo, aquello en lo que brilla y destaca, al tiempo que valora el brillo y la individualidad de los demás. Desde ahí todos somos necesarios y complementarios, ya que en aquello que uno es fuerte, el otro es débil, y viceversa.

La esencia floral Wild Oat ayuda en momentos de indecisión no tanto entre dos posibilidades -como la esencia floral Scleranthus- sino aportando serenidad y claridad en el estado de dispersión y huida del encuentro interior con uno mismo a través de un mecanismo de llenarse de cosas y personas en el exterior. Frente a la dispersión, la re-orientación.

BEECH
HAYA
LA LUNA

*"El mundo aparece, entonces, como un complicado tejido de acontecimientos,
en el cual las relaciones
de diferentes especies se alternan,
o se superponen y se combinan,
determinando de este modo
la textura de la totalidad"*
Werner Heinsenberg

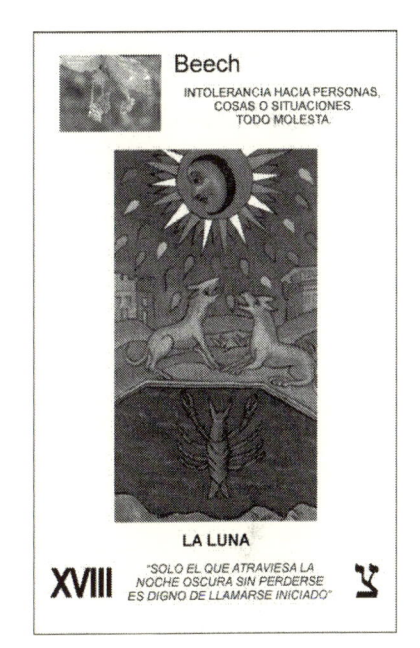

Numero: XVIII
Letra: צ ץ Tzade
Esferas: Netzaj a Maljut
Correspondencia corporal: Pierna derecha. Pie, tobillo, rodilla y cadera derecha. Sistema sanguíneo y todos los problemas relacionados con la sangre o que se transmiten por la sangre: hemofilia, leucemias, SIDA, Hepatitis C, enfermedades auto inmunes, etc. Enfermedades de la piel, problemas digestivos, soledad, depresión, insomnio, alergias.

BEECH (Fagus sylvatica)

"Para quienes sienten la necesidad de ver más bondad y belleza en todo lo que les rodea. Este remedio sirve para que frente a las cosas que parecen equivocadas, adquieran la capacidad de ver lo bueno que surge de ellos. Así podrán ser más tolerantes, indulgentes y comprensivos de los diferentes caminos que cada individuo y todas las cosas recorren en dirección a su propia perfección final"
E. Bach. *Los Doce Sanadores y otros remedios.*

Palabras clave: Intolerancia. Crítica. Arrogancia. Condena a los demás sin lógica alguna. Rasgos faciales rígidos, rigidez en el pecho y mandíbula inferior, mal humor, irritabilidad, autocrítica, susceptibilidad.

LA LUNA

En el tránsito del Loco-buscador, acontece que éste tiene un pasado en el que ha actuado, cuando todavía estaba dormido, desde su personalidad. Mientras la persona actúa desde su ego, toda acción pertenece al mundo de la Ilusión. Así que una vez comienza el Camino, ocurre que antes o después, el pasado viene a recordarle sus deudas.

Para poder entender bien esta carta, hace falta introducir el concepto de realidad multidimensional: este Universo está compuesto de diferentes planos que se superponen e interpenetran entre sí. Y aunque nuestros sentidos físicos no lo perciben, cohabitamos simultáneamente en múltiples planos de existencia, de manera que aquello a lo que llamamos *Realidad* - o *Maya*- es sólo una de esas dimensiones, caracterizada porque es constatable por los cinco sentidos: vista, oído, tacto, olfato, gusto.

Llamaremos dimensiones sutiles a todas aquellas no perceptibles por los sentidos. Por ello, cuando accedemos a otros planos de conciencia de nosotros, somos capaces de viajar en el tiempo y en el espacio tanto al pasado de esta vida como a vidas anteriores.

Estos mundos sutiles tienen sus propias formas de expresión y manifestación, y sólo aquel que se adentra, experimenta y comprende sus señales puede avanzar en el camino, ya que las realidades manifestadas en estas dimensiones sutiles son tan reales como las que se manifiestan de forma concisa a los sentidos, al tiempo que influyen de forma poderosísima sobre la vida de la persona.

Es toda una expresión del poder interior de una persona el atravesar una noche oscura, llena de sombras y dudas, donde nada está definido con claridad, donde los recuerdos se entremezclan con la realidad y nos suscitan emociones muy movilizadoras -pánico, terror, asombro, ansiedad, angustia, rechazo, culpabilidad, dudas, etc.-, pero donde también se nos habla desde otros planos del ser, que nos ayudan a ampliar nuestra comprensión de la naturaleza del Universo.

La carta de la Luna nos propone experimentar nuestra naturaleza multidimensional y enfrentarnos a situaciones que quedaron atadas en la Rueda del Karma por nuestras acciones del pasado -perros y lobos- tanto en esta como en otras vidas, para poder darles esta vez otro tipo de respuesta. Las decisiones que tomamos en el pasado así como las respuestas que dimos en otro tiempo, desde nuestra personalidad dormida, vuelven a nosotros proyectadas en nuestro exterior como esos perros -ataduras emocionales- y lobos -miedos que nos atacan-.

Además, atrás de los cánidos están esas torres que hablan de estructuras que todavía están presentes en nuestro inconsciente, que no acabamos de ver muy claras, y que son el escenario donde todo acontece.

Así como en la carta precedente del **Sol** lo que se marca es un encuentro, una asociación, un enamoramiento, así como situaciones semejantes que llevan a la persona al disfrute y la alegría, este **proceso lunar** suele ser un tránsito complicado para el ego y el buscador lo puede vivir como un momento de crisis y angustia. Lo elijamos voluntariamente o no, el proceso lunar llega. A no ser que el aspirante no se haya aventurado en estos reinos, no pertenecerá al círculo de los iniciados, y sólo es posible familiarizarse con el mundo inconsciente a través de la experiencia personal directa.

El cangrejo y el estanque

En el nivel inferior de la carta aparece un estanque con un cangrejo. Esta imagen habla de tránsitos emocionales muy intensos que la persona vive como **noches oscuras del alma**. Sin saber porqué, se siente inmerso en estados de miedo, pánico, angustia, culpa, rabia, celos y pasiones sexuales descontroladas; también le asaltan las dudas ya que nada acaba de estar claro.

Estas emociones le hacen sentir inmerso en un entorno desagradable y agresivo, incluso percibiendo a su alrededor "presencias o entidades astrales" que, como fuerzas "malignas" invisibles, le persiguen y le acosan incluso en sus sueños. Es por ello que aparece el símbolo del cangrejo, como animal acuático sumergido en el mundo de las emociones que, con su caparazón duro y sus enormes pinzas, simbolizan la continua actitud de estar a la defensiva. También hace alusión al signo astrológico de Escorpio, regente del elemento Agua, y maestro de las emociones que residen en las profundas simas marinas del inconsciente.

A este nivel, la lección a aprender es a no dejarse llevar por las bajas pasiones, ni por el pánico y el terror. Si la persona es capaz de **no identificarse** con lo que le está ocurriendo, aprenderá que antes o después las emociones son re-absorbidas por la tierra, y que por larga que sea la noche, siempre acaba saliendo el Sol.

Es muy complicado atravesar una noche oscura cuando no se tiene conocimiento esotérico, y la mayor parte de las veces la persona cae en los brazos de la pasión desenfrenada, de los miedos paralizantes o incluso estados de desvarío psíquico -tal es la poca contención lógica que puede poner la persona a lo que está sintiendo-. Encontrar en este momento un maestro espiritual que pueda guiar en medio de la oscuridad es un regalo del Cielo.

Los canes y las torres.

En el plano medio de la carta, donde aparecen los canes y las torres, la escena está más iluminada, hablando de que estos procesos son vividos con mayor grado de conciencia y claridad que los anteriores. Entonces el proceso se nos proyecta en forma de personajes externos: aparecen los *perros o* personas ligadas a nosotros a través de fuertes vínculos emocionales como familiares, amistades, socios, etc. O los *lobos,* personajes ligados a las estructuras sociales establecidas como torres: burócratas que nos sorprenden con requerimientos, deudas de las que no teníamos constancia y nos son reclamadas, gastos inesperados, etc.

El sendero de la Luna son épocas donde el caminar se vuelve árido, y alrededor no encontramos más que impedimentos y requerimientos.

Así como en el nivel del cangrejo las emociones son primarias -lujuria, pasión, pulsión, miedo, terror, desorientación, etc.-, en este nivel de conciencia las emociones que predominan son dos: la apetencia por someter a los demás a nuestra voluntad, o el sometimiento por miedo.

La Luna

En el tercer nivel, gobernado por una Luna perfilada por el Sol -simbolismo de las bodas alquímicas, de la unión del Ying con el Yang-, la persona vive este tránsito como un proceso natural de vaciado de material del inconsciente siendo que lo único que le sostiene es la fe en que hay un sol (Tifaret-corazón) que gobierna todo este proceso, aunque no se pueda apreciar en medio de esta noche tan oscura. Sólo la acción de movilización y vaciado de la carta de La Luna permite que todo el material inconsciente que nos ata a situaciones y procesos en los que sufrimos se remueva y se sane. El buscador aprende a abrazar estos procesos como pruebas de fe, fuerza, coraje y valentía sin las cuales su alma no podría forjarse para mundos mayores.

La experiencia de la Luna habla de la no identificación con las emociones que nos traen las experiencias externas. Lo que nos está ocurriendo lo estamos proyectando nosotros para poder volver a atravesarlo esta vez con la maestría de un chamán, de un maestro espiritual, de aquel que sabe que hay personajes y situaciones que llegan de otros planos como situaciones del pasado a ser limpiadas. El vivirlo de otra manera, el poder darles respuesta desde otro ámbito de nosotros, es lo que hace que la carta cumpla su misión.

LA LUNA Y BEECH

"Si difieres de mi, hermano,
lejos de perjudicarme, me enriqueces"
Antoine de Saint Exupéry

La definición que hace el Dr. Bach del estado Beech es una forma muy interesante de describir un proceso lunar: la persona está inquieta y todo le molesta -perros y lobos-. Su alrededor es engañoso, poco claro, como inmerso en una oscuridad, y necesitaría sentir que las cosas son más sencillas y benignas de cómo lo está viviendo. Se siente agobiado por el entorno, al tiempo que las respuestas que surgen desde él tampoco le parecen ni satisfactorias ni adecuadas. "¡Todo está mal!", diría Beech.

La Luna amplia la visión interior de la persona a planos sutiles y energéticos que los sentidos físicos no son capaces de percibir, y moviliza el inconsciente, trayendo información liberadora. Pero como una noche de Luna, la información que desde el inconsciente surge suele ser confusa, dudosa y cargada de emotividad. Por ello es tan importante el conocimiento de estos estados en el camino del buscador ya que, sobre todo en estas situaciones, el conocimiento esotérico del proceso permite vivir la situación con calma, sabiendo que "esto también pasará".

La intolerancia propia del estado Beech, al que podríamos equiparar al de alergia, habla de que aunque para otros eso es aceptable y normal, para esa persona la situación o la sustancia -polen, pelos, humedad, etc.- es tóxica. Lo que para unos no existe, a otros los puede llevar a la muerte.

Esta misma situación se da cuando el material del inconsciente es muy "tóxico" y la persona no lo ve: abusos en la infancia, maltratos físicos y psicológicos, algún recuerdo traumático de esta u otras vidas, etc., puede llevar a la persona a fobias y manías que le limiten la vida: se rechaza el sexo, no soporta los espacios abiertos y llenos de gente (agorafobia), no soporta los ruidos externos, le molestan los olores, etc.

Recordamos la presencia de los lobos, los perros y las torres, que durante el proceso lunar no van a poner las cosas fáciles en el afuera, pues la mayor parte del fundamento de creencias del ego están asentadas en vivencias del pasado que, al movilizarse hacia un vaciado, generan en el ego una sensación de inestabilidad, por lo que éste se va a resistir a la pérdida de control y a la sensación de inestabilidad propia de este sendero.

Los del afuera negarán las visiones, las pondrá en duda o harán sentir a la persona que está en manos de algún loco y no un maestro. Esa también es una de las pruebas de esta etapa.

Beech se revela útil en procesos alérgicos, ya que aquí se evidencia con claridad un rechazo, una intolerancia, no admitir algo -en este caso un alérgeno-. Da igual que ese algo sea el polen, los ácaros del polvo, un metal en una dermatitis de contacto, etc.

La piel, como primera barrera defensiva, es un terreno ideal para demostrar intolerancia, por lo que Beech debe formar parte de todas las cremas que traten procesos dermatológicos irritativos agudos de la piel, sean de tipo alérgico o no.

En la época actual, donde la intolerancia en forma de racismo, limpieza étnica, fascismo, xenofobia, nacionalismo excluyente, etc., adquiere un gran protagonismo, pensemos que hay mucha más gente de la que se admite, que siente que hay otros que les están robando, simbología muy afín a los lobos que aparecen en la carta. La sensación de ataque, de robo o de agresión son procesos lunares. Así mismo, cuando hay mucho reclamo externo por parte de gente, trabajo, familia, hijos, etc. son los perros y sus ataduras desde la dependencia los que modulan la lección.

Beech propone tolerancia, prudencia y la capacidad de poner *al mal tiempo buena cara*. La esencia floral otorga la capacidad de sentir que lo que nos está ocurriendo no es una maldición, sino una bendición y una lección valiosa sin la cual no podemos seguir en nuestro proceso de madurez y crecimiento interior.

La esencia Beech es un gran estimulante inmunitario, ya que aporta a la persona la virtud esotérica de la certidumbre -sinónimo de certeza- que viene a indicar que la persona sabe que todo va a ir adelante a pesar que las circunstancias externas digan lo contrario. Es una actitud de fortaleza de alma que, al igual que los músculos en el cuerpo físico, necesita ejercitarse para desarrollarse, madurar y hacerse fuerte frente a los envites de la vida.

Es importante indicar de nuevo que el grado de tolerancia que propone la esencia tiene tres niveles, según el grado de conciencia de la persona.

En el grado más inconsciente (**el cangrejo**), Beech ayuda a la persona a aceptar las circunstancias. Sería todavía la actitud de tolerar el **valle del lágrimas** que es esta existencia; a propósito, nada más certero de esta expresión, ya que la carta podría representar, de forma analógica, ese *valle de lágrimas*, expresión utilizada por algunas corrientes religiosas para definir el tránsito por la Tierra.

En un grado de mayor consciencia, donde la persona ha comenzado un camino de despertar espiritual (**los cánidos y las torres**), Beech proponer a la persona combinar la tolerancia con una voluntad de seguir adelante a pesar de los impedimentos. Sería equivalente a cuando la persona, en el proceso de enfermedad decide ponerse en marcha y asumir la responsabilidad que le corresponde, aún viendo lo mal que se encuentra y lo complicado del pronóstico. También sería otro ejemplo cuando la persona está sumergida en una relación patológica y decide que, a pesar de saber que la decisión de salir de ahí va a ser un tormento emocional, decide dar el paso y alejarse.

En el grado de conciencia del sabio (**la Luna**), donde la persona es capaz de reflejar su propia luz del corazón, Beech propone que el proceso lunar no sólo se tolere, sino que se abrace y se agradezca como información valiosísima para poder avanzar. El guerrero ve en la noche del alma un momento de tránsito ganado tras un duro trabajo interior, y se sumerge en él sabiendo que saldrá fortalecido.

Es muy interesante ver que tanto Beech como Crab Apple, que corresponden al sendero XVIII de la Luna y el sendero XX de la Resurrección respectivamente, son dos esencias florales que hablan de la necesidad de limpieza, cada una desde un lado. Beech ve error, la desarmonía y la fealdad en el afuera, siendo que Crab Apple se siente sucio y ve en su interior lo impúdico. En el caso de Beech, que está tan aconsejado para casos de alergia, lleva consigo una necesidad de limpieza de la casa con una pulcritud exquisita. También Beech se relaciona con el miasma del SIDA, patología que requieren un especial cuidado con las infecciones ya que lo que para otros es leve, en estos enfermos puede ser mortal. Vemos pues que ambos remedios abarcan una vivencia de la realidad como rechazo por ser errónea o tóxica. La Resurrección y Crab Apple lo resuelve emitiendo un nuevo juicio sobre lo impúdico, rescatándolo de la tumba y dándole un nuevo calificativo. En el caso de Beech y la Luna se ve en el error y en lo tóxico una oportunidad de hacernos más fuertes interiormente. Y es sólo en Gentian y el Mundo, sendero intermedio entre ambos, que la persona acepta la realidad y a sí mismo tal y como es, con sus luces y sus sombras y, desde ahí, se inserta con plena consciencia en la Materia, a la que no cataloga más como sucia o impúdica, sino como la única dimensión desde donde poder ser plenamente felices.

HORNBEAM
HOJARAZNO
LA ESTRELLA

"Quienes siguen el orden natural fluyen en la corriente del Tao"
Huai Nan Tsu

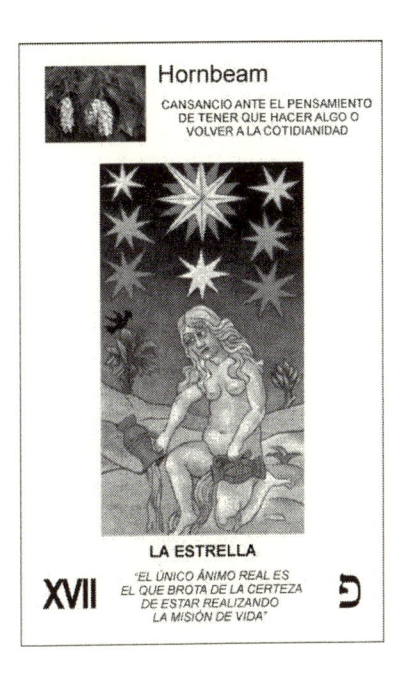

Número: XVII
Letra: פ ף Pe/Fe
Esferas: Netzaj a Yesod
Correspondencia corporal: Cadera derecha, riñones, riñón derecho. Glándulas suprarrenales. Sistema de equilibrio hídrico-electrolítico. Zona abdominal e inguinal derecha. Ovario y testículo derecho.

HORNBEAM (Carpinus betulus)

"Para quienes sienten que no tienen fuerzas suficientes, mentales o físicas, para sobrellevar la carga de la vida. Los asuntos cotidianos les parecen demasiado pesados para llevarlos a cabo, si bien suelen cumplir con su tarea en forma satisfactoria. Para los que creen que alguna parte de la mente o del cuerpo necesita ser fortalecida para poder realizar fácilmente su trabajo"

E. Bach. Los Doce Sanadores y otros remedios.

Palabras clave: Cansancio psicológico y físico.

LA ESTRELLA

La Estrella simboliza el IMPULSO, el acto de impulsarse a sí mismo, por lo que se le asigna también el trabajo en soledad, aquello que uno ha venido a hacer y a dar por sí mismo. La Estrella es la llamada interior a seguir la misión de vida y nuestro propio destino: seguir nuestra propia estrella.

El buscador se convierte en receptor de mensajes sutiles, que ha aprendido a escuchar y valorar en la etapa de La Luna. Pero así como las antenas receptoras requieren un cuidado atento y meticuloso para poder decodificar bien el mensaje que reciben y que no existan interferencias en la señal, si los mensajes se mezclan con tendencias egoístas, estas fuerzas increíbles podrían tener consecuencias desastrosas. El entusiasmo se convierte entonces en fanatismo y la inspiración en fantasía. Hay que prestar especial atención a cómo toda esa inspiración es traducida por el ego. Esa es la gran prueba de esta etapa: hacia donde nos impulsamos y hacia donde volcamos nuestros fluidos vitales -sangre, semen, líquido cefalorraquídeo, linfa.

Con la receptividad que tiene la superficie de un estanque de aguas calmas, el buscador poco a poco recibe también influencias de planos más sutiles al astral, y comienzan a llegarle imágenes, ideas y visiones que no están plasmadas en su realidad. De esta manera se trasforma en un receptor de vibraciones cósmicas, tanto de otras estrellas como de su Estrella Personal, donde reside el verdadero propósito de esta vida: su MISIÓN EN LA TIERRA.

Esta es la esencia del arcano de La Estrella. Tras atravesar la etapa de la Luna y no identificarse con emociones bajas y oscuras aparecen, todavía en un escenario nocturno, otro tipo de influencias sutiles y sensitivas, que nos hablan de partes de nosotros que estaban ocultas en el estanque del cangrejo y que han logrado salir a la superficie y atravesar el páramo. Comienza a tener verdaderas experiencias de conexión con otros planos más espiritualizados de sí mismo, donde sus Guías Espirituales y Maestros Ascendidos le hablan e inspiran imágenes internas sobre su vida y su destino (*Tikkun*).

También hay que incluir en este sendero el trabajo interior de necesidad de RECONOCIMIENTO por parte de nuestro entorno (Ley General). En el Camino, aunque nuestra misión puede estar muy incorporada en el sistema -médicos, maestros, jueces, funcionarios, ejecutivos, etc.-, cuanto más accedemos al plano del Espíritu, da igual el carisma que tengamos, el camino se va haciendo angosto y estrecho, siempre. Así pues, antes o después, la carta de la Estrella te presenta un dilema interior: seguir haciendo aquello que está aceptado, o seguir un camino solitario, apenas transitado, pero que te hace vibrar y sentir que vale la pena estar vivo.

Veamos a continuación el simbolismo de cada uno de los tres planos representados en la carta de La Estrella:

El río

Al igual que sociedades que viven rechazando e ignorando una realidad multidimensional, cuando la persona está dormida, se comporta como el río que se representa en la carta: las cosas acontecen y uno tiene la sensación de que es arrastrado por la corriente sin que pueda hacer nada al respecto. Así pues, la persona, *se deja llevar por la corriente.*

Esta actitud es muy frecuente en personas que han abandonado la lucha en una creencia de que **da igual lo que haga, nada va a cambiar**. Esta afirmación tan tóxica provoca que la persona entre en un estado de apatía, desidia e indiferencia. Son aquellos que se abandonan porque el destino ya está pre-fijado, y no pueden hacer nada. También son los que no han tenido contacto con influencias más sutiles por su educación o su contexto social, por lo que no pueden entender la multidimensionalidad de la realidad y la capacidad de modularla a través de cambios en el campo astral y etérico. Pero lo más frecuente es encontrar esta forma de pensar -muchas veces de forma inconsciente-, en personas que han crecido en entornos muy negativos, pesimistas y castrantes.

La imagen del río también simboliza la existencia presente que estamos transitando -El Río de la Vida-. Y también se relaciona con una imagen del inconsciente abierta y fluida, volcando su contenido psíquico de forma continua y sin trabas. Es por ello que este arcano se relaciona con el impulso sexual, las ganas de vivir y la fuerza vital para llevar adelante un proyecto.

La dama, el árbol y el cuervo.

La dama representa a nuestro niño interior, nuestra parte más sensible e intuitiva, inocente y humilde, confiada y pura. Es la misma dama que vemos en la carta del sendero XXI como nuestra parte álmica naciendo al mundo.

La figura femenina representa épocas donde sentimos la necesidad de un **impulso consciente y voluntario** en nuestra vida: nuestra identidad se vuelca a la existencia para crear, defender, preservar y perpetuar la vida. La rodilla en tierra simboliza humildad y cercanía con la Madre Tierra. La persona reconoce con humildad aquello en lo que es único y puede aportar a sí mismo y a los demás para sanarse y sanar la Tierra, al tiempo que conoce sus limitaciones respecto a lo que no es su camino y por donde no tiene que seguir.

Esa dama está absorta en su acción, como lo está un niño: con la atención plena en verter el líquido que contienen sus ánforas, como agua que se incorpora al Río de la Vida de la humanidad entera y riega la Tierra fértil.

Si la persona está despertando, este arcano marcará la necesidad de encontrar respuestas a lo que le está ocurriendo en su vida así como conocer cuál es su destino en esta existencia, por lo que sentirá el impulso de buscar información sobre su personalidad y su misión en la vida: astrología, cábala numerológica, numerología pitagórica o tántrica, astrología maya, etc.

El árbol detrás de la dama representa el árbol familiar: las raíces genéticas y los patrones ancestrales que todos traemos a esta existencia. Sobre el árbol un cuervo, representando esas influencias diabólicas que nos castran y nos bloquean en la acción. Ambos representan todos los patrones familiares y ancestrales que nos atrapan y encarcelan desde el miedo, nos anulan los impulsos y nos hacen quedarnos con los pies sumergidos en la tierra, paralizados, pero yermos, ya que no es un árbol frondoso y fértil, sino seco y muerto.

Las Estrellas

Al igual que en el resto de cartas donde aparecen figuras astrológicas (El Sol y La Luna), cuando el buscador ha caminado un tiempo en su camino de desarrollo y va asentando en sí mismo vibraciones más sutiles (influencias B), es capaz de ser La Estrella para sí mismo y para los demás. Esto significa que él se convierte en el conocedor pleno de su propio destino, al tiempo que acepta sus circunstancias natales, la sociedad en la que vive, las circunstancias históricas, económicas y políticas como las mejores condiciones para poder realizar su misión en la Tierra. También es capaz de guiar a los demás al conocimiento de su propio destino a través de aquello que vuelca desde sus ánforas.

El escenario nocturno tiene doble simbolismo: por un lado es por la noche cuando podemos reconocer las estrellas y las constelaciones. Pero, además, también simboliza el estado de certeza en el que se encuentra la persona: la acción no se desarrolla desde la lógica sino desde el impulso. No hay planificación en las decisiones, sino pulsiones llenas de fuerza vital.

LA ESTRELLA Y HORNBEAM

"¡Avanza con confianza en dirección
a tus sueños! Vive la vida que imaginaste.
A medida que vas simplificando tu vida, las leyes
del Universo se simplifican".
Henry David Thoreau

La descripción del estado que requiere de Hornbeam define a la persona que no está abierta a las influencias cósmicas que se definen en el arcano de La Estrella.

El aburrimiento, el cansancio y la abulia son propios de aquel que no está en su camino, que no ha encontrado todavía su MISIÓN EN LA TIERRA, su propósito de vida. Si la Estrella nos habla del impulso vital, la definición del estado Hornbeam hablaría de alguien que no puede impulsarse a sí mismo.

Si la persona está dormida, y vive una vida adocenada según patrones familiares muy arraigados, el estado Hornbeam se manifestará en el plano del cuerpo físico, con problemas de piernas -miedo a la puesta en marcha-, de líquidos corporales -retención de líquidos, anuria, infecciones de orina, etc.- o de las glándulas suprarrenales, que segregan corticoides -asociados al stress, la retención de líquidos y el descenso de la inmunidad-. También estas glándulas segregan hormonas sexuales que impulsan a las relaciones sociales y sexuales. La persona está hinchada, retiene líquidos, o le pesan y duelen las piernas por varices que extravasan líquidos; es un gran esfuerzo moverse. Para el estado Hornbeam resulta un verdadero esfuerzo cada día sustentar la vida que está viviendo, que no está impulsada desde la fuerza del Espíritu, sino desde su propia energía egóica, finita y limitada.

En aquel que está en un proceso de crecimiento interior, el estado Hornbeam disarmónico está más centrado en el nivel psíquico de la per-

Hornbeam- La Estrella

sona, y aparece el aburrimiento, la abulia y la falta de interés por lo que hace. La definición de Bach habla claramente de claudicación, física o emocional, con falta de fuerzas para llevar adelante los quehaceres cotidianos.

Hornbeam reconecta a la persona con su *Estrella Personal*, y el mensaje llega fuerte y claro. Va a necesitar de otras flores y de más tránsitos del alma para poder tener la valentía y la fortaleza de perseguir esa imagen interior que de forma tan concisa está llegando a su corazón, pero ya es el primer paso: ya tiene una Estrella que seguir.

Esa visión interior de sí mismo le llena de alegría y le devuelve la fuerza para seguir adelante, sabiendo que el cambio a veces no puede ser inmediato -hay hijos a su cargo o tiene que finalizar sus estudios, necesita ahorrar un dinero, tiene un contrato que cumplir o un proyecto con el que se comprometió que debe finalizar y entregar - pero todo ello lo sobrelleva ya con otro ánimo.

Este estado tiene una vigencia asombrosa en nuestra sociedad occidental actual. No olvidemos que para que el aspecto negativo de Hornbeam se manifieste, son necesarios la falta de alicientes, la rutina, el aburrimiento, etc. Estos ingredientes nos los sirve en bandeja una sociedad que basa todo su atractivo en aspectos materiales y en el consumo desenfrenado. En este sentido, para ingresar en la rueda de consumo que en teoría nos conduciría a la felicidad total, hay que efectuar un sacrificio en forma de trabajo. Este trabajo -cuando se tiene-, suele estar basado en una cadena de producción impersonal, indiferenciada y sin creatividad. Estos atributos hacen que el trabajo al que dedicamos buena parte de nuestro día carezca de interés, al tiempo que en muchos casos no garantiza más que una economía ajustada. En cualquier caso, los alicientes que puede aportar el consumo y la compra de objetos y experiencias no son suficientes para quien entra en el estado Hornbeam negativo, y es aquí donde sobreviene el «síndrome de la mañana del lunes» con toda su laxitud psicológica y su correspondiente cansancio físico. Cansancio que, no olvidar, no es proporcional a la actividad desarrollada, teniendo un origen psíquico que se *programa con antelación*.

El Hornbeam negativo es muy capaz de sentirse cansado ante el pensamiento de algún esfuerzo que tenga que realizar al día siguiente. Este cansancio es tan psíquico, que cede en cuando surge alguna actividad interesante.

El estado negativo se cronifica mucho más de lo que se cree, ya que toda la sociedad moderna está orientada hacia una visión materialista y capitalista de la vida, y resulta hasta *normal* esta astenia y apatía, al punto que incluso en la radio y la televisión se establecen como circunstancias normales sobre las que establecer nuevos alicientes como macro fiestas los fines de semana, consumo de alcohol y drogas, experiencias límite, viajes relámpago, y mensajes publicitarios como: *"ya queda menos para el fin de semana"* o *"fórmulas para sobrevivir al lunes"*, estableciendo así inconscientemente decretos como que la rutina laboral es un horror pero lo podemos sobrellevar a base de excesos y sobreexcitación en los fines de semana.

También ocurre con frecuencia que la persona que siente cansancio lo suele relacionar con la falta de algún alimento y vitaminas, por lo que comenzará a dirigir su atención hacia una dieta tras otra y a comprar suplementos alimenticios que, en un primer momento, le podrán aportar algo más de energía, pero que no le resolverán el cuadro.

Más tarde, cuando los recursos dietéticos no dan resultado, comienza a sospechar que la falta de energía puede tener relación con su problema físico: retención de líquidos, varices, insomnio, disfunciones hormonales, problemas en articulaciones inferiores -rodillas, tobillos o cadera-, lo cual le impide hacer ejercicio y moverse. Todo ello hace que tenga que impulsarse a ponerse en marcha para resolver su problema somático. Y es ahí cuando la toma de la esencia floral aporta a la persona el impulso para adquirir nuevos hábitos de higiene de vida.

Como bien señalan Katz & Kaminski: «la toma de Hornbeam aporta percepción interna de la necesidad de adoptar una perspectiva o nuevo estilo de vida que nos permita recuperar toda la energía y así poder vivir más efectiva y alegremente en el mundo».

Hornbeam se presenta como una esencia excepcional para aquel que ha entrado en un estado de apatía vital. En los jóvenes que buscan sostener el impulso vital en la diversión y la distensión del fin de semana la esencia floral les ayuda a aquietar la mente y a que brote un replanteamiento sobre su dirección vital. Recordemos que La Estrella es un sendero que parte de la esfera de Netzaj, que actúa desde la sensación y no desde la lógica. Es por ello que, sin causa aparente, este joven comenzará a replantearse su misión en la vida, y el motivo por el que está aquí.

Al tiempo que la persona es constante en la acción emprendida, va desapareciendo el cansancio y el Ser Superior puede ofrecer nuevas posibilidades que llenan de sentido la vida, sabiendo que esa nueva vida y esas nuevas posibilidades solo van a satisfacernos en plenitud si son nuestra Estrella y nos ayudan a la realización de nuestro *Tikkun* -nuestra misión en esta vida-.

Hornbeam- La Estrella

Hornbeam nos reconecta con el profundo mensaje del alma ante la falta de sentido a nuestra existencia. En el momento en el alma se realinea a la Fuente de Vida -el canal espiritual que nos conecta con nuestro Yo Soy-, el ánimo vuelve a la persona.

Junto con la acción de aquietar el exterior y volver la mirada dirigida hacia uno mismo -como la actitud de la Dama de la carta-, Hornbeam activa el impulso. Es muy característico en el proceso terapéutico con Hornbeam que se paute la toma de esta esencia floral a pacientes que refieren esa apatía y abulia y que, en la siguiente visita vengan con los ojos llenos de vitalidad, sentados en el borde de la silla, ansiosos de contarle al terapeuta ideas o proyectos que le han surgido y ante los cuales siente un impulso irrefrenable de lanzarse y unas inmensas ganas de vivirlos y experimentarlos. La persona ya no se acuerda de su aburrimiento, y el foco de atención vital se traslada a un lugar más maduro y real: la decisión de tomar la suerte entre sus manos.

CHICORY
ACHICORIA
LA TORRE

*"Todas estas experiencias provenientes de
samyama
son un obstáculo para samadhi,
pero parecen logros o poderes a la mente
mundana
o que tiende hacia lo externo".*
Yoga Sutra 3:38 Patanjali

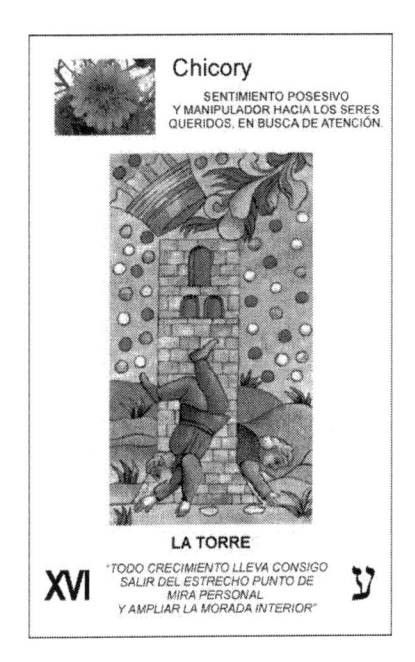

Número: XVI
Letra: ע Ayin
Esferas: Netzaj a Hod
Correspondencia corporal: Intestino delgado. Caderas. Procesos de digestión. Intolerancias alimenticias. Mal absorción. Celiaquía. Alergias.

CHICORY (Cichorium intybus)

"Para los que están muy atentos a las necesidades de los demás; tienden a cuidar con exceso a los niños, a sus familiares, amigos, siempre encontrando algo que pueda ser rectificado. Están continuamente corrigiendo lo que consideran erróneo y disfrutan haciéndolo. Anhelan que aquellos por los cuales se preocupan permanezcan cerca de ellos."

E. Bach. Los Doce Sanadores y otros remedios.

Palabras clave: Posesión. Manipulación. Actitud de espera sin expresar lo que se quiere de forma clara. Actitud de crítica y corrección continúa. Exageración. Inmiscuirse. Autocompasión.

LA TORRE

La imagen de la Torre del Tarot se asocia con la Torre de Babel, un edificio construido por el rey Nemrod para asaltar el cielo. Según el relato bíblico, este acto impío de Nemrod desató la ira de Dios y provocó la confusión en la Tierra por la aparición de las diversas lenguas. En la antigua Mesopotamia las torres eran construidas como templos de adoración. Su función era elevar los pensamientos y el corazón del hombre, así como proporcionar los caminos por los que descendieran del cielo los bienes, asegurando así la intercomunicación entre los reinos terrenal y celestial. Se proponía así una escalera por donde los dioses podían descender a la Materia, y los hombres ascender al plano del Espíritu. Pero la actitud arrogante y vanidosa del regente al querer alcanzar el cielo a través de una estructura material externa a sí mismo, y no por la *construcción de su nuevo ser,* llevó a su pueblo y a la humanidad entera, si se entiende el relato simbólicamente, a la confusión y el enfrentamiento.

La Torre del Tarot no fue construida para la conexión con los planos espirituales, pues parece más bien una edificación en la que habitan dos personajes que no quieren recibir visitas. La corona del tejado no permite la entrada celestial, ya que está cerrada y "coronada" -símbolo de algo terminado, finalizado, en un apogeo-. Los habitantes del edificio no reconocen autoridad alguna por encima de su creación. Tampoco se ven puertas en el edificio por donde puedan recibir visitas terrenales. Nadie entra ni sale: es una estructura cerrada, acabada y coronada por los que la habitan.

Y... ¿Quiénes la habitan?: el comisario y el emisario, simbolizando los dos poderes fácticos reconocidos en la Ley General. El comisario simboliza el poder ejecutivo y el emisario de Dios el poder moral y religioso. Es evidente que este desalojo forzoso de la torre es una gracia salvadora más que un castigo merecido, aunque quizá no sea vivido así por estos personajes, a los que la acción les invita a "tocar tierra", expresión para conectar con la realidad. Además, estos dos personajes se dirigen directamente a las plantas verdes del entorno, lo que hablaría de la acción sanadora del sendero.

La vida del que habita en la torre es oscura y endogámica: pequeñas ventanas por las que apenas entra la luz, un tejado sellado y sin puerta para subir a la azotea y poder tener una visión panorámica de la vida. Sin duda, los ocupantes vivían aislados y cerrados a cualquier posibilidad de intervención divina. Pero tampoco la buscaban, ya que ellos se consideran a sí mismos la autoridad máxima en la Tierra. Es por ello que en Gnosis se le conoce a este estado como *Mente Sólida*.

Esta torre simboliza construcciones psíquicas que adoptamos como creencias sobre las que se asienta nuestra realidad y a las que les damos poder: ideologías políticas, conocimiento intelectual y científico, fundamentos filosóficos e ideológicos, escuelas psicológicas y creencias espirituales. Son estructuras que hemos construido ladrillo a ladrillo, a base de experiencias del pasado familiar y social. Son rígidas, cerradas y coronadas, estableciendo el techo de nuestra realidad, la máxima meta que se puede alcanzar, el dios al que debemos aclamarnos, el círculo que no se puede traspasar. Desde ahí nos convertimos en prisioneros de estas estructuras-creencias, y no somos libres de cambiar horarios, ritmos o sensaciones, ya que creemos que eso es lo único real.

Esas torres también simbolizan todos los poderes fácticos en la sociedad: administraciones públicas, gobierno y políticos, entidades bancarias, iglesias, juzgados, hospitales, universidades, grandes empresas, etc. Toda estructura organizada en la que tenemos puesta la confianza como guardiana del orden social simboliza también una torre en la que suelen habitar los lobos de la carta de la Luna.

Solo una intervención divina puede sacarnos de esta estructura y, como dicen los antiguos: *"vocatus atque non vocatus, deus aderit"* -llamado o no llamado, Dios está ahí-.

Ser alcanzado por el Rayo divino, simboliza ser tocado por la mano de Dios y, desde ahí, ser un elegido. Simboliza la llegada del Espíritu Santo, el rayo de Zeus, o la fuerza divina que en el Árbol cabalístico representa la energía que proviene del mundo espiritual y que conecta las Esferas entre sí (La Espada Flamígera). De hecho, esta energía simboliza el tránsito por el sendero VII del Carro. Recordemos que el VII y el XVI suman lo mismo (16→1+6=7), por lo que al ser dos senderos de una misma familia, uno desbloquea al otro. Esto significa que en la medida que la persona se vence a sí misma en el sendero del Triunfador o El Carro del Triunfo (sendero VII), es capaz de desbloquear en sí mismo tal cantidad de energía que actúa como un rey tirando la torre de la personalidad.

Esta caída de torre, por la espectacularidad de la escena, es interpretada muchas veces como un momento de crisis, de derrumbamiento interior, una enfermedad física o psicológica, un violento cambio de las circunstancias, cataclismos que nos hacen *descender a tierra*. También un momento en que todo lo conocido se derrumba a nuestro alrededor. En aquellas personas que están dormidas, el momento que propone la Torre es vivido con mucha angustia. Se interpreta como infortunio y se transita con mucho pesar. Son momentos donde se siente que no se tiene un piso firme en el que asentar la vida, ya que aquello que nos daba seguridad se cae, se vacía. De hecho este arcano siempre simboliza un volcado y un vaciado.

En cualquier caso la Torre viene siempre acompañada de **cambios en las circunstancias que nos hacían sentirnos seguros y donde teníamos puesta la confianza y el poder de nuestra vida**. Este arcano está asociado a la Viga de la Personalidad en el Árbol, y une el mundo interno con el mundo externo (Hod y Netzaj), lo cual siempre da un reflejo de la acción interna en el exterior. Pero el movimiento puede ser en dos direcciones: un desmoronamiento interior lleva a un cambio en el exterior, o viceversa.

Es por ello que para la personalidad dormida este momento es vivido como una circunstancia indeseable y dolorosa. Pero el buscador interpreta otra circunstancia. Sabe que ha estado viviendo experiencias condicionadas por creencias del pasado, y el desmoronamiento interior de aquello que ya no le sirve provoca cambios internos y externos que son vividos con Templanza -sendero que cruza la viga de la Personalidad-La Torre- y que equilibra el movimiento de derrumbe cual fiel de la balanza. Y esta es la clave última de la carta de la Torre: saber con humildad qué debe permanecer en nosotros como nueva identidad que estamos edificando -el Hombre Nuevo que dice el Evangelio-, y qué debe caer porque no nos corresponde y es fruto de condicionamientos sociales.

LA TORRE Y CHICORY

*"Nada tiene una influencia psicológica
más poderosa sobre el entorno
y especialmente sobre los hijos
que la vida no vivida de los padres"*
Carl Gustav Jung

Chicory está descrita por Bach como el arquetipo de lo femenino en su faceta más terrenal: sería la imagen colectiva de la mujer ancestral, la Madre Tierra, la Abuela, la cuidadora, la sostenedora, la mujer experimentada, la sabiduría femenina tejida en nuestros genes por generaciones y generaciones. Existe una imagen colectiva y heredada de la mujer en el inconsciente del ser humano. Ese femenino, por su aspecto nutritivo nos informa: "Soy todo lo que necesitas". Como la Pachamama o la diosa Isis, es la personificación de la madre naturaleza y del principio femenino del cosmos.

El aspecto Chicory ha venido a este mundo a aprender la lección del AMOR con mayúsculas. Pero no el concepto al que Chicory llama amor -en realidad, apego-, sino uno más amplio, más inclusivo hacia los demás y, sobre todo, incondicional.

Nuestro origen tiene un componente masculino (espermatozoide) y femenino (óvulo), pero ya la concepción se realiza en territorio femenino, así como la gestación y el nacimiento. Nuestras primeras sensaciones en esta realidad son las del útero de nuestra madre, por lo que esta etapa intra uterina nos imbuye en una substancia psíquica materna que llega a todos los rincones de nuestro ser. Ese femenino además nos nutre y nos cuida en nuestros primeros momentos de vida, los más "límbicos" para nuestro consciente. Y luego, esa madre terrena, práctica, nutritiva y hacendosa, nos acompaña en nuestra infancia, guiando y marcando cada paso y cada momento.

Es difícil soltar algo que funciona y nos hace sentir bien. Hay madres a las que le da sentido de vida tener alguien a quien cuidar y por quien lo han dado todo. Al aspecto niño en todos nosotros le viene bien ser cuidado y nutrido eternamente. Pero, como todo ciclo, igual que empieza, debe terminar, y su postergación en el tiempo produce degeneración, podredumbre y enfermedad.

La dificultad de la lección que propone Chicory radica en gran medida en el siguiente hecho: Chicory tiene una **visión deformada de la realidad** -la letra *Ayin* asociada al sendero de La Torre significa *visión profunda*-. La persona en estado Chicory negativo no ve sus mecanismos negativos de "amarre" de las personas -chantaje afectivo, manipulación, afecto muy condicionado a "inversiones de alto interés", etc.-. En su ignorancia cree que rezuma amor hacia el prójimo por todos los poros de su cuerpo. Desde el exterior, cualquier observador objetivo ve una realidad muy diferente.

El significado de visión profunda de la letra *Ayin* nos habla de que la persona en estado negativo Chicory es el *ojo que todo lo ve*, símbolo descrito en la obra de JRR Tolkien *El Señor de los Anillos* como el *Ojo de Sauron* que controla todos los territorios sin necesidad de moverse de su torre.

67

Ejemplo de Chicory es el compañero de trabajo que modula su poder gracias a las relaciones de influencia que genera (acuerdos). También es la madre que se adelanta a las necesidades de los demás porque su experiencia le permite tener un conocimiento previo de las cosas. Es, en general, aquella persona que ve en todas las circunstancias aquellas necesidades a cubrir, y en vez de ofrecer su ayuda incondicionalmente, se presta siempre con la intención oculta de ganar influencia, poder, consideración pero, sobre todo, ganar atención. Estos ejemplos describen personas con una visión distorsionada de sus propios actos y de la verdadera motivación que los genera, por lo que intentar con ellos un diálogo clarificador es, en la mayoría de los casos, infructuoso -recordar la confusión de lenguas de la Torre de Babel-.

Chicory se expresa frecuentemente en personas sensibles, con una percepción profunda de los acontecimientos -simbolizadas en la carta por la gran ventana superior, el 3º ojo o el poder vidente-. La percepción y la videncia son facultades femeninas, no en el sentido de que las posean en exclusiva las mujeres, sino que se ha desarrollado en la evolución de la humanidad desde el lado femenino ya que pertenecen al territorio de lo sutil y lo sensitivo. Si vemos por un momento el sendero de La Torre en el Árbol de la Vida, vemos que está uniendo a las esferas de Netzaj y Hod. Netzaj es la psique emocional y Hod la psique intelectual. Es Netzaj la esfera que está en contacto con el campo externo de energía, por lo que las impresiones impactan en todos nosotros desde Netzaj como sensaciones, percepciones, presentimientos, impulsos e imágenes oníricas. Todo ese material es enviado a Hod a través del sendero de La Torre (intestino delgado), para que en Hod se le de una respuesta concreta. En función del código que lea La Torre, esta información será interpretada de una forma u otra. La persona en estado Chicory demuestra ser una persona sensible, que presenta una escucha profunda de las sensaciones que le están llegando desde el exterior para, en función del código aprendido e instaurado en su Torre, dar, cuidar, sostener y preocuparse por los demás. Esta actitud es tan loable vista desde el exterior, que a nadie se le plantearía, en un primer momento, cuestionarla.

El ejemplo extremo es el de la madre que sigue teniendo a todos sus hijos, yernos y nueras a comer todos los días en casa, al tiempo que cuida y atiende a los nietos y va a casa de las hijas a limpiarles y plancharles. Hay quien podría ver en este ejemplo la madre abnegada y bondadosa pero lo único real es que cada uno de nosotros debemos hacernos cargo de nuestra vida y, si queremos ser verdaderos guerreros espirituales necesitamos ser impecables con nosotros mismos, lo cual significa que todas aquellas facetas en las que seguimos siendo dependientes del seno materno, son apegos y no nos hacen libres.

Es complicado para aquellos que son jóvenes e inexpertos salir de la telaraña de la viuda negra. Y lo más difícil es que, con el tiempo, el patrón se perpetúa y esta persona pasa a crear las mismas relaciones manipuladoras y apegantes. La base del complejo egóico es **tener poder sobre los demás**. Poder para conseguir lo que quiero: cariño y atención, no estar solo, reputación laboral, influencia política y científica, asociaciones convenientes, y un largo etcétera. Ese poder imprime una sensación de control sobre la propia realidad y sobre la de los demás, lo cual tranquiliza al ego.

¿Pero, todo esto tiene solución? Desde luego. Bach dice que a nadie se le impone una asignatura que no pueda aprobar. Pero para entender bien la lección y, utilizando palabras del propio Dr. Bach, *no seguir en la escuela de los golpes duros*, el alumno Chicory debe poner toda su atención en las clases. Y esto es difícil, ya que otras flores no están tan arraigadas en una psique que conecta con una herencia genética de miles de años -Bach advirtió del duro trabajo interior que requiere esta flor-.

Comprender el arquetipo que rige esta flor, La Torre, comienza a dar luz y perspectiva al movimiento. Porque ampliaríamos la visión no sólo a la mamá, sino al político que se cree que sólo él puede salvar un colectivo; o la enfermera que se considera indispensable en el hospital; también podemos ver al religioso que escucha con complacencia a sus feligreses sabiendo que él es el único que está en posesión de la verdad. Y son miles los ejemplos que podríamos seguir poniendo.

En el caso de las estructuras externas que representan a La Torre, como administraciones públicas, políticos, jueces, profesores, médicos, sacerdotes, etc., estas personas regentan un poder y una influencia sobre la vida de los demás por el cargo que ocupan en las entidades en las que trabajan. Es su labor de vida aportar luz y conciencia a dichas organizaciones para que sean las estructuras las que estén al servicio del hombre, y no el hombre al servicio de éstas.

Este arquetipo habla, desde su lado positivo, de la sólida estructura interior que el buscador va adquiriendo, capaz de resistir los envites que puedan traer las circunstancias. Esto le infunde equilibrio interior y capacidad de sostener, acoger y brindar ayuda incondicional a otros.

Pero en su lado negativo habla del que está encerrado en sus propias creencias y considera que *"mamá sabe más"*. Son personas que priorizan en su vida el **tener control sobre la vida de los demás**. Chicory tiende siempre a dar, ayudar, pensar en soluciones o adelantarse a los acontecimientos. Su poder ante el grupo reside en su capacidad de generar, de cuidar, de estar siempre estable, dispuesto y equilibrado. Pero a no ser que la persona esté en un camino de crecimiento interior, esta personalidad tiende a enrocarse en su puesto de poder manipulador, y en realidad no le interesa que la gente de su radio de acción crezca y evolucione, o que tenga su propio criterio y exprese su opinión con libertad, pues esto significaría perder el control y, con ello, el sentido de su vida -que traducido significa que su ego perdiera el poder que siente tener a través del control-. Y la prueba de todo ello es cuando a estas personas se les propone un criterio diferente al suyo (*Mente Sólida*). ¡Es interesante ver el tono que adquiere su piel cuando son cuestionados en sus planteamientos!

El complejo psíquico Chicory se asienta en estructuras consolidantes y consolidadas, por lo que son con frecuencia personas **conservadoras**. Establecen su poder en dinámicas conocidas por todos y que han sido aceptadas por la comunidad. Es por ello que se sienten cómodos en puestos que están muy integrados en la psique de la sociedad a la que pertenecen. **Los Chicory no son innovadores y rara vez permiten los cambios a su alrededor.** Es por ello que ante personalidades tan consolidadas, sólo un terremoto, un huracán o un tornado pueden moverles de su postura vital. En este caso, la toma de la esencia floral permitirá a la persona activar la visión profunda de la que habla la letra *Ayin*, y comenzará a dar una nueva lectura a las circunstancias externas que está viviendo. La esencia floral sería el rayo que hace caer la Torre.

A aquel que está abierto a otras realidades y en una búsqueda de su verdadera identidad, le ocurre que el recuerdo de sí y la identificación cada vez mayor con su YO SOY superior, hace que comience a comprender **cuál es el verdadero poder**. La esencia Chicory activa el sendero de la Torre, y la persona comprende que toda sensación de control externo de las circunstancias es ilusoria, siendo que el verdadero Poder (con mayúsculas), reside en nuestra capacidad de amar aquello que somos -con nuestras luces y sombras- y desde ahí, y solo desde ahí, ser capaces de amar a los demás.

Nuestras luces y nuestras sombras nos trasladan a la humildad -actitud que trabaja la Templanza, que es el sendero que cruza la Torre como un fiel de la Balanza-. Esta actitud de humildad ubica el movimiento de la Torre en su medida adecuada, de manera que el justo sería aquel que, en las circunstancias externas, aporta al grupo aquello en lo que sabe que brilla (La Estrella), pero con humildad dejaría que otros también brillaran en aquello en lo que son y han venido a aportar (El Sol). Así actúan los jornaleros del Reino de Dios.

Así pues, la solución al complejo estado Chicory no pasa por convertirse en un egoísta egocéntrico sino que pasa por **saber qué es lo que hemos venido a dar**. Chicory aporta luz al proceso de creación e identificación con una personalidad sana y equilibrada, y permite a la persona establecer nuevas conexiones entre los acontecimientos externos y las interpretaciones internas. Chicory nos ayuda a construir, ladrillo a ladrillo, una personalidad basada en la alineación a la voluntad del Yo Soy, y a ser obedientes en la escucha de la voz interior que desciende desde la Sacerdotisa a través del sendero de La Templanza para aportarnos una visión más profunda de nuestra propia vida y de las respuestas que damos al medio.

Chicory viene a ayudar también en los inevitables tránsitos que la vida nos trae -el síndrome de nido vacío, jubilaciones, disolución de asociaciones, cambios de gobierno, etc.-, sobre todo en aquel que está acantonado en su torre de poder ilusorio, y ha establecido su sentido de vida en función de los demás. Aprender a que en el mundo de la Ilusión *todo pasa*, y que lo único a lo que aferrarse es a nuestro YO SOY interior. Lo externo, sean hijos, familia, grupos, trabajo, etc. todo ello está en continuo cambio, como la imagen del Rio de la Vida de La Estrella. Por ello hay que dar incondicionalmente, sabiendo que en muchas circunstancias no será esa misma persona la que me devolverá lo entregado, sino que la magnífica generosidad de la Diosa Madre que nos sostiene y nos cuida desde la Gracia nos dará multiplicado por cien todo aquello que ofrezcamos desde el corazón.

En resumen, Chicory es la esencia que activa el proceso de abrirnos a un grado más profundo de AMOR -las esferas en el cielo de la carta de La Torre-: la esencia nos ayuda a ampliar nuestra visión sobre nuestros actos y sobre la verdadera necesidad de los demás. Chicory aprende que el AMOR es misericordia y restricción, y que sólo una medida justa de ambas es lo que nos lleva a actuar con autentica incondicionalidad.

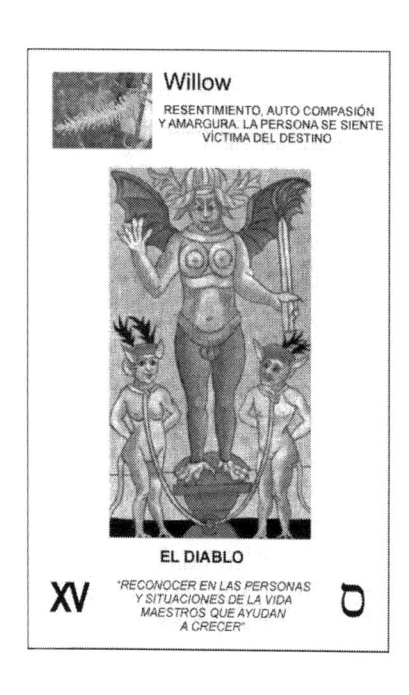

WILLOW

SAUCE

EL DIABLO

*"Has despreciado al diablo
y no se puede olvidar
que un sujeto tan odiado debe ser algo."*
Goethe

Número: XV

Letra: ס Sámaj

Esferas: Tifaret a Hod

Correspondencia corporal: Intestino grueso. Caderas -sobre todo cadera izquierda-. Órganos y función sexual. Todo lo relacionado con la acción de defecar y las heces. Todo lo relacionado con disfunciones del sueño.

WILLOW (Salix vitellina)

"Para quienes han sufrido una adversidad o una desgracia que les resulta difícil de aceptar sin quejas o resentimiento, pues juzgan la vida de acuerdo con el éxito que aporta. Sienten que no han merecido una prueba tan grande, que es injusto, y se vuelven amargados. A menudo ponen menos interés y son menos activos en aquellas cosas de la vida que antes disfrutaban."

E. Bach. *Los Doce Sanadores y otros remedios.*

Palabras clave: Amargura, resentimiento. Mezquindad. Rencor. Pesimismo, negación, egoísmo, tristeza, paranoia. "Víctima del destino". No está dispuesto a dar. Sensación de dar más de lo que se recibe.

EL DIABLO

El Diablo es una entidad creada por Dios para ocuparse de sostener el mundo de la Ilusión. Toda la inteligencia de este *ser -Sombra o Inconsciente Colectivo-* es mantener a toda la colectividad bajo la égida de la Ley General, es decir, bajo la égida del mundo de la ilusión de Maya, el mundo que nos presentan los sentidos. Ese es todo su cometido, y para ello despliega todo un caleidoscopio de imágenes como sugestiones para hacernos entrar en la duda y el miedo.

Ser conscientes de la influencia de todos estos condicionamientos en nuestra vida es el sentido de este arcano; si nuestra personalidad está dormida, podríamos llegar a vivir las experiencias de la vida de Job solo que desde la lectura de la fatalidad, el victimismo y el enfado con Dios. Sin embargo, si abrimos nuestro corazón al Amor, veremos en la actitud de Jesús un modelo a seguir frente a las sugestiones de este mundo: *¡No tentarás al Señor tu Dios!* Así habla el Yo Soy en todos nosotros.

Otra de las características del Diablo es hacernos creer que no existe -siempre actúa desde lo oculto y velado-, y en esta sociedad occidental tan relativista, parecería que el propósito de pasar desapercibido lo está consiguiendo. Los indios navajos ubicaron al Diablo entre sus divinidades, al igual que el hinduismo, de manera que pudieran tener siempre presente esta faceta de Dios. En el Antiguo Testamento, en el Libro de Isaías, Yavé dice: *"Yo soy el Señor, no hay nadie más. Yo formo la luz y creo la oscuridad. Yo hago la paz y creo el mal. Yo, el Señor, creo todas las cosas"* (Isaías 45:7). Esto nos habla de que el Diablo es un ser creado por Dios, y ocupa su lugar y su propósito en esta Creación.

La profundidad del mensaje de la figura central de esta carta es que fue por la intervención de Satán en la historia de la humanidad, que fuimos expulsados del Jardín del Edén por nuestra desobediencia y condenados a una existencia de sufrimiento y dolor; pero también es gracias a este paso por el mundo de los impedimentos, condicionamientos y dudas, que el hombre puede elevarse sobre las partes animales instintivas y llegar a alcanzar el grado ya concedido, desde el nacimiento, de ser hijo de Dios. **Sin libertad de acción, no hay auténtica moralidad.** La elección hecha con libertad nos responsabiliza y nos hace dueños de nuestros actos y nuestra vida.

La personalidad dormida, al atravesar este sendero tienen la tendencia a que, cuando la evidencia de las circunstancias o los recuerdos le llevarían a un replanteamiento de sus postulados, cambia de repente de tema o no recuerda haber dicho aquello que cinco minutos antes había defendido a ultranza. Evitan reconocer cosas, dando argumentos contradictorios, evadiéndose o situándose en una postura agresiva de contraataque, lo que modifica sustancialmente el contexto de la conversación. Son personas que se resisten a que la luz llegue a su conciencia. Esa cerrazón provoca en ellos que cuando las circunstancias son adversas, caigan en un victimismo y un resentimiento ante la vida, como veremos más adelante.

El buscador interior se encuentra, en este sendero, en un momento de muchas dudas. Ha tirado las torres en las que asentaba su imagen propia, ha puesto en duda las estructuras sólidas en las que tenía cimentado su poder personal, y comienza un proceso de oscuridad que se asemeja en su forma a un proceso lunar -de hecho, ambos senderos, El Diablo y La Luna, están relacionados de manera que cuando uno se activa, por resonancia el otro también-. El sendero del Diablo simboliza la Noche Oscura en aspectos racionales y, La Luna, la Noche Oscura en aspectos emocionales. El Diablo, como Príncipe de este Mundo Maya viene a plantearnos la ambigüedad, la duda y el miedo. Este personaje hace aflorar nuestras peores pesadillas; se nos representan nuestras fobias y nuestros recuerdos más angustiosos. La figura de la carta nos pregunta:" ¿Qué es lo que quieres creer? ¿Quieres la libertad? Pues la libertad tiene un precio, y es cara... muy cara".

El sendero del Diablo activa un **RECORDAR** a través de lo simbólico: en nuestra realidad se nos presentan personajes y situaciones que, si no son los mismos que en el pasado nos infringieron algún daño, son similares analógicamente. El inconsciente almacena los recuerdos por similitud, y pone en marcha las dinámicas psíquicas en función de la analogía entre lo que ocurre en el exterior y el contenido interior. Así pues, la acción diabólica provoca sugestiones para hacernos volver a dar las mismas respuestas que en el pasado, y seguir actuando bajo los condicionamientos de la Ley General. El sendero se atraviesa cuando el buscador continúa caminando a pesar de las dudas y los miedos, y no pierde en ningún momento la confianza en que todo lo que está ocurriendo son condicionamientos del pasado que vienen para que les podamos dar una respuesta amorosa.

La acción de recordar a través de lo simbólico hace que la memoria traiga al presente momentos del pasado que vivimos con miedo, angustia y rechazo. Poder traer a nuestro presente de adultos esos recuerdos de forma concreta (Esfera de Hod) es una acción que nos libera de una gran carga. Este es el proceso que luego culminará en el sendero XII de la Recapitulación.

Dicho de otra forma: el sendero del Diablo son momentos en nuestra vida donde se nos presentan circunstancias cíclicas que repetimos una y otra vez y que nos llevan al sufrimiento, al hastío y a la enfermedad. Estas circunstancias se repiten porque hay elementos ocultos que no podemos ver y que nos hacen volver a dar las mismas respuestas y a repetir patrones. Eso es lo que se llaman condicionamientos -así se llama a este arcano en el Tarot de Osho-. Lo positivo de esta circunstancia es que, una vez se despliega la *trama* de la tragedia por parte del Diablo, si nuestra actitud es amorosa para con nosotros mismos y para con los demás, esa vivencia se convierte en un recuerdo que nos trae un material psíquico valiosísimo ya que, al recordarse y concretarse, libera toda la energía vital que estábamos empleando en reprimirlo.

La verdadera respuesta a nuestros miedos reside en nuestro corazón. Los miedos no son malos o buenos, solo son. Vencer al Diablo es vencerse a uno mismo, y esto significa saber que en uno mismo existen tanto todos los condicionamientos, como la Verdad para vencerlos.

EL DIABLO Y WILLOW

> *"Nos han enseñado a creer*
> *que negativo equivale a realista*
> *y positivo equivale a poco realista"*
> Susan Jeffers

"*Piensa mal y acertarás*", dice Willow. La persona resentida es alguien muy atrapado en los recuerdos del pasado, y el pasado se encuentra incluido como material inconsciente, territorio gobernado por el Diablo. El resentido descrito en Willow por el Dr. Bach es aquel que basa su existencia en los resultados que, por supuesto, ni le gustan ni le parecen justos.

Y comencemos por la imagen de lo que se considera justo: ya hemos visto que en la carta del Diablo, éste sostiene una espada sin empuñadura, que le daña y que no puede sostener con la contundencia con la que la sostiene la carta de la Justicia. Además, el Diablo tiene la espada en la parte siniestra, mientras que la Justicia la sostiene en su lado derecho, luminoso, claro y lógico.

Esto habla de que los recuerdos son subjetivos, cargados de emotividad y, en la mayoría de los casos, creados por experiencias regidas por los impulsos y la inconsciencia. Pero, como todo lo diabólico, los recuerdos suelen venir difusos, oscuros, tenues, poco claros, y parciales. Incluso cuando hacemos una regresión hipnótica, el material que aflora es parcial, pues el recuerdo en sí mismo es tomar una parte de nuestra historia y, al sacarla de contexto, se parcializa.

La carta del Diablo aparece como el sendero de la mentira: en el exterior la persona no ve más que mentiras y mentirosos. Todo lo que le dijeron y en lo que creía lo ironiza o ridiculiza; está resentido con los amigos y familiares, ya no cree en nada ni en nadie y todo es una mentira. Desde ese estado pesimista y depresivo la persona se va encerrando cada vez más en sí mismo, dando vueltas sobre los mismos temas, con los mismos argumentos, ya que es incapaz de permitir que entre nueva información.

Está claro que el resentido no está siendo justo, ni con las circunstancias ni consigo mismo. Porque justo es aquel que se hace responsable, primero y principal de sus propios actos y su propia vida y, por muy mal que "nos haya tratado la vida", lo único real es el presente y la posibilidad de redención es siempre, aquí y ahora.

El resentido pone escusas en el afuera. Esa es otra de las características de la carta del Diablo: "separar". Al igual que el inconsciente almacena separando en carpetas, el resentido Willow se separa del exterior, creyendo que es algo diferente a sus circunstancias. En vez de erigirse en el protagonista de su propia vida (el Mago), se establece en víctima de las circunstancias, bajo la égida del Príncipe de este mundo, y a partir de ahí delega su libertad a un destino ya fijado de infortunio donde él o ella no han tenido nada que decir.

En estado Willow negativo sentimos nuestro alrededor como condicionamientos y limitaciones frente a nuestras propias metas. Sentimos que la sociedad es injusta, que el alrededor es egoísta, que en el trabajo no se nos valora lo suficiente, que los hijos son siempre requirientes, que la pareja me come terreno y se recuesta en la relación, que mis padres no paran de exigirme, que los impuestos son cada vez más elevados, etc.

El conflicto del resentido siempre tiene que ver con el dar: lo que da y lo que recibe a cambio. Lo que él ha dado y lo que dan los demás. Esa vara de justicia propia es la que le lleva, a la corta o a la larga, a generar ese estado de resentimiento hacia el mundo entero. Y es que, quizá en la infancia, la juventud o la madurez temprana, Willow fue en realidad alguien que dio a manos llenas, pero que no recibió a cambio al mismo nivel - sobre todo cuando se esperaba que la respuesta fuera de la misma naturaleza o viniera por parte de la misma persona a la que se le dio-. Y no estamos sólo hablando de dinero o cosas materiales; estamos hablando también de positividad, atención, cariño, valoración, ánimo, buenas ideas, impulso, ganas de sacar proyectos adelante, y un largo etcétera de cuestiones que uno pone en una situación y que, aun cuando no son tangibles, no por ello no son valiosísimas.

Por ello hay que saber vislumbrar en la actitud de Willow negativo no sólo a aquel que puso una cantidad y no se le devolvió en la misma mesura, sino a alguien que propuso al entorno situaciones que el entorno no supo apreciar o valorar. Es por ello que a la larga la persona se separa y se aísla, al no sentirse reconocido en su acción de ofrecer.

También vemos en el resentido a alguien que da con rabia: patrones familiares y sociales le obligan a dar, a pesar de no querer hacerlo; por ello no importa lo que el entorno le ofrezca a cambio, nunca va a satisfacer lo que él tuvo que dar con tanto esfuerzo y sacrificio, sobre todo porque fue a pesar de su voluntad.

Willow ayuda a descongestionar este estado de pesimismo, rabia y parálisis. En palabras de M. Scheffe: "el estado Willow transformado ayuda a la persona a asumir la plena responsabilidad por el propio destino. La persona reconoce y acepta los nexos entre su forma de pensar y los acontecimientos exteriores. Sabe que por la ley "así como es por dentro, así son las cosas fuera" puede atraer lo positivo o lo negativo y trabaja conscientemente con este principio. Se convierte de "víctima" en "dueño" de su propio destino". Eso es vencer al Diablo.

Willow apela a la libertad del individuo, y esta es la lección última de la carta del Diablo. Por la existencia del Diablo salimos del Paraíso Terrenal, ese al que se aferra Willow con su actitud resentida. Pero por esa salida nos convertimos en hombres y mujeres dueños de nuestro destino. Comimos del Árbol del Conocimiento del Bien y del Mal, capaces de erigirnos por encima de nuestros instintos y condición animales, y ser libres. Es más, en Gnosis se propone la imagen muy antigua de que el Diablo se entristece si el hijo de Dios no le opone resistencia.

Willow es una persona que pone toda su fe en el juicio que emite del exterior. Todo es en realidad tal y como está sucediendo en el afuera -y como él lo está viviendo y juzgando-. El verdadero salto consiste en tomar conciencia que **somos los creadores de nuestra propia realidad**. Willow permite a la persona recordar que es uno mismo el que elije sus pensamientos, y es dueño y señor de su propia mente. Esto presenta a la persona un panorama diferente, ya que no es el exterior el problema, sino *cómo* estamos percibiendo ese exterior.

En un primer momento la esencia Willow nos impulsa a **dejar de quejarnos**. La queja aparece a los ojos del buscador como un vicio terrible que debe ser erradicado de su habla. Así comienza a acechar todos los momentos en los que entra en ese estado de confluencia, y toma conciencia con estupor, que se pasa el día quejándose. Cuando la persona anula su acción continua de queja, deja de volcar negatividad a su propia vida, y permite que pensamientos y emociones comiencen a calmarse y relajarse.

Gracias a este estado más calmado, Willow ayuda en un siguiente estadio a la persona a decir que no cuando no quiere dar aquello que el patrón le está marcando que debe dar. **Es por ello una esencia de ayuda inestimable para la condescendencia y la procastrinación.** Willow ayuda a decir NO cuando no queremos dar algo, sin que ello nos lleve a la culpa. Al tener la psique más descongestionada, la persona ve con claridad y esto le otorga la fuerza para poder negarse a dar aquello que no quiere dar, y contener las emociones que sobrevienen a dicha negativa, tanto por su parte como por parte del entorno. Esa capacidad de tomar nuestras propias decisiones y escuchar a nuestro corazón es un acto de infinita libertad y de liberación de muchísima tensión inconsciente.

En la medida que el resentido comienza a rescatarse a sí mismo al permitirse decir que no y no sentirse culpable o decir que si y no sentir miedo, todo un proceso de descongestión emocional comienza a desarrollarse en cascada, de manera que de forma inexorable, la gran coraza que aislaba el corazón de la persona comienza a desmoronarse y, bajo todas esas ruinas, aparece la faz del Niño Interior.

Willow genera, gracias a esa descongestión psico-emocional, un estado de apertura energética que permite el acceso a una conciencia más amplia que percibe una realidad más grande: una realidad desde los ojos del corazón. Aparecen recuerdos que nos redimensionan la experiencia que estamos viviendo, y el recordar con más claridad hace que comencemos a replantear el valor de nuestros antiguos juicios.

La consecuencia de esta nueva luz es DARSE CUENTA que las cosas no son como aparentaban, sino que, de alguna manera, eran una ilusión. Y ese recordar con claridad es posible gracias a la tolerancia al error, acto amoroso con nosotros mismos y con los demás. La persona tolera y se tolera, perdona y se perdona, comprende y se comprende.

La esencia floral imprime la fuerza para salir de nuestro propio estado psicológico negativo, al tomar conciencia de que somos nosotros mismos los que elegimos, libremente, si queremos seguir sufriendo o no. Desde ahí, la persona encuentra la paz interior para no dejarse avasallar por los pensamientos negativos que le asaltan y le sitian, y puede comenzar a darse a sí mismo otro tipo de respuestas.

WALNUT

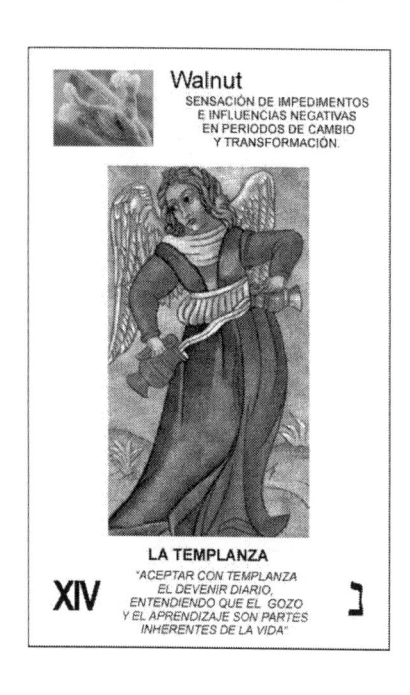

NOGAL

LA TEMPLANZA

*"Cada brizna de hierba
tiene su Ángel que se
inclina sobre ella
y le susurra:"crece, crece".*
Talmud

LA TEMPLANZA
"ACEPTAR CON TEMPLANZA EL DEVENIR DIARIO, ENTENDIENDO QUE EL GOZO Y EL APRENDIZAJE SON PARTES INHERENTES DE LA VIDA"

XIV

Walnut
SENSACIÓN DE IMPEDIMENTOS E INFLUENCIAS NEGATIVAS EN PERIODOS DE CAMBIO Y TRANSFORMACIÓN.

Numero: XIV

Letra: נ ן Nun

Esferas: Tifaret a Yesod

Correspondencia corporal: Estómago, zona abdominal, perineo, todos los líquidos contenidos en el abdomen. Próstata, útero. Vertebras lumbares, cóccix. Hara. Ombligo.

WALNUT (Junglans regia)

"Para los que tienen ideales y ambiciones bien definidos en la vida y los están llevando a cabo, pero que en algunas ocasiones se ven tentados a apartarse de sus propias ideas, propósitos y trabajo llevados por el entusiasmo, las convicciones o las sólidas opiniones de los demás. El remedio brinda constancia y protección frente a influencias externas".

E. Bach. *Los doce sanadores y otros remedios.*

Palabras clave: Inseguridad, facilidad para dejarse influir e indecisión durante decisivas fases de un nuevo comienzo en la vida. "La flor que procura la apertura".

LA TEMPLANZA

La Templanza habla de un encuentro entre dos extremos -y no dos iguales, como en la carta del Sol-. Aquí los opuestos se juntan para crear un punto de encuentro. Como todo equilibrio, es inestable, y así lo simboliza el elemento Agua que rige esta carta (signo del Zodiaco Acuario). El Agua que disuelve las viejas costumbres y los lazos del pasado, anunciando la liberación del mundo fenomenológico de la realidad, tal y como nos la presentan los sentidos corporales.

Dos elementos opuestos como son el fuego y el agua no pueden enfrentarse súbitamente: podría acabar en una ebullición incontrolada de todas las emociones, o tal vez la llama del Espíritu se apagara en nosotros por una oleada fría del inconsciente. Así pues, para hacer posible este encuentro es necesaria la participación de un ser angélico, un árbitro, alguien fuera del terreno de contienda que abarque ambas naturalezas y sea imparcial. Por eso la figura de esta carta es un ángel alado que indica que su naturaleza está por encima de lo humano, y lo que en la carta ocurre está en el plano de lo numinoso e inconsciente. Además, la flor en la frente (tercer ojo) simboliza que la acción se realiza desde nuestros planos superiores de conciencia y regida por nuestra Inteligencia Superior.

Para entender la importancia de la acción de la Templanza, hay que ver la posición del sendero en el Árbol: une las esferas de Tifaret -el Corazón- y Yesod -esfera de la Luna y la Ilusión-, es decir, es el **PUENTE**, el paso de unión real entre dos dimensiones del ser humano: la dimensión de la personalidad y la dimensión del Amor. Cada dimensión tiene su orden de leyes, y el paso de una a otra, también llamado **Salto Cuántico**, ocurre por lo que en ciencia se denomina **diferencia de potencial**. Hay una diferencia de energía en las jarras que sostiene el Ángel, y esa diferencia hace que la energía salte, fluya de arriba -mayor potencial- a abajo -menor potencial-. Esta es la acción por la que el mundo espiritual desciende a la materia y puede ir transformando e iluminando la personalidad.

Cuando somos niños inocentes e ignorantes, así como ante las personas *sencillas*, la acción de este sendero sigue siendo la del Ángel de la Guarda, es decir, que existen momentos de intervención divina donde las cosas se resuelven por *arte de magia* o *porque tenemos un ángel a nuestro lado*. Sería ver la dirección del agua fluyendo de arriba abajo, sin que la persona haga un esfuerzo consciente por ello. Sin embargo, en la medida que nos hacemos adultos, y tomamos la suerte en nuestras manos, debemos empezar a ver la acción del salto de agua en sentido ascendente, esto es, que por un esfuerzo consciente, continuado y voluntario, la persona se abre a recibir una energía más sutil que venga a trasformar su personalidad. En palabras de Jesús: *"Pedid, y se os dará; buscad, y hallaréis; llamad, y se os abrirá. Porque todo el que pide, recibe; y el que busca, halla; y al que llama, se le abrirá."* (Mt 7:7-8). Estas palabras hablan de la actitud consciente y voluntaria de llamar a la puerta, de pedir al cielo, de abrirse a que las cosas se trasformen y sean de otra manera a como siempre han sido.

La carta de la Templanza se relaciona con la humildad, pues solo el que es humilde y baja la cabeza ante lo Insondable, toma conciencia de sus límites y abre la puerta a lo superior: reconocemos con humildad que solo con la Gracia que viene desde nuestros planos superiores de conciencia podemos desembarazarnos del engaño y la ilusión del Mixtus Orbis en el que todos estamos inmersos. Es sólo gracias a la intervención de nuestra divinidad que podemos atravesar el sendero del Diablo y entrar en una etapa de confianza en algo más grande, de adaptabilidad a las circunstancias y de reconocimiento de nuestros límites. Las jarras simbolizan recipientes que contienen. Todo recipiente habla de límites.

Otra imagen asociada a La Templanza es la de la flexibilidad: alejarse de los extremos, ponderar las cosas, adaptabilidad y aceptación de la transitoriedad. Aceptación de los fallos del otro y los propios fallos.

También habla de la Noche Oscura del Alma en los aspectos devocionales, ya que habla de momentos en los que aparece una sensación de vacío interior, y necesitamos volver a creer en lo numinoso, en lo milagroso, en la intervención del Espíritu en la materia, en el Plan de Dios para la humanidad.

Cuando la persona no ha comenzado un proceso de búsqueda interior, este sendero es vivido como momentos de vacío y desconcierto. Facetas del ego se están derrumbando pero la persona sólo alcanza a sentir que algo está pasando y no se sabe bien qué es. Esa incapacidad de poner nombre al proceso todavía angustia más a la persona, que tiende a buscar ayuda externa que, según sus creencias, podrá ser desde un vidente, un oráculo, un médium o una consulta de corte más psicológico, ya que no hay explicación lógica a las sensaciones que está viviendo. Son momentos de **mucha desorientación y sensación de vacío vital.** Hay mucha gente que lo refiere como que alguien o algo le estuviera "chupando" la energía. Hay que ser prudentes en este momento del tránsito vital de a quien le abrimos la puerta de nuestra aura, ya que la Torre genera un vaciado de estructuras para crear esa diferencia de potencial que propicia que la energía amorosa descienda a la personalidad. Pero, si no estamos en un camino de búsqueda interior, y abiertos a la trascendencia, son momentos donde podemos ser vampirizados energéticamente y ser utilizados por alguna entidad que se aloja en nosotros y nos utiliza como médiums. En estos casos la gran protección es la humildad. Ser humildes nos abre el corazón y la Luz del Amor expulsa cualquier sombra que quiera alojarse en nuestro ser.

La persona que está en el camino del despertar vive este momento como un tránsito de confianza en Dios. Pide ayuda, abre su corazón y vive las circunstancias que le están aconteciendo tras la caída de Torre no con angustia sino con la Templanza de saber que todo tiene un sentido. El fondo verde de la carta hablaría de este punto de vacío y noche oscura en aspectos devocionales, ya que el verde simboliza las sensaciones que provienen del mundo exterior. Aquí el mensaje es que, a pesar de los acontecimientos externos, nuestro ser alado se vuelca hacia una acción interior en la que pone toda su atención, prestando oídos sólo a su "sexto sentido", a su *Anja*, a su tercer ojo, a su flor en la frente -visión y escucha amplificada-. Volvemos a ver en este ser alado la misma actitud de concentración que veíamos en la Dama de la carta de La Estrella: su ensimismamiento en realidad es la clave del tránsito en esta etapa. A pesar de que en el afuera todo se derrumba, y que la salida del sendero del Diablo viene a recordarnos que en realidad somos los únicos responsables a *culpar* de nuestra actual situación, el centramiento interior, la mirada profunda y la confianza en la Vida es lo que nos permitirán en este momento atravesar las circunstancias sin desequilibrarnos hacia un extremo.

LA TEMPLANZA Y WALNUT:

"No puedes andar por el camino
antes de convertirte en el propio Camino"
Gautama Buda

En la descripción de Walnut, Bach habla de los momentos en los que, a pesar incluso de tener claro nuestro cometido y nuestros límites, nos dejamos influenciar por los demás, y dejamos nuestro cometido para realizar aquello que nos han dicho o aconsejado desde el exterior, desviándonos del camino y perdiendo un precioso tiempo. Se describe así un aspecto de adaptación, flexibilidad y escucha propios de la Templanza, solo que en un estado en el que la persona se perjudica a sí misma, por un falso concepto de humildad.

La esencia Walnut otorga protección frente a las influencias externas, ya que propone siempre dos puntos: el del otro y el mío, el del Corazón y

Walnut-La Templanza

la Personalidad. Reconocer con humildad que los dones y proyectos de los demás son válidos y útiles, al tiempo que saber que nuestro camino es válido, necesario y lleno de sabiduría.

En el estado Walnut distorsionado, la persona pasa de ser humilde a humillarse, de forma que infravalora lo suyo frente a lo de los demás, y permite que la influencia externa le desvíe de su camino. La esencia Walnut y el arcano se representan, son una **protección angélica** en momentos de debilidad y vulnerabilidad, simbolizando la intervención divina a través de la Gracia.

La esencia floral es útil en momentos de huida del vacío y la inseguridad interior que la persona está viviendo -Noche Oscura devocional-, ya que la personalidad viene de una gran caída de torres y estructuras que consideraba sólidas, y se encuentra tambaleante e insegura. Además, el Diablo que ha presentado sus peores pesadillas y sus dudas más profundas, a las que ha tenido que dar respuesta desde sí mismo. Todo ello hace que la persona se sienta desorientada, vulnerable, insegura y sensible como si algo en ella estuviera "abierto".

Cuando la persona está en estado Walnut negativo, tiene la tendencia a la búsqueda **obsesiva** de gurús, guías espirituales, terapeutas, videntes, oráculos, consultas de tarot, médiums, etc.; indicar en este punto que existen personas extraordinarias que han venido a ser una luz y una guía en momentos de tránsito de la persona, y es muy loable su trabajo. Lo que queremos hacer notar es la actitud obsesiva y angustiosa de la persona en estado Walnut negativo que suele consultar uno tras otro a varios profesionales en busca de una respuesta que, por su propio estado de desorientación, aunque se lo digan varias veces o desde diferentes puntos de vista, no puede reconocer el mensaje que le está llegando.

Esa búsqueda de guías espirituales, esa apertura a influencias externas, ese dejar nuestro camino para guiarnos por las sugerencias de otros, y un largo etcétera de circunstancias holográficas a la descripción que hace el Dr. Bach de Walnut, son propias del momento que se transita de forma ciega La Templanza. Pero ese estadio es necesario para poder crecer, ya que nadie puede caminar lo que nos ha sido dado como misión personal. Esa misión pide constancia y capacidad de adaptarse a las circunstancias: alternar empeño y flexibilidad, severidad y adaptación. Ahí aparece la actitud de la Templanza, simbolizando ambos extremos de la acción del buscador. La flor nos imprime perseverancia, confianza en nuestra voz interior y capacidad de adaptación a circunstancias a veces muy exigentes y requirientes desde el exterior. La esencia nos reconecta con la Templanza, con la actitud de humildad, de saber que es poco a poco, a través de mucho amasar, de mucho templar, que se forja una voluntad de hierro inquebrantable.

También se asocian a este sendero XIV todas aquellas personas que buscan respuestas en la conexión con seres de otros planos como espiritistas y médiums. Se pretende, a través de la canalización de estas entidades, obtener información de otros planos de existencia del consultante. Advertir aquí primero que la única verdad que puede llenarnos es la que reside en el corazón de cada ser humano. Esta verdad es única e intransferible, y solo Dios y la persona la conocen. Es por ello que cualquier consejo, lectura espiritual o mensaje que nos pudiera llegar del "más allá", nunca va a ser completo, ya que esto trasgrede la ley del libre albedrío. Además, poner nuestro cuerpo y nuestra alma al servicio de otras entidades es una actitud imprudente y peligrosa, ya que sólo aquel que tenga un ego alineado al Yo Soy podría recibir en sí a otra entidad y no dejarse influenciar por su energía. En este sentido, la esencia floral Walnut protege a la persona si está realizando algún tipo de práctica consultiva, al tiempo que le infunde la actitud de mirada hacia el interior que describimos en la mirada del ángel de la carta.

A través de la descripción de Walnut se profundiza en la comprensión del significado de la Templanza como parte del Sendero de la Flecha: si en el momento en que el buscador transita esta circunstancia vital toma consciencia de la situación y sostiene la sensación de vacío sin salir corriendo a buscar el primer consejo que aparezca, su personalidad es inundada por la luz de su propia verdad, de su verdadera Voz Interior -que llega al Corazón desde el sendero de La Sacerdotisa-. Esa voz interior, que desde el plano de la personalidad aparece como algo numinoso, fantástico o propio de la intervención de un ángel mensajero, es en realidad nuestro propio corazón hablándonos. Y esa respuesta es la única respuesta válida que nos llena, nos sirve y, sobre todo, nos da PAZ.

Walnut permite pasar de la humillación a la humildad, expresando así flexibilidad, comprensión, apertura y confianza. Walnut otorga perseverancia y escucha interior, calma y tolerancia respecto a los ritmos, todo ello virtudes que el buscador guardará en su corazón como herramientas imprescindibles en su viaje hacia el encuentro de su verdadera identidad.

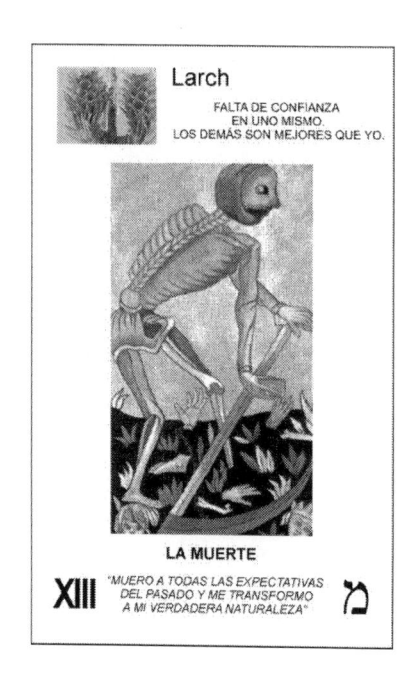

LARCH
ALECE
LA MUERTE

*"Mientras no mueras
y resucites de nuevo,
Eres un desconocido
para la oscura tierra."*
Goethe

Número: XIII

Letra: מ Mem

Esferas: Tifaret a Netzaj.

Correspondencia corporal: Columna vertebral, sobre todo la zona lumbar. Caderas. Los huesos. Sacro y cóccix. Vesícula biliar.

LARCH (Larix decidua)

"Para aquellos que no se consideran a sí mismos tan buenos o tan capaces como aquellos que están a su alrededor. Aquellos que tienen expectativa de fracaso o sienten que nunca tendrán éxito de forma que, en consecuencia, no se atreven a hacer un esfuerzo lo suficientemente poderoso como para conseguirlo."

E. Bach. *Los Doce Sanadores y otros remedios*

Palabras Clave: Sentimiento de inferioridad. Anticipo al fracaso. Pasividad, desvalorización y sentimiento de incapacidad. Poca voluntad, debilidad, pesimismo, resignación, impotencia, frigidez, discapacidad, miedo, frustración, depresión, inseguridad y problemas de estudio.

LA MUERTE

El arquetipo de la Muerte es, desde algún punto, sencillo de apresar, ya que todos sabemos a lo que se refiere y lo que la Dama Negra simboliza: el final de algo. Con la Muerte aparece la idea de cambio y transmutación: lo que era ya no será nunca más así. La transformación es concisa y ya no hay marcha atrás: cuando alguien se muere, se muere; cuando algo se quema, se quema.

Por el otro lado La Muerte, que también desmiembra y divide las partes del cuerpo, haciéndolo pedazos con su guadaña roja, color propio de la severidad y restricción geburádica, nos habla de que hay un ciclo que ha llegado a su fin de una forma absoluta e innegociable. La guadaña se relaciona con Saturno o Chronos, dios del Tiempo, aquel que dicta la duración de los ciclos y el final de las etapas: cuando es tiempo de cosecha y cuando es tiempo de descomposición.

La Muerte es un sendero duro de aceptar. A pesar de saber que cambiamos cosas para bien, lo viejo nos cuesta dejarlo: la casa de nuestros padres, nuestro grupo de amigos, cambios de trabajo, relaciones, nuestro pueblo, etc. Otro símbolo de su dureza es el numero que tiene asignado, el trece, que en nuestra cultura simboliza malos augurios y mala suerte. Hay doce horas en el día, doce Apóstoles, doce signos del Zodiaco, y doce meses en el año. El trece nunca es bienvenido.

La Muerte se ha asociado siempre al acto del Perdón. La palabra PERDON se puede analizar como PI (Espíritu) en DON, el EL DON DEL ESPÍRITU. Y ¿Cuál es el Don del Espíritu?: poder habitar en la materia e iluminarla. El Cristo se sacrificó por todos nosotros para obtener el perdón del Pecado Original para toda la humanidad. El perdón significa también una disolución, un "hacer pedazos algo", una eliminación, desatar nudos, un soltar algo para siempre, producir un cambio tan sustancial que nunca más las cosas vuelvan a ser como fueron.

La Muerte viene a simbolizar aquel momento en que uno se siente "hecho pedazos", diseminado, con la vieja personalidad tan mutilada que casi es irreconocible. Edward Edinger plantea en su libro Ego y Arquetipo: *"La desmembración se puede entender psicológicamente como un proceso de transformación que divide un contenido de origen inconsciente para conseguir su asimilación consciente"*.

Así pues vemos que la acción de La Muerte en la escalera que sube al corazón es la de, de alguna manera, dividir, separar y disolver las partes

DE UNO MISMO. A diferencia del Diablo, aquí la persona es el centro de su propia separación, y siente que se desmiembra, que algo se le va, se le arranca, se pierde para siempre. Esa acción de separación hace que las partes sean asimiladas con mayor facilidad -como en la digestión de los alimentos-. Este desmoronamiento hace que los fragmentos presenten mayor superficie que el montículo entero, y al exponer mayor superficie a la luz y el oxígeno (prana-energía) puede producirse la transformación (reacción química), que de otra manera sería imposible.

Hay procesos de muerte cotidiana que a todos nos cuesta aceptar, pero que atravesamos ya que nuestra psique los tiene codificados como un proceso natural de la vida: cada día que termina, las estaciones que se van o los años que pasan. El final de un año o una etapa escolar, el final de una carrera universitaria, el final de un viaje, el final de unas vacaciones o unas fiestas locales, el final de un espectáculo o una película, el final de una serie de televisión, el final de una apasionante novela e infinidad de finales que, de forma cotidiana, nos indican que nada es eterno en la dimensión de la materia. Estos finales son aceptados con mayor o menor dificultad: en otoño es cuando mayor número de brotes depresivos se producen, fruto de la incapacidad de afrontar otro año de trabajo, menos horas de luz, el duro invierno y muchos meses antes de que vuelvan a llegar las vacaciones estivales. Los finales de ciclo suelen ser momentos duros y áridos para la persona.

Pero, más allá de las circunstancias naturales de muerte y final, existen en la personalidad dormida partes de su psique donde hay experiencias, relaciones y recuerdos que deberían morir y no mueren. La mayoría de este material reside en el inconsciente -tierra negra que se muestra en la carta-, y la persona solo siente una profunda rabia, o incluso odio y venganza.

La rabia y el odio -forma extrema de rabia- son emociones muy apegantes. Es tal su capacidad de impregnación que la persona que odia puede morir en su cuerpo físico y seguir atado a la situación de odio en su tránsito etéreo. Esto es lo que se llama purgatorio o infierno.

La rabia, el odio y la venganza son emociones que sostenemos durante años hasta que, a través de la acción de esta Dama Negra (desmembramiento), se propone a la persona la posibilidad de vivir la acción del PERDÓN (Pi er Don, el gran Don del EsPIritu), y morir a todas esas emociones apegantes que sólo nos traen sufrimiento y enfermedad.

Mientras la persona está dormida continuará atrapada en situaciones de rabia y odio, que le atarán por decenas de años y vidas enteras, con el consiguiente precio de enfermedades, desgracias y mucho dolor.

El buscador se entrega a esta energía de disolución de sí, dejando que el rio de la Vida, a través de la acción de la Dama Pálida, se lleve todo aquello que no es real, que no es suyo, dejando sólo los huesos, la identidad básica del ser. Al conocer esta etapa e identificarla cuando llega, la Muerte deja de convertirse en una enemiga, para ser abrazada como una aliada en el camino de vuelta a casa, ayudándonos a dejar marchar de nuestra vida todo aquello que ya no nos sirve.

LA MUERTE Y LARCH:

"Dentro de ti hay un artista que desconoces
Di sí con rapidez si lo sabes, si lo has sabido
desde el principio del Universo"
Jalai Ud-din Rumi

Incluso cuando nacemos, estamos muriendo. El feto muere a su etapa uterina (marina) para nacer al mundo de la atmósfera gaseosa.
El niño tiene que morir a ser niño, para poder ser adulto. Cada fase del crecimiento (transmutación) del ser humano es una muerte, que de forma inefable nos llega a todos, pues estar vivo significa entrar el ciclo de la vida y sus etapas de bebe-niño-adolescencia-juventud-adulto-madurez y senectud.

Parecería que el sujeto que describe Bach en Larch no quiere crecer. Como si de un niño pequeño se tratara, que se cree incapaz de lo que su etapa vital le propone, el sujeto Larch se acantona detrás de un "no puedo, esto me supera". Ahí viene la primera clave de donde está atrapada la psique: lo que en realidad no se quiere abandonar es un estado de sí en el que no se le exigía, no se le pedía "tanto". La personalidad Larch se posiciona en la **autocomplacencia**, diciéndose a sí mismo que es incapaz de realizar aquello que la vida le propone: crecer; e incluso cae en la comparación con el entorno.

En el techo del mundo encontramos los dos extremos: por un lado aparece El Diablo y su equivalencia con Willow, el que se lo merece todo y el que está enfadado con el mundo. En el otro extremo aparece La Muerte, con el que no se merece nada, no sirve para nada y casi que haría mejor retirándose por el foro y desapareciendo de la escena. Ese querer desaparecer de la escena también es un extremo descrito en patologías Larch, de tendencias al suicidio.

Esa actitud de no valer, tal y como estamos viendo, encierra en realidad una gran dosis de importancia personal, o dicho de otra manera, orgullo egóico. La timidez aparece porque hay demasiadas cosas que defender, y hay una hipersensibilidad a la crítica y a las influencias externas. La Muerte es una buena consejera, como diría el Don Juan de Castaneda: *"Cuando uno no tiene nada que perder, se vuelve valiente. Sólo somos tímidos mientras nos queda algo a lo que aferrarnos"*.

La Muerte nos redimensiona el tiempo y nos saca de nuestra autocomplacencia. Volviendo a Castaneda:"No hay manera de librarse de la autocomplacencia de una vez por todas. Tiene un papel y un lugar definidos en nuestras vidas, una fachada definida y reconocible. Así, cada vez que se presenta la ocasión, la fachada de la autocompasión se activa. Tiene una historia. Pero si uno cambia la fachada, cambia su lugar de prominencia. Las fachadas se cambian modificando los elementos que las componen. La autocompasión resulta útil a quien se siente importante y merecedor de mejores condiciones y de mejor trato, o bien a quien no quiere hacerse responsable de los actos que lo condujeron al estado que suscitó su autocompasión".

En el texto descubrimos que la única salida a la autocomplacencia es la disolución de la máscara, de la fachada, de la personalidad. Esta disolución nos lleva de nuevo a la Muerte. Esa fachada, sostenida desde el "no puedo", evita, en el fondo, tener que enfrentarse a estar vivo. Todos hemos tenido experiencias de amigos, familiares, vecinos, colegas, etc., que en el curso de una conversación han comenzado con su diálogo de "no puedo" y "para qué, si voy a fracasar". Ha dado lo mismo lo que hayamos dicho, el ánimo que les hayamos querido trasmitir, e incluso la ayuda que les pudiéramos brindar, el estancamiento y la pasividad preconizando el fracaso acaban con cualquier voluntarioso bienintencionado.

Por ello, la actitud del guerrero de Don Juan viene en estos momentos de tanta tristeza y pesimismo, a cortar cual bisturí fino toda la importancia personal del sujeto. Y ese bisturí es la misma hoja que trae la guadaña de La Muerte: quiera o no el sujeto, ha llegado la hora del tránsito de la disolución. Si está dormido, ocurrirán cosas en el afuera que le obligarán, de alguna manera, a tener que lanzarse a la vida y tener que probarse a sí mismo. Si no es muy consciente, se vivirán como verdaderas noches oscuras, donde nuestros peores miedos aparecerán para hacernos creer que no hay salida, y que incluso la mejor de las soluciones sería desaparecer. Es ahí donde el Dr. Bach define el estado Larch negativo, como aquel que lo ve todo negativo y se define incapaz de afrontar la situación que la vida le está presentando.

¿Por qué el patrón Larch anticipa el fracaso? Porque el autocomplaciente cree que tiene todo el tiempo del mundo. Pero la postergación de transitar la Muerte no significa que la Muerte no venga a visitarnos, como vimos en el cuento de Samarra. Cuando la persona se encuentra transitando el sendero de La Muerte (XIII) pero su personalidad sigue cargada de condicionamientos, patrones y apegos a su máscara, no suelta, no disuelve y no muere, vive la visita de la Dama Negra como un infierno. Esta actitud, prolongada en el tiempo genera en la persona una baja autoestima y tendencia a anticipación al fracaso, complejo que le lleva a la descripción de Larch.

Nosotros observamos en la esencia Larch tres estadios de acción consecutivos.

Larch, en un primer momento, paraliza en la psique toda tendencia a anticipar el posible fracaso, y evita así que la persona entre en el círculo vicioso de angustia preconizada. Silenciar la mente y no permitir esa anticipación es ya una primera transformación de la máscara.

Si se sigue adelante con la toma de la esencia Larch, y la persona disuelve esa dinámica de anticipación de fracaso, pasa a una segunda etapa de la acción, donde comienza un proceso de verdadero perdón y desapego. La esencia trasmite a la persona la sabiduría de que no tenemos tiempo, y que lo único real es el presente. Esta acción sería como *una bofetada de realidad*, como darse cuenta de repente de todo lo que estamos dejando pasar y lo que no estamos viviendo. Larch ayuda a activar la Muerte como consejera.

En un tercer momento, Larch inunda a la persona de tolerancia y perdón por sus posibles errores, trasformando la sensación de fracaso en la comprensión de que la experiencia siempre es una lección inestimable en la construcción del Hombre Nuevo.

El sentimiento de impotencia y minusvalía de Larch también aparece en la época en la que los niños terminan una etapa escolar primaria y pasan a la secundaria, así como adolescentes que terminan su etapa como escolares para pasar a la universidad; también aquellos jóvenes que se enfrentan por primera vez a un trabajo o parejas ante su primer embarazo. La sensación de impotencia también se plantea cuando fallece un familiar a cuyo cargo estaba la familia, o se jubila un encargado que manejaba con maestría un sector de la empresa. En todos estos casos, Larch es un remedio floral excelente para el tránsito del alma, siendo que propone a la persona un proceso de trasformación interior, y una aceptación de que es capaz de aportar a su vida situaciones que le harán sentirse pleno y feliz.

WHITE CHESTNUT
CASTAÑO BLANCO
EL COLGADO

*"La quietud en la quietud no
es verdadera quietud.
Sólo cuando haya quietud
en movimiento
podrá hacerse presente
el ritmo espiritual
que inunda el cielo y la tierra".
Tsál-ken t'an*

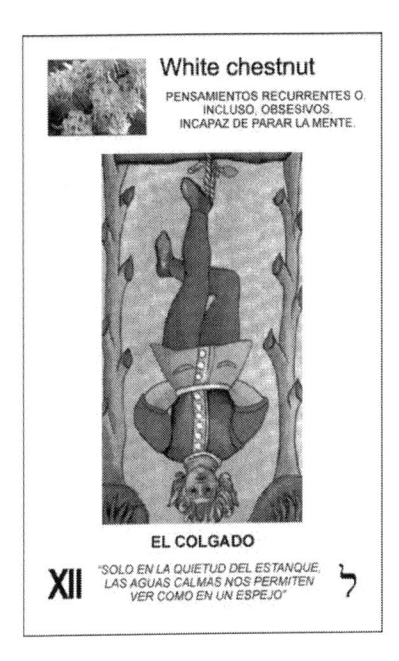

Número: XII
Letra: ל Lamed
Esferas: Geburah a Hod.
Correspondencia corporal: Estómago. Riñón izquierdo. Mano y costado izquierdo. Zona abdominal alta. Proceso digestivo estomacal y del intestino delgado. Vómitos, malas digestiones, cesáreas y partos lentos. Parálisis. Accidentes que nos llevan a la inmovilidad.

WHITE CHESTNUT (Aesculus hippocastanum)

"Para quienes no pueden evitar que penetren en su mente pensamientos, ideas o razonamientos que no desean. Esto suele pasar en momentos en los que el interés por el presente no es lo bastante fuerte para ocupar totalmente la mente. Son ideas que preocupan y persisten o si se desechan por un momento, regresarán. Parecen dar vueltas y más vueltas, y causan tortura mental. La presencia de tales pensamientos desagradables quita la paz e interfiere con la capacidad de concentrarse en el trabajo o en el placer cotidiano".

E. Bach. Los Doce Sanadores y otros remedios.

Palabras Clave: Pensamientos persistentes indeseados. Diálogo interno torturante. Obsesión. Disco rayado. Ideas recurrentes.

EL COLGADO

La carta muestra un momento de quietud, de paciencia, de silencio y vaciado, de inactividad, de imposibilidad, de espera; también de estar desconcertado, de que todo está "patas arriba", dado vuelta, del revés. La mirada del Colgado es serena, a pesar de su situación. Parecería haber aceptado de forma voluntaria esa postura, o al menos, tener la conciencia muy tranquila ya que, más que un castigo, parecería una experiencia elegida y aceptada. En la antigüedad el castigo a los traidores y los ladrones era colgarlos boca abajo y apalearlos. Esto tenía sentido ya que al colgarlos, todas las monedas y objetos robados caían al suelo inevitablemente. Y ahí es donde viene la primera clave que nos trae la carta: hay un momento en que necesitamos ver tesoros que tenemos escondidos en el fondo de la psique, recuperar conceptos y visiones que habíamos apartado como inútiles o incluso erróneas. De hecho, el cabello azul claro simboliza revitalización del mundo de las ideas a través de su paso por el abismo (inconsciente).

La posición entre los dos árboles y la viga nos recuerdan a un ataúd, y simboliza el tránsito que se está produciendo entre La Muerte atravesada y el nivel de Gran Mago (Hijo de Dios), que le corresponde por nacimiento. Y quien le acoge en este periodo de gestación es la Madre Tierra. Los árboles podados simbolizan castración del ego, lo cual hablaría de la inacción y quietud, paso necesario en una gestación y para que rebrote la planta con nueva fuerza y vitalidad.

La siguiente clave de la carta viene por la postura de estar del revés, colgado, girado. En el Taoísmo y en el Yoga se proponen varias posturas invertidas (Shirshasanas), que ellos consideran básicos, pues permiten a la esencia vital del semen acceder al cerebro y poder iluminarse. El poner las cosas del revés hace que tengamos otro punto de vista: lo de arriba es abajo y lo de abajo, arriba. Darle la vuelta a las cosas, mirarlas desde otro lado ¿qué otro lado? El Colgado nos sugiere que nuestros pies nos rijan cual cabeza, y que nuestros pensamientos se enraícen en la tierra. Eso habla de un aterrizar y de que, paradójicamente, cuanto más arriba quieres ir, más abajo debes estar dispuesto a llegar. Esto es un koan. Cuanta mayor voluntad de desarrollo espiritual, más enraizado se debe estar en El Mundo (12 y 21 son el mismo número dado la vuelta).

Hemos dicho que la cabeza del Colgado baja al abismo en busca de revitalización, de manera que lo que a la vista del ego le podía parecer una tontería, ahora lo ve como una clave. Lo que le parecía una locura, ahora lo comienza a ver como una vía, y lo que le parecía de necios e ilusos, ahora lo comienza a ver con los ojos de inocente.

Esta visión "desde otro lado" es lo que permite acceder a la tercera clave de la carta, la del Sacrificio -el Sacro Oficio, el Oficio Sagrado-. El sendero del Colgado está conectado a las esferas de Geburah y Hod, lo cual hablaría de una trasmisión de la actitud de restricción, de podar y sacrificar, al mundo de las ideas concretas de Hod.

Si la persona está todavía dormida, puede vivir este tránsito como momentos donde está muy cansado, con necesidad de tumbarse, de estar tranquilo en la cama, mirando al techo, sin que su psique pueda fijarse en un pensamiento concreto. También son épocas en las que de forma espontánea realizamos recapitulaciones de situaciones y épocas de nuestra vida. La persona puede sentir que tiene exceso de actividades y compromisos, y decide soltar (morir) a alguna/s de ellas para poder ir más desahogado. También son épocas en las que los ritmos se ralentizan y la persona hace todo más despacio ya que, de repente, no tiene tanta prisa, al tiempo que siente la necesidad de revisar mejor las cosas, ser más cuidadosa con sus actos y tomarse más tiempo para dar respuestas y tomar decisiones.

Cuando el buscador transita este sendero, siente la necesidad de hacer una revisión en su vida. Son los momentos en los que se busca voluntariamente un retiro espiritual, unas pequeñas vacaciones, un fin de semana en casa quieto, o anular alguna actividad para tener más tiempo libre. Son momentos en los que se necesita meditar más intensamente, o escribir un diario. Es habitual en este tiempo que la persona realice recapitulaciones sobre su vida y le lleguen recuerdos que, en un primer momento parecerían intrascendentes pero que, vistos desde una nueva visión, aportan una información clave para el avance.

EL COLGADO Y WHITE CHESTNUT

"Aprende a conectar con el silencio
que albergas en tu interior y sé consciente
de que todo lo que ocurre en la vida
ocurre con un fin"
Elisabeth Kübler-Ross

Para el hombre occidental es muy difícil aceptar la inactividad forzosa. Tenemos tendencia a pensar que la actividad se realiza en el plano externo de lo horizontal, sobre el tiempo lineal del antes y el después. Además, el hombre moderno vive en la cabeza. Todo pasa por la psique racional, al tiempo que dirige su mirada hacia el exterior donde es bombardeado con una ingente cantidad de información. Este acceso-exceso de información hace que el intelecto no pare un segundo. Estamos continuamente mirando diferentes pantallas y todo lo que ellas nos presentan, sea o no válido.

Tampoco ayuda en el paisaje que estamos formando la actitud de la era de la industrialización que, al tiempo que nos ha traído grandes avances en la llamada "Sociedad de Bienestar", también plantea un ritmo de vida deshumanizado (robotizado), donde las estaciones y sus diferentes ciclos no existen, donde la persona tiene que estar todos los días disponible -como un robot- y hacer el mismo trabajo día tras día, año tras año. El producto y el productor entran en una cadena de producción y todo son parte de una misma maquinaria que no puede parar, porque el tiempo es oro y cada segundo que está parada, se está perdiendo dinero -o quizás dejando de ganar-. Por supuesto, porque todo esto es visto en función de beneficios económicos, sin tener en cuenta otros factores.

Al tiempo que la era de la modernidad avanza con sus logros tecnológicos, también crece y se reafirma en Occidente una corriente de búsqueda espiritual basada en diferentes tradiciones, sobre todo provenientes del Oriente -budismo, hinduismo, zen, taoísmo y otros-, aunque también tienen presencia fuerte las corrientes chamánicas americanas. En común se plantea la capacidad de controlar la mente inferior, parar los pensamientos recurrentes y poder entrar en estados de silencio interior cada vez más profundos. A esto se le llama meditación.

El objetivo de la meditación es, en un primer momento, poder ralentizar las ondas cerebrales, llegar a una frecuencia de ondas gamma parecida a cuando dormimos, solo que en estado de vigilia y acceder a una sensación agradable de paz. Para ello es necesario poder parar la llegada de pensamientos recurrentes, algo de lo que Bach ya avisaba en la descripción de la esencia White Chestnut. Existen numerosas técnicas para acceder a éste primer estadio de la meditación, pero en común hay dos elementos que nos ayudan: la respiración y la postura corporal. La respiración calmada, lenta y controlada es el gran catalizador de la meditación. La postura más recomendada es de cómodo equilibrio -nos recuerda al equilibrio relajado del Colgado-, quietos pero con el cuerpo despierto y la columna erguida. Practicando la meditación a diario se van consiguiendo estados cada vez más calmos, y se puede acceder a otros niveles de la meditación como el silencio y el vacio. Para una descripción más detallada, ver el excelente trabajo de A. Blay *Relajación y energía*.

Que tantas tradiciones espirituales insistan en la necesidad de parar la actividad externa para poder acceder a otros planos de nuestra conciencia evidencia lo ya sugerido en la carta del Colgado. Y es que parar la actividad externa es muy complicado a día de hoy con la cantidad de recursos y ofertas externas que se nos presentan en esta sociedad de consumo: viajes, coche, centros comerciales, televisión, cine, restaurantes, propuestas de aventura, amigos, familiares, trabajo, deportes, internet, hijos, cursos, mascotas... la lista es interminable. Por ello surgen como equilibrio las prácticas meditativas, como señal inequívoca de que la humanidad no camina sola, sino que está cuidada por el Corazón de Dios.

Pero ¿qué le ocurre al personaje descrito por Bach en White Chestnut? sus pensamientos son recurrentes, sobre todo angustiosos y negativos, y le llevan a estados de obsesión y de desquicio. Se desvela en plena noche por un pensamiento, y éste no le deja dormir y descansar. Desvelarse por pensamientos es un estado típico de esta esencia. También están las personas que están obsesionadas por una idea: desde los celosos, los que creen que están siendo víctimas de robos o abusos, los hipocondríacos, los apocalípticos, los nacionalistas xenófobos y, por supuesto, en grados extremos muy patológicos los esquizofrénicos y psicóticos, a los que es muy complicado sacarles de sus paranoias ideativas.

La persona en este estado esta intoxicada con sus propios pensamientos: ha entrado en un estado de saturación intelectual en la que, cual empacho, está dando vueltas y vueltas en el estómago y parecería que la única solución es el vómito. Vomitar es la dirección contraria hacia donde tiene que ir el alimento, y es también un símbolo de la presencia del Colgado en el proceso. Cuando vomitamos, estamos expulsando algo que no podemos digerir, porque está en mal estado o porque está en exceso. En el caso White Chestnut los pensamientos están en ambos supuestos: son pensamientos que están en "mal estado" o tóxicos, y además están en exceso. Pensamientos tóxicos porque contienen un alto porcentaje de ego o, incluso peor, está conectando con alguna fuente de bajos astrales que traen ideas e imágenes que quizá no sean propias. Y en exceso porque no pone límite a su actividad intelectual: no tiene control sobre ella porque quizá ni siquiera sabe que puede detenerla.

Lo que ocurre aquí es que la persona no desconecta, no para su actividad ni psíquica ni física, y no se toma unas vacaciones, sobre todo de sí mismo. El Colgado habla muchas veces de alternar, de girar y de dar vueltas. Como se describe en el libro antes mencionado de A. Blay, hace falta que unos cuerpos paren su actividad para que otros se activen. Él propone la magnífica imagen de que cuando el cuerpo físico descansa, se activa el cuerpo emocional-intelectual. Si somos capaces de parar tanto el cuerpo físico como la psique, aparece la actividad en el cuerpo espiritual. Como vemos, el primer paso es parar el cuerpo físico, la actividad en el afuera y eso es ya un gran reto para el hombre exterior.

Cuando a la persona todavía no se le ha caído la Torre y está dormida, la vida le trae en estos momentos de saturación intelectual y emocional situaciones de parálisis -se rompe una pierna, un accidente, una enfermedad que requiere encamarse, se le estropea el coche y no puede moverse, o circunstancias más benignas como retrasos en el avión o el tren, nevadas que te dejan aislados, cortes de luz o de carreteras-.

La esencia floral, sostenida por el arquetipo del Colgado, invita a la persona a parar y descansar, de forma consciente y voluntaria. En el momento en que el buscador entra en la vibración de este sendero, sabe que hay cosas que tienen que parar en su vida para que otras puedan llegar. Y eso que tiene que parar es algo que ofrece como un sacrificio en su altar interior: experiencias, encuentros, posibilidades de trabajo, etc. El buscador se retira, encuentra su momento de meditación u oración, y comienza un trabajo de control de su mente. Sacrifica para ello horas de sueño, o quedar con amigos, u otras circunstancias. Trabaja la respiración, la postura corporal, observa pasar sus pensamientos como nubes en el cielo, y el estado White Chestnut negativo cede, se relaja, se acalla y va encontrando la paz interior.

Existen magníficas formas de meditación, rescatadas de la tradición de nuestros antepasados, como son las labores de punto, la costura, la artesanía, la pintura, y en extensión, cualquier habilidad artística que se realice con gusto y placer. Cuando abordamos una acción artesanal y creativa, nos sentamos, y comenzamos una labor mecánica que nos exige focalizar nuestra atención hacia aquello que estamos haciendo. Esa focalización en una acción que no necesita la intervención del intelecto posibilita que la persona entre en un estado calmo, pues es una acción al tiempo consciente, mecánica y placentera. El ritmo de la respiración se relaja, la postura se siente cómoda y la atención se posa sobre la puntada, el trazo, el corte o el modelado. Es muy interesante también el lugar: lo cotidiano de la casa hace a una mayor quietud y silencio, ya que la psique racional conoce la escena y al saber que tiene todo bajo su control, se relaja.

White Chestnut- El Colgado

Cuando la persona comienza a realizar esta acción artesanal y creativa, en los primeros momentos surgen pensamientos de todo tipo: recapitulaciones del día, cosas que se habían olvidado, cuestiones pendientes de hacer al día siguiente... La persona hace un repaso aleatorio, tal cual le van viniendo los pensamientos, los escucha, y los deja pasar -como en la meditación-. Estas aficiones artesanas son muy recomendables para personas que están muy atareadas y tienen poco tiempo de descanso o quizá el único momento es a final del día, cuando están muy cansadas para poder meditar, ya que enseguida se duermen. Esta práctica de labores permite a la persona entrar con rapidez en el estado de quietud mental, dejando que los pensamientos lleguen y se vayan, como si de un depurado intelectual se tratara, al tiempo que las emociones se calman, por lo que se consigue drenar la psique y vaciarla de forma diaria y cotidiana.

Como en un buen Colgado, hay que valorar en el estado White Chestnut el momento de la recapitulación: la persona se propone a sí mismo un sinfín de pensamientos como proceso de auditoria interna. Tras una Muerte o proceso de trasmutación, la mente inferior ya no puede volver a los mismos lugares psíquicos de antaño, y necesita encontrar respuestas a su nueva realidad. Esta aceptación de lo nuevo viene a través del proceso de quietud o duelo. En ese estado vuelven imágenes del pasado en un ánimo de extraer una información que antes pasó desapercibida. La persona regurgita las vivencias, para una segunda, una tercera o una cuarta digestión. A este proceso se le llama recapitulación.

La recapitulación es un proceso extraordinariamente válido en el camino espiritual. Significa recuperar vivencias para extraer información y que nos permitan avanzar en el camino sin necesidad de volver a pasar de nuevo por la misma experiencia que, en muchos casos, suele ser dolorosa. Este proceso devuelve a la persona toda la energía vital que quedó atrapada en el suceso del pasado, por lo que se considera una de las herramientas más válidas para regenerar el aura y ganar poder, según se describe en el camino de los nahuales. La recapitulación requiere quietud. Es necesario volver a traer a nuestro consciente el recuerdo de la experiencia y analizarla con mirada microscópica. Entonces, detalles que nos habían pasado desapercibidos son vistos con una NUEVA VISION. La imagen interior se amplía en información, se abren nuevas vías de analizar la realidad, y se extraen también nuevas conclusiones. El malo tiene su parte buena, la víctima es también el verdugo y el mayordomo a veces no es el asesino.

Pero como en cualquier sendero, existe el riesgo al estancamiento. Por ello la descripción del Dr. Bach de White Chestnut también describe un estado en el que la persona está atascada en un proceso de recapitulación del que no sale. Una y otra vez le vuelven pensamientos y recuerdos que, desde algún lugar de su ser, le son traídos para que los analice con nuevos ojos. Pero o no tiene la suficiente información para poder descifrar los símbolos, o no se da el tiempo para analizarlo. La cuestión es que una acción natural y sana del alma como es el proceso de recapitulación puede quedar atascado por años mientras la persona se distrae con el afuera, o no busca con verdadera fe la información necesaria que arroje nueva luz a esos recuerdos.

Por ello la esencia floral White Chestnut moviliza el estado de pensamientos obsesivos hacia un silencio interior y también hacia una vida más pausada, un ritmo más lento y una vida de quietud. En esa pausa física y psíquica, nuestra dimensión espiritual comienza a descender y trae nueva luz que permite poner fin a los pensamientos recurrentes al aportar nuevas respuestas que inundan el corazón de paz.

PINE
PINO
LA FUERZA

*"Cuanto más escuchas
a tu sabiduría interior, más la fortaleces,
como si fuera una habilidad
o un músculo"*
Robbie Gass

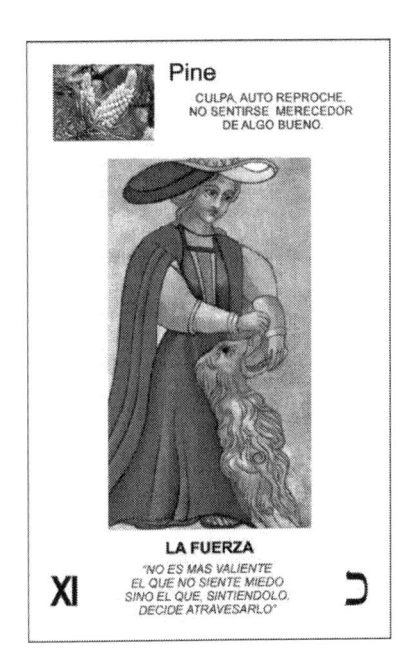

Número: XI
Letra: ‫כ‬ Caf
Esferas: Geburah a Tifaret.
Correspondencia corporal: Bazo y páncreas. Inmunidad. Linfocitos. Brazo y costado izquierdo. La presencia de hierro en la sangre. Enfermedades autoinmunes y neoplásicas.

PINE (Pinus sylvestris)

"Para quienes se culpan a sí mismos. Incluso cuando han tenido éxito piensan que podrían haberlo hecho mejor y nunca están satisfechos de sus esfuerzos o de sus resultados. Son grandes trabajadores y sufren mucho por los errores que se atribuyen. A veces, cuando hay un error, éste se debe a otra persona y sin embargo ellos se lo adjudican en este caso."

E. Bach. *Los Doce Curadores y otros remedios.*

Palabras clave: Sentimiento de culpa. Auto reproche. Auto agresión. Desaliento. Pesar, depresión, angustia, tortura, abatimiento, autocrítica, desdicha, remordimiento, melancolía, auto castigo, masoquismo, lamentaciones.

LA FUERZA

El arquetipo de La Fuerza viene a movilizar **la escucha** de aspectos inconscientes, instintivos e impulsivos al tiempo que se sostiene una actitud de apertura a una dimensión más grande a través de la **entereza**. La Fuerza infunde el sostén de una certeza interior en que, a pesar de que las circunstancias le invitan hacia lo impulsivo, él se sostenga firme en su posición vital en pro de un bien mayor que deberá sostener con fe. Desde algún ámbito, es como sostener la fe en algo o en alguien. La imagen clara es el buen maestro que no pierde la fe en que sus alumnos van a aprender, a pesar de los días en los que todo parece inútil. O la madre que no pierde la fe en que su hijo/a podrá acabar sus estudios. O el empresario que sabe que la empresa saldrá adelante a pesar de las dificultades económicas. O el artista que sabe que el triunfo llegará con tesón y sostén.

La Fuerza es un arcano que viene a **escuchar** el contenido del ego -sobre todo el más inconsciente-. Esa actitud de poner atención al rugido de la Bestia sostiene el impulso animal en espera que una respuesta más amorosa llegue. La Fuerza sostiene una tensión entre las pulsiones de los miedos y las pasiones que nos llevarían a volver a actuar como siempre, con los viejos patrones psíquicos conocidos, y la esperanza en una nueva respuesta simbolizada en el sombrero coronado de la dama. Esa respuesta todavía es una respuesta de fe, no de conocimiento de fe.

La comprensión profunda del arquetipo es que sólo en la medida que hay una materia oscura para iluminar, la luz divina desciende. Como si de dos polos magnéticos se tratara, la naturaleza animal e instintiva produce un magnetismo animal que, en la medida en que abrimos la puerta a otras energías en nuestra vida, fuerzas sutiles amorosas y sanadoras llegan a nosotros. Por ello lo animal en la persona debe estar presente y consciente, bien delante de nuestros ojos, para reclamar la atención que se merece. Y esa misma fuerza instintiva provoca la llegada de una nueva conciencia a nuestras vidas, que va a alimentar a la bestia y que le va a ir transformando. Lo animal en nosotros se ilumina gracias a una apertura, un *in-pass*, un paréntesis, un sostener, un límite a una dinámica que permite que, por un momento, se genere un intervalo que abra un portal y la luz amorosa descienda a la materia.

La Dama representa los valores femeninos en todos nosotros de receptividad, escucha, atención y silencio. Lo Ying en su aspecto de vacío, hueco, cueva, vagina, útero, cuenco y cóncavo. Lo femenino en nosotros escucha lo instintivo, por lo que éste vuelca su contenido -aquí actuando como masculino-, y en la medida en que se consigue esta apertura y esta implicación del inconsciente, llega nueva luz a la personalidad para su trasformación.

La fuerza del instinto tiene una inteligencia, y mientras no haya otra respuesta más armónica para la persona, el ego seguirá generando una y otra vez los mismos mandatos instintivos. Pongamos un ejemplo: si tengo hambre, buscaré comida. No se me ocurre pasar hambre por el hecho de pasar hambre. Sin embargo, puede existir un propósito nuevo, que tiene que ver con la depuración, la limpieza, el ayuno, etc., que hacen que aunque mi animal tenga hambre, haya en mi una voz que me de razones para no comer a pesar de estar famélico. Las primeras veces, la lucha será encarnizada, ya que el cuerpo no está acostumbrado quizás a pasar tantas horas sin comer, y podrá incluso entrar en pánico y desfallecimiento -todo procesos somáticos-. Cuando la persona tiene alguna patología como diabetes, gastritis, etc., todos estos tránsitos hay que plantearlos con mucho más cuidado, mucha más prudencia y bajo la supervisión de un profesional cualificado. El León de la carta es también nuestro cuerpo físico, y si hay alguna patología, existe un patrón psíquico muy instaurado ya en la materia, y el proceso deberá siempre ser mucho más lento que en una persona sin patología aparente.

El sendero de la Fuerza viene a plantear al buscador nuevas pruebas en su vida. Aparecen situaciones en las que necesitamos sostener nuestra postura frente a lo social, o se proponen nuevos retos que requieren entereza y firmeza. También la Fuerza habla de momentos de sostén frente a los condicionamientos externos, continuando el caminar a pesar de que todo parezca ponerse en contra. En palabras de Jesús: *"En el mundo tendréis tribulación pero ¡ánimo, yo he vencido al mundo!"* (Jn 16:33)

En La Fuerza se propone siempre una puesta de límites a algo, por lo que la persona se verá envuelta en situaciones a las que tendrá que decir que no y sostener con ello la culpa y la tensión emocional que ello le supone. Será a veces decir que no a ofertas de trabajo que pueden desbordarnos física y emocionalmente; será decir que no a situaciones familiares o de amistad que requieren atención, con el consiguiente riesgo a que la relación se deteriore. Como acción femenina, hay una negociación, una escucha de la dinámica instintiva pero una búsqueda de dar respuesta a esa necesidad desde un plano más agudo. El animal en nosotros es escuchado, atendido y entendido, pero éste debe alinearse a una dinámica más amorosa.

En el caso del buscador, las pruebas son más sutiles: al principio personas y situaciones vendrán a poner a prueba su postura interior, pero cada vez con más frecuencia, será su propio ego quien le pondrá a prueba su fortaleza trayendo al consciente sus miedos más profundos. Sostener con valentía la fe en otra forma de ser y de vivir, aun cuando muchas veces la respuesta no venga al instante, es el campo de batalla donde el guerrero espiritual va forjando su fortaleza interior. No hay otro camino.

LA FUERZA Y PINE

> *"Que pueda tan sólo hacer de mi vida algo simple y recto,*
> *semejante a una flauta de caña*
> *que tú puedas llenar de música"*
> *Rabindranath Tagore*

La culpa es una emoción de creación humana. El león no siente culpa por matar una gacela. El sentimiento de culpa es consustancial a la autoconsciencia. En el Génesis se relata el momento en que el ser humano comenzó a sentir culpa:

"La mujer vio que el fruto del árbol era hermoso, y le dieron ganas de comerlo y de llegar a tener entendimiento. Así que cortó uno de los frutos y se lo comió. Luego le dio a su esposo, y él también comió. En ese momento se les abrieron los ojos, y los dos se dieron cuenta de que estaban desnudos. Entonces cosieron hojas de higuera y se cubrieron con ellas."
(Génesis 3: 6-7)

La culpa llegó con la conciencia del bien y del mal, propio de la raza humana. Es pues, consustancial a la ética de cada sociedad y cultura.

La culpa se inculca en la educación de los niños desde un aspecto moralista ya que, si no fuera por el concepto del bien y del mal, la Moral no tendría fundamento. Pero así como la responsabilidad por nuestros propios actos es la actitud sana ante una ética y una moral social, la culpa es el lado oscuro de este proceso.

La culpa se genera cuando hay una falta de respuesta adecuada a unas expectativas. Los preceptos morales básicos enumerados en los diez mandamientos de la Ley de Dios establecen unas normas básicas para la supervivencia y convivencia de una sociedad. Pero no siempre los códigos sociales del entorno son tan justos y tan claros. En general dichas órdenes y mandatos obedecen más a egoísmos, miedos, afanes, acuerdos, política, mentiras y orgullo del entorno social y familiar donde el niño se cría. A medida que la sociedad se corrompe y olvida la necesidad de una ética que le rija, las costumbres y hábitos se vuelven enrevesados, egoístas, ciegos y crueles.

La persona Pine descrita en Bach está sitiada por la culpa: aun cuando lo hace bien no es suficiente, al tiempo que aquello que no le corresponde también se lo atribuye. No hay salida: si lo hace mal, porque lo hace mal, pero si lo hace bien, porque no era bastante; y si no es él el culpable, se lo atribuye para seguir sintiéndose culpable.

En este estado la persona es muy agresiva consigo misma, y, por compensación, suele ser bastante condescendiente con el entorno. Se castiga a sí misma por todo, y, sin embargo perdona a todo su alrededor culpándose del fallo ajeno. Tal circunstancia de agresividad se somatiza, entre otros síndromes, en las llamadas enfermedades autoinmunes como la miastenia gravis, colon irritable, las esclerosis, así como en la fibromialgia o la psoriasis.

Pero, ¿qué complejo psíquico encontramos bajo la culpa? El que se siente culpable es, primero y principal, porque cree que sí puede, lo cual ya indica un atisbo de poder personal. El culpable, en cualquier caso, no duda de su capacidad. Es la medida y calidad de su hacer lo que no le satisface. En la base de la culpa yace una gran dosis de orgullo e importancia personal: aquel que puede con todo. En realidad no se quiere poner un límite a su hacer, ya que entiende que su poder reside en poder hacer, poder cuidar, poder dar, poder responder, poder pagar, poder gustar, poder agradar, poder hacer reír, poder hacer llorar, poder imponer respeto, poder excitar sexualmente, poder generar miedo... poder.

Ese diálogo interior no se enfrenta de forma clara y franca -tal y como nos sugeriría la carta de La Fuerza-, y la persona, por la ley de semejanza, atrae personas exigentes, que le está requiriendo de forma asidua, y ante lo cual se siente culpable por no poder llegar a dar aquello que se le pide, o estar a la altura de las exigencias del guion -que él mismo ha elegido y que perpetúa de una forma muy masoquista-.

La culpa es una emoción compleja y muy *pegajosa*. Cuando la personalidad se instaura en esa postura vital, es muy complicado salir, ya que el ego consciente solo ve en la culpa lo bienintencionado de sus acciones, su voluntad de agradar, ayudar y hacer. Eso lo enclava en una actitud de *pobre yo* o víctima, que tiene todas las razones y, desde ahí, toda la fuerza para poder erigirse en el siguiente paso, que supone también ser condescendiente consigo mismo.

Como hemos apuntado al principio, la culpa es la otra cara de la responsabilidad. La persona que se muestra culpable parecería ser incluso demasiado responsable, y ni decir tiene la descripción de Bach, donde Pine se siente culpable hasta de los errores de los demás. Pero es toda una fachada, como aquella de la que hablaba Castaneda al describir la importancia personal -ver el capítulo del arcano de La Muerte-. En realidad el culpable no quiere hacerse responsable. Porque hacerse responsable significa poner límites a sus exigencias y sus metas personales, así como de las del entorno.

Cuando el buscador comienza a transitar el sendero de La Fuerza, le corresponde sólo a él hacerse cargo de sí mismo, ya que las respuestas ya no provienen del mundo conocido que cayó y murió bajo la Torre, El Diablo y La Muerte. Así que ante la sensación de culpa, angustia y agobio que siente Pine, le corresponde a La Fuerza darse sus propias respuestas. El entorno seguirá requiriéndolo, o quizá ya él mismo se sitiará continuamente con auto exigencias y recriminaciones. Y es sólo por un acto de Fuerza y Valentía que uno dice ¡basta! y **PONE LÍMITES**.

Poner límites y decir *no* son propios del proceso de educar a un niño. En la medida que ponemos límites con amor, puede ser que al niño no le guste, pero lo aceptan por el vínculo amoroso que les une a nosotros. Si cuando ponemos límites nos sentimos culpables tenemos un problema Pine importante y somos adictos al entorno. Es ahí cuando la esencia nos ayuda a reconectar con nuestro corazón, que imprime justicia a la situación, y pondera entre el dar y recibir para obtener una respuesta sana, equilibrada, justa y amorosa.

Todo lo anterior nos lleva a la imagen de lo que supone el verdadero poder. El Poder -con mayúsculas- es ser dueño de sí mismo y de su destino; tener Poder es tener control sobre las emociones inferiores e instintos, haciendo de ellos nuestros aliados y empleando su poderosa pero ciega fuerza vital para el logro de nuestro propósito más amoroso: nuestra Resurrección. Baste la imagen de la Pasión de Jesús, sosteniendo todo el dolor físico de una atroz crucifixión aun cuando había sido capaz de realizar tantísimos milagros y salvar a tantos al punto de resucitar muertos; o de tantos y tantos mártires como, por ejemplo Tomas Moro, que a pesar de ser el Gran Canciller del rey Enrique VIII, con lo que eso suponía a nivel del poder mundano y político y, a pesar de tener una familia e hijos, a pesar de sus riquezas y posesiones, se sostuvo hasta la muerte por sostener su creencia, su FE. ¿Cómo se sostuvo en los momentos más oscuros? ¿Cómo no cambió su postura y volvió al reino de este mundo? La Fuerza de la Fe. Esa fuerza que es un poder interior ganado a base de trabajo interior, y que permite que, a pesar de que nuestros instintos nos impulsen a salir corriendo, haya en nosotros algo superior -nuestra Alma-Anima-, que nos sostiene.

Así pues, el tránsito que propone este sendero, y Pine como la esencia que lo activa, hablarían de un intérvalo o paréntesis que una persona se da a sí misma, de manera que en un primer momento evalúa sus fuerzas y pone límites a sus propias expectativas y las del entorno. Así mismo, sostiene gracias al poder interior los envites del inconsciente que, durante un tiempo, cual león encerrado, va a revolverse y querer salir de esa situación a toda costa. La imagen de La Fuerza es la de aquel que se sostiene en la Fe y Esperanza, sabiendo que va a llegar una conciencia mayor que resolverá la situación que se le presenta de una forma más amorosa para todos. Esa conciencia es la que permite poner límites y evaluar las fuerzas, de manera que la persona entra en la humildad de reconocer lo que puede y lo que no puede hacer, lo que es de su responsabilidad y lo que no le corresponde.

En un paso más profundo, la esencia Pine lleva a la persona a poder mirar cada vez más de frente su lado instintivo. Esa capacidad de escucha profunda de nuestras motivaciones hace que el velo de la culpa vaya cayendo, y bajo ella aparece el interés en postergar nuestra verdadera responsabilidad para con nosotros mismos. Mientras nos ocupamos de nuestros requerimientos y de los del entorno, no tenemos fuerza ni tiempo para poder abordar aquello que, en el fondo, nos da terror -miedo al fracaso, miedo al hambre, miedo a la soledad, miedo a la pérdida económica, miedo al rechazo, etc.-. La esencia Pine distiende la tensión que existe entre el ego y la nueva luz de conciencia que está llegando, y permite que la persona sostenga con valentía toda esa tensión emocional que supone decir no y poner límites a pesar de estar sintiéndose culpable.

La esencia Pine libera la culpa y nos asienta en un lugar de humildad y responsabilidad, dos armas del guerrero espiritual que le otorgan poder y fortaleza para sostenerse a pesar de todos los requerimientos del entorno. Su postura firme y serena dará paso a que todo ruede.

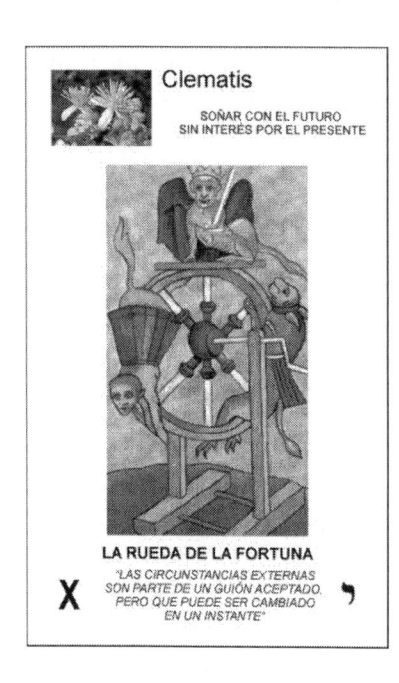

CLEMATIS
CLEMATIDE
LA RUEDA DE LA FORTUNA

"Y puede permanecer presente porque, aunque se relacione con esto o aquello, no se sujetará a ello reflexivamente y, por ende, no perderá su movilidad original"
Eugen Herrigel

Número: X
Letra: י Yod
Esferas: Jesed a Netzaj
Correspondencia corporal: Brazo, mano y costado derechos. Articulaciones y tendones.

CLEMATIS (Clematis vitalba)

"Para los soñadores, los soñolientos que nunca están totalmente despiertos y que no tienen gran interés en la vida. Gente tranquila, no realmente feliz en su actual situación y que vive más en el futuro que en el presente. Son personas que viven en la espera de tiempos más felices cuando sus ideales podrán convertirse en realidad. En la enfermedad algunos hacen muy pocos esfuerzos o ninguno para recuperar la salud y en algunos casos hasta llegan a desear la muerte con la esperanza de una vida mejor, o quizá con la esperanza de reencontrarse con algún ser querido al que han perdido".
E. Bach. *Los Doce Sanadores y otros remedios.*

Palabras clave: Soñadores. Falta de interés en el presente. Inconsciencia. Pasividad, palidez, indiferencia, lipotimias, somnolencia, mala concentración, personalidad escindida, confusión, desorientación, ausencias, autismos, falta de sentido común, psicosis, poco criterio. Delirio místico, olvidándose de los aspectos prácticos de la vida. Sonambulismo.

LA RUEDA DE LA FORTUNA

En la carta del Tarot de la Rueda de la Fortuna se representa el drama de una vida en función de las circunstancias. A partir del momento de la concepción, se establece el velo del olvido, y caemos en el sueño del durmiente, olvidando quienes somos en realidad y a qué hemos venido. Nuestro tránsito por la vida le presenta al alma las circunstancias más adecuadas para poder evolucionar en aquello que necesita aprender, pero el niño pequeño, inconsciente e ignorante, aprende desde pequeño lo que el Dr. Eric Berne definió como Guiones de Vida -utilizaremos este término para diferenciar entre Destino como plan divino para nuestra evolución y guión de vida como elaboración egóica-. Esos guiones son dinámicas que se imprimen en el ego del pequeño de forma intensa, subconsciente y formando la primera imagen de identidad del ser. Estos guiones generan protocolos perfectos donde, de forma automática, cuando uno de los interruptores psicológicos se activa, se desencadena toda una serie de actuaciones, en la mayoría de los casos automáticas. Un ejemplo claro de ello es la persona adicta al chocolate que tiene que estar siempre a dieta, pero no puede controlar el devorar tabletas del dulce cuando determinadas circunstancias en su vida llegan -stress, problemas sexuales, menstruación, etc.-.

El Arcano nos presenta dos planos diferentes de vivir los acontecimientos: es diferente vivir el guión de vida que nos establecieron nuestros padres, y que podemos seguir transitando durante toda la vida de forma inconsciente, o podemos elegir aceptar nuestro Destino, donde nuestro pasado es una parte, importante si, pero no la única. En la imagen de la carta del Arcano X la Esfinge simboliza la Madre Negativa que reside en todos nosotros, introyectada ya en nuestra psique, y que no nos permite crecer. Quizá sea como Cenicienta, que estaba apegada a la casa de sus padres ya muertos, donde había sido tan feliz y donde quería seguir rememorando siempre ese pasado gozoso, eligiendo ser una sirvienta en vez de la dueña de la casa, con tal de seguir apegada a ese sentimiento de niña. O quizá queramos ser como Blancanieves, que huye, se esconde y está dispuesta a ser sirvienta de siete enanos con tal de no enfrentarse a la malvada madrastra que no sólo quiere asesinarla, sino que tiene subyugada por el miedo al Reino que le pertenece por herencia. O Rapuncel, en su torre elevada, viviendo aislada varios metros por encima de la realidad, acobardada por un mundo cruel y despiadado presentado por mama Gothem, viviendo como una niña eterna bajo la protección de su madrastra sin querer aventurarse a experimentar por sí misma y vivir su vida, la que le corresponde por herencia.

La Rueda de la Fortuna alimenta en el alma el don de la Esperanza. No es lo mismo una esperanza que una expectativa. Tener *esperanza* es aquello que esperamos que ocurra desde la Fe y la Intuición, mientras que nuestras *expectativas* son aquello que creemos que va a ocurrir por la lógica egóica. Cuando las personas están dormidas, y no tienen conciencia del poder creativo que reside en ellas, viven una vida entregada al *sino*, ese guión de vida que aparece como algo irremediable. Ante la actitud de sentirse víctima del destino y arrastrado por las circunstancias hace que nos comportemos como el mono y como la liebre. El adulto se convierte en un mono porque se **PRE-OCUPA:** está mucho más atento al futuro que a sus actuales circunstancias, y se adapta a las expectativas propias y del entorno con tal de no tener conflictos. Ese vivir preocupado es también parte del aspecto de la Madre Negativa, un femenino en todos nosotros controlador y manipulador, que no quiere que nada nuevo pueda sorprenderle y sacarle de la trayectoria establecida. El otro extremo, la liebre, es **EVASIVO:** aquel que huye del futuro que cree le va a tocar vivir. También vive en el futuro, prevé un futuro en función de lo que le proyecta su Madre Negativa interior, y huye de él buscando otros paisajes que siempre acaban repitiéndose.

En el momento en que despertamos a una conciencia mayor, comenzamos a dar nuestras propias respuestas a las circunstancias -nuestras propias esperanzas-, no aquellas que hemos aprendido (expectativas), o las que se supone que son *lo normal*, o lo que debería ser. Cuando ante los acontecimientos tomamos conciencia de que poseemos un libre albedrío que nos permite decidir dónde poner la atención, a qué dar valor, y qué realidad queremos ver y proyectar, entonces todo comienza a cambiar, y entramos en una Rueda mayor, aquella que representó A. Crowley en su carta del Arcano X, donde transforma a la Esfinge de Marsella en la Gran Esfinge, símbolo de Horus-dios Sol, ser divino con el poder de la claridad de visión y guardiana de la Intuición. En el Tarot de Crowley la Esfinge aparece en la actitud de estar por encima de las circunstancias, sin identificarse con ellas, viendo cómo acontecen pero dando imagen de quietud y serenidad.

Y es que la resolución de la carta de la Rueda de la Fortuna es **ser el CENTRO de la Rueda**. Lo que la imagen presenta es que hay momentos en la vida en que las circunstancias, de una forma mágica, inconexa o extraña, comienzan a moverse y precipitarse. El mundo entero se mueve bajo nuestros pies. Lo que en otros momentos nos costaría muchísimo que se moviera, de repente fluye. Se nos presentan circunstancias bajo la égida de la Esfinge, la Madre Negativa, que proyecta circunstancias para seguir estando bajo su dominio, y no crecer. Estas circunstancias tienen mucho que ver con el mismo escenario vivido en la carta de la Luna -La Esfinge son los Lobos, en donde se pone la atención; Anubis-el perro es el miedo a la Muerte; y el cangrejo es Kronos, el cocodrilo, el Tiempo-, solo que en la Luna el buscador vive las circunstancias como un momento oscuro, angustioso y de poca claridad, mientras que en la Rueda de la Fortuna el paisaje es algo conocido, ya transitado, ya vivido en otras ruedas, en otros ciclos. Y en medio de todo este movimiento, regido por este personaje irreal -porque es de creación psíquica-, aparece la Esfinge cuya pregunta lleva a cuestionarnos donde ponemos la atención.

Si la atención la ponemos en las circunstancias, sin ir a la profundidad simbólica de lo que está rigiendo el movimiento, nos vamos a ver arrollados por los acontecimientos, lanzados a la rueda y con pocas posibilidades de frenar, porque nos convertimos en esos dos personajes unidos intrínsecamente a la rueda, la Liebre y el Mono, y ya no podemos separarnos de ella, de su movimiento y de sus circunstancias. Pero también podemos ir al centro, poner la atención en nuestro corazón, y dejar que la respuesta a las circunstancias venga desde otro lugar de nuestro ser (La Sacerdotisa). Desde el centro de la Rueda se ve toda la dinámica y resulta desde ahí más sencillo vislumbrar el propósito de todos los acontecimientos. Pero no es necesario que nos convirtamos en los acontecimientos; podemos vivirlos sin que nos arrastren, transitándolos desde nuestro centro y dándoles una respuesta genuina desde nuestra intuición. En ese mágico momento en que damos una respuesta diferente a los acontecimientos de nuestro guión todo comienza a cambiar. Un pequeño cambio que introduce una cuña en la circunferencia, de manera que ya no es más un círculo cerrado de muerte, sino que comienza a ser una espiral de vida y ascensión.

LA RUEDA DE LA FORTUNA Y CLEMATIS

"El destino del buscador depende de la vía que siga"
Ibn Al-'Arabí

En la descripción del estado Clematis negativo, el Dr. Bach describe a un ser melancólico. Podría ser una princesa que muere de tristeza, una doncella que languidece en espera de su caballero, o un Romeo que se quita la vida al saberse sin su Julieta.

La persona en este estado huye de la realidad, viviendo un presente que no le interesa, y proyectada hacia el futuro, donde cree que, de forma mágica y sin hacer nada más, se presentarán las circunstancias que anhela. Por eso vemos en esta imagen a Rapuncel sentada en la ventana de su Torre, mirando hacia lo lejos, con una mirada que se proyecta más allá de las circunstancias actuales, y desconectada de la Madre Tierra.

La persona en este estado es un escapista de la realidad. No le gustan sus actuales circunstancias pero no hacen nada para cambiarlas. Como dice Bach: "son soñadores, soñolientos que no están nunca del todo despiertos". Viven en un estado de semi-atención, donde se permiten los despistes, los olvidos, las ausencias y las faltas de atención a lo que se les dice o demanda, excusándose en una falta de interés y motivación que, incluso, llegan al planteamiento del suicidio.

Vemos en esta actitud a los dos personajes inmersos en la Rueda que nos muestra el arcano: por un lado vemos a la liebre que escapa de la realidad y se evade para no ser conmovido por las circunstancias, al tiempo que aparece el mono que, con su condescendencia hacia sí mismo y hacia los demás, tolera lo intolerable en una marcada falta de ética.

El tercer personaje a tener en cuenta es la Esfinge, o Madre Negativa. La persona que no ha trascendido a esta oscura madre es un ser miedoso, huidizo, dependiente y cobarde. No sale de su zona de confort porque, en el fondo, es como ese mono que le indica que es más cómodo ser condescendiente que enfrentarse, o como la liebre que huye de las dificultades. Así pues, la persona bajo el dominio de este aspecto de la Sombra muestra poco interés por sus actuales circunstancias ya que no siente que las esté eligiendo por sí mismo, sino que siguen marcadas por una voluntad ajena. Esta persona sigue siendo el niño o la niña pequeña a la que se le dice lo que tiene que hacer y cómo vivir. Por ello vive en una rueda donde las circunstancias van apareciendo sin capacidad de poder cambiarlas.

Otra característica típica de la esencia Clematis en estado bloqueado son las personas con un fuerte **pensamiento mágico**: son personalidades que viven una vida a disgusto, con desgana y hastío; pero aguantan -el mono de la Rueda- todo lo que *llevan a cuestas* ya que en algún momento, por una intervención mágica, su vida cambiará -la liebre-. Son las personas que juegan a diario a la lotería, esperando el mágico día en que les toque el premio para cambiar sus actuales circunstancias. También los jóvenes que van a lugares de moda para encontrar un novio/a rico/a y bien posicionado/a, que les otorgue una vida de ensueño.

El pensamiento mágico obedece a una etapa del desarrollo del niño entre los 3 y los 10 años. Es la época en la que se cree en los Reyes Magos y el Ratoncito Pérez. Vemos aquí como estas personas no han superado esta etapa infantil y siguen bajo la égida de la Madre Negativa psíquica que les obliga a seguir con sus vidas de sufrimiento, pero con la esperanza -expectativa, en realidad-, de que todo cambiará de la noche a la mañana. En estos casos hay poca voluntad de cambiar las actuales circunstancias, ya que no se creen con la capacidad o el poder de alcanzar la vida que anhelan que, por otro lado, está llena de expectativas tales como tener una vida de lujo y riquezas, como ven a diario en la televisión. Así pues, viven con su atención puesta en un futuro donde todo cambiará de la noche a la mañana, y les permitirá acceder al paraíso de los ricos y famosos.

Si la persona es profunda y devocional, en vez de poner sus expectativas en las posesiones materiales, buscará en la realización espiritual la evasión que la liebre le infunde y, en ese sentido, encontrará no pocas propuestas de falsos gurús que le invitarán a unirse a su secta, profundizando más aún en el aspecto de Madre Negativa al incrementar el número de figuras de autoridad en manos de las cuales pone su vida. Y es que no hay donde esconderse de aquello que somos y nos corresponde iluminar por lo que la búsqueda espiritual, si se emprende como una huida de una realidad que no nos gusta, sólo nos llevará a enfrentarnos a Diablos cada vez mayores.

Lo que Clematis infunde en la persona es el renovado interés por su propia vida y por sus circunstancias actuales. Para ello la esencia floral abre el corazón de la persona, donde reside la verdad personal. Una vez la verdad llega es, tal y como hemos descrito antes, una cuña que se propone en la patológica dinámica circular, para convertirla en espiral. Está descrito en la Gnosis como *choque complementario*, o energía externa al sistema cerrado que lo abre a diferentes posibilidades. Es el principio de evolución natural.

Clematis actúa de *cuña espiritual*, ya que introduce una imagen, un recuerdo, una certeza, una palabra, una señal; algo que nos recuerda inefablemente a nosotros mismos, a aquello que trasciende las circunstancias actuales y que nos habla de nuestra verdadera identidad. Esa información es una verdadera revolución en nuestro sistema, ya que nos reposiciona frente a las circunstancias. Lo que antes nos impulsaba ya no nos mueve, y aquello con lo que antes nos identificábamos y creíamos como propio lo vemos lejano y ajeno. Sin embargo abrazamos con pasión y fuerza aquella acción y circunstancia con la que nos identificamos de forma plena. Perseveramos en la acción, en la circunstancia, en la actitud, en la palabra. Y esa perseverancia abre un nuevo camino en nuestra vida, donde las circunstancias cambian y ya no son regidas más por la vieja arpía.

La esencia Clematis redirige la energía hacia el centro de la Rueda, y la persona se reubica. Clematis ayuda a la persona a **aterrizar** y a **centrarse**. Gracias al poder de centramiento y estar en el eje, la persona se sostiene con perseverancia ya que las circunstancias no siempre son fáciles, sobre todo cuando uno ha estado descuidando su vida y dejando que decidan por él, lo que le haría desear salir corriendo como la liebre y condescendiendo como el mono. Sólo aquel que es conmovido por la verdad del corazón se compromete con su propia vida.

Clematis también ayuda en momentos en los que la Rueda rueda. Hay momentos vitales en los que se producen cambios de forma natural, tal y como anunciábamos en el arcano de La Muerte: el final de un ciclo de estudios, el final de unas vacaciones o un viaje, el comienzo de un trabajo o la vuelta tras una paternidad-maternidad, la venida de un nuevo hijo, eventos familiares, etc. Son circunstancias donde se incluye "algo nuevo", que viene a traer información sobre la identidad de la persona. En estas circunstancias Clematis evita que la persona se duerma o se recueste en patrones aprendidos: se infunde interés por las actuales circunstancias, sintiéndose protagonista de su propia vida. En vez de regirse por lo que se supone que tiene que hacer o decir (el mono), la persona se ubica en su centro gracias a la esencia floral, y da respuestas desde el corazón. Las circunstancias no le arrastran, sino que siente que son oportunidades para crecer.

Clematis también es indicado por el Dr. Bach para aquellas personas que en los tratamientos médicos no muestran interés por curarse, incluso tienen pensamientos de suicidio. Esta circunstancia es terrible, ya que el verdadero motor de la curación de una persona es el Amor a la Vida. Pero si la vida de la persona es insípida, llena de displacer y sufrimientos, al tiempo que no siente para nada la posibilidad de cambio, parecería *lógico* que quiera reunirse con sus seres queridos "al otro lado". En estas ocasiones Clematis abre el corazón de la persona y el niño interior hace su aparición. Como vemos en el Árbol de la Vida, el sendero V está justo arriba del sendero de la Rueda (5+5=10). El sendero V es el sendero del Maestro, también conocido como el Niño Eterno o Niño Interior. La actitud de niño confiado y abierto a la vida, esperanzado e ilusionado. Clematis infunde animo en la persona desde su propia Fuente Interior, de manera que ya no necesita que nadie desde fuera le de ánimos, o le de fuerza para su curación. Toma la decisión por sí mismo de volver a la Vida y a sus actuales circunstancias, encontrando en ellas, en esa rueda, no sólo momentos malos, sino momentos de plenitud y amor por los que vale la pena vivir.

Clematis es uno de los cinco remedios elegidos por el Dr. Bach para crear la mezcla del Remedio de Rescate. En Clematis encontró Bach la fuerza de seguir atento a las circunstancias a pesar de la tensión o el pánico, lo cual permite tomar decisiones que pueden ser claves en ese momento, y no permitir que las circunstancias nos arrastren a cuestiones mucho más complicadas.

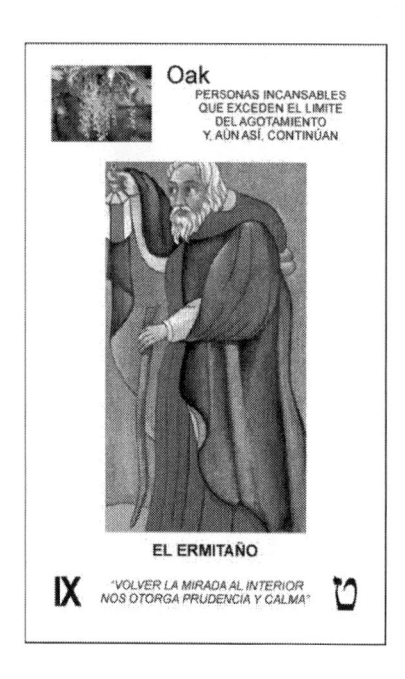

OAK
ROBLE
EL ERMITAÑO

*"Hay hombres que luchan un día
y son buenos.
Hay otros que luchan un año
y son mejores.
Hay quienes luchan muchos años,
y son muy buenos.
Pero ¡ay los que luchan toda la vida!,
esos son los imprescindibles."*
Bertolt Brecht

Número: IX
Letra: ט Tet o Teith
Esferas: Jesed a Tifaret
Correspondencia corporal: Hígado. Vesícula biliar. Costado derecho. Brazo derecho. La mano derecha (la que da).

OAK (Quercus robur)

"Para quienes están esforzándose y luchando fuertemente por su bienestar o en relación a los asuntos de su vida cotidiana. Intentarán una cosa tras otra, aunque su caso pueda parecer sin esperanza, seguirán luchando. Están descontentos con ellos mismos si la enfermedad interfiere con sus deberes o les impide ayudar a los demás. Son personas valientes que pelean contra grandes dificultades sin perder la esperanza ni abandonar el esfuerzo."

E. Bach. Los Doce Sanadores y otros remedios.

Palabras Clave: Luchador pese al desaliento y las dificultades. Sentido del deber.

EL ERMITAÑO

El Ermitaño es aquel que busca en soledad y aislamiento el verdadero propósito de su vida y aquello que le proporciona el verdadero ánimo. Este eremita es aquel que busca el camino de la individuación, la conexión con su verdadero ser, por lo que la frase que repite mientras camina es *"Hágase tu Voluntad"*. Este anciano es sabio, y conoce que sólo las acciones que brotan desde el corazón son amorosas, justas y hacen que la vida cobre sentido. Es por ello que aparece como un viejo, como aquel que ya ha recorrido muchas veces el camino y **sabe lo que en realidad vale la pena en la vida**. Este anciano es consciente de que su misión es un camino en solitario, porque el camino que hemos venido a recorrer cada uno no lo puede recorrer nadie por nosotros, y la verdad de cada uno, que reside en nuestro corazón, solo está accesible a uno mismo. El parangón sería vivir un viaje o que alguien nos lo cuente.

Hay muchas herramientas de autoconocimiento -meditación, yoga, conocimiento esotérico, etc.- que se proponen desde la fuerza del grupo, al tiempo que el encuentro con un maestro espiritual es una bendición para el buscador, **pero el camino en búsqueda la Realización, al final, lo tiene que recorrer cada uno en solitario.** No negamos el poder movilizador que reside en el grupo, pero antes o después la persona, con todo ese material que obtiene, necesita irse hacia dentro y hacer una evaluación, para quedarse con aquello que siente como propio y personal. Esto constituye el sentido de hacer un retiro de silencio y ayuno, el lugar donde seguro nos recibirá El Ermitaño.

Según Jung, la apremiante necesidad de encontrar un significado es el motor primario que hace nacer todos los aspectos de la psique, incluyendo al ego. En oposición a Freud, que defendía que la necesidad de conciencia de la personalidad derivaba de la libido sexual, Jung creía que el impulso que nos lleva hacia la búsqueda de significado existe al nacer como instinto de la psique humana. Victor Frankl, en su libro *El hombre en busca de sentido* describe esto mismo al afirmar, tras su propia experiencia y la observación de los prisioneros con los que convivió en el campo de concentración alemana de Auschwitz, que sobrevivían solo aquellos que encontraban un sentido profundo gracias a su conexión espiritual con su mundo interior.

La acción de este sendero imprime profundidad en la vida de la persona: la búsqueda de respuestas ya no está en el afuera, sino en el adentro. El sentido de mis actos y mis decisiones ya no son según patrones externos, sino internos. Por ello el Ermitaño está solo, ya que en muchas ocasiones adoptará posturas que no son las convencionales.

El candil representa la Sabiduría Divina que proviene de la conexión con el corazón. El candil sería el corazón -en la Cábala se le atribuye el amarillo a la esfera del corazón o Tifaret-, y el Ermitaño caminaría gracias a esa luz -o hacia esa luz o a encender esa luz-. Es una luz de candil que ilumina pero no ciega, de manera que con su intensidad justa nos permite ver nuestro propio camino sin cegar a los demás con nuestra luz. Sabe que su fuego ha de controlarse para que sea útil y no destructivo o cegador.

Uno de los cristales del candil es rojo, por lo que cuando la luz pasa a través de él se tiñe de este color, asociado a la sangre y las pasiones: el Viejo Sabio es un gran conocedor de los deseos terrenales, a los que sigue atendiendo pero solo en parte, no permitiendo que se extingan -porque en ellos reside la fuerza vital que le permite seguir avanzando-, pero en una proporción justa -solo en una de las facetas de su candil-.

El báculo hace referencia a la Fe, pues como diría el salmista: "T*u vara y tu báculo -o cayado- me confortan*" (Salmo 22:4). Es un báculo que le permite el descanso mientras camina, el apoyo, el re-fuerzo, ya que en múltiples ocasiones adoptará posturas que no son lo convencional o lo esperado, y deberá continuar caminando en solitario como consecuencia de sus decisiones y criterio interior.

En el caso de la persona que está dormida, cuando el arcano se activa se producen periodos de aislamiento forzado, que se presentan en la vida de la persona de forma simbólica como momentos de enfermedad que requieren reposo, anulación de cursos, viajes o planes; también situación de paro laboral forzoso o de soledad en el hogar. La persona que no es consciente del movimiento de su alma, suele vivir este tiempo con mucha angustia e inquietud, por lo que puede provocar el efecto contrario, de manera que la persona se reactiva y siente la imperiosa necesidad de llenar su vida de múltiples actividades. Esto le llevará a un mayor agotamiento que, si no es atendido, podría desencadenar en una enfermedad más grave.

El buscador conoce ya al Ermitaño. Su acción es imprescindible para poder seguir adelante en el camino. Viene de una prueba de excesos en la Rueda de la Fortuna, donde cual ruleta rusa ha atravesado un momento de máximo movimiento y aceleración vital. Su prueba fue el no identificarse con nada que le resultara ajeno a su propósito de vida. Al principio del camino esta Rueda suele vencer al buscador, que para cuando se da cuenta, ya está inmerso en la acción egóica. Pero al menos se da cuenta de donde está metido y, sobre todo, que ha sido él mismo el que ha elegido las circunstancias que está transitando. Cuando ya se ha detonado el proceso solo queda transitarlo con Templanza.

OAK y EL ERMITAÑO

> *"Convierte tu propia recuperación*
> *en tu prioridad en la vida"*
> Robin Norwood

En la descripción de la esencia, Bach nos presenta a un luchador, a alguien que a pesar de las circunstancias sigue adelante; es tal su esfuerzo, que incluso el estar enfermo le disgusta y no tanto por el dolor y malestar físico que sufre, sino por no poder seguir adelante con su trabajo y sus obligaciones para sí mismo y, sobre todo, para con los demás. Nos recuerda mucho al buen Rey del arquetipo con el que se relaciona a la Esfera de Jesed, de donde parte el Ermitaño en su camino hacia el corazón.

Bach describe a una persona que tiene unas metas por las que luchar, que pueden ser un estatus social, un buen trabajo, una economía holgada, una gran casa, una empresa que da trabajo a gente; así mismo, presenta también a alguien que está preocupado por el bienestar de los demás, y trabaja en pro de que todo vaya bien tanto para sí mismo pero, sobre todo, para los demás.

A primera vista esta actitud parecería un elevado estado de conciencia, tanto por la responsabilidad hacia los deberes adquiridos, como por el hecho de ser una persona preocupada por el bienestar común. Pero entonces ¿Por qué Bach lo incluye como un estado distorsionado cuando sería tan loable lo que la persona está haciendo?

Los seres humanos necesitamos -y más que nunca en esta sociedad actual- guardar un equilibrio entre el tiempo que dedicamos a los quehaceres mundanos o requerimientos del entorno, y el tiempo que nos ofrecemos a nosotros mismos. Además, esta fórmula nunca es matemática o estática, ya que debido a que todo son ciclos, y la vida nos trae acontecimientos nuevos a cada paso, hay épocas en las que estamos más volcados hacia el mundo y sus necesidades, y hay tiempos en los que nuestro ser interior nos pide retirada a la cueva interior.

Sin embargo, vivimos en una sociedad volcada hacia el exterior. El evidente interés de un sistema neoliberal en sostener una sociedad de consumo donde se crean continuamente nuevas necesidades nos exige vivir para trabajar y no trabajar para vivir. Además, el desarrollo de las nuevas tecnologías y la aparición de internet y las redes sociales nos proporciona una ventana de información única donde poder nutrirnos de experiencias ajenas que nos cautivan y nos enajenan. El exponente máximo de todo ello es la televisión y el acceso masivo a los teléfonos móviles que nos arrastran desde nuestro centro de atención hacia una pantalla. Las consecuencias de todo ello son evidentes y conocidas, por lo que evito alargarme en este tema, siendo que hay una extensa bibliografía sobre el tema de los problemas derivados del uso masivo y adictivo de la tecnología.

Pero no sólo los requerimientos de esta sociedad tecnológica y capitalista ponen trabas al Ermitaño, sino que en la base del problema también están los patrones sociales de la entrega a los demás.

Cuando se lee el Evangelio de Jesús, hay lugares en los que se nos invita a dar la vida por los amigos, a amar a nuestros enemigos y a amar a los demás como a nosotros mismos. La imagen que se propone es global y tiene varios niveles de comprensión pero, en cualquier caso, es acorde a su contexto. Es decir, que Jesús daba respuesta a cada circunstancia que se le presentaba, que es totalmente equiparable a las actuales circunstancias que se nos presentan a cada uno de nosotros a día de hoy. Pero al igual que hay que dar la vida por los amigos y amar a los enemigos, también hay que amarse a sí mismo. Esto es, de alguna manera, la misma imagen que queremos trasladar cuando indicamos que hay que mantener un equilibrio entre la atención prestada al afuera y al adentro.

Ahora bien, si amarse a uno mismo es adquirir bienes, comprarse todo lo que nos apetece, atender a los requerimientos de todos nuestros impulsos -viajes, comida, experiencias, relaciones sexuales, etc.- ser ambicioso en el trabajo o ansiar el poder, aparece el conflicto entre los demás y yo. De la misma manera que si amar a los demás es comprarles cosas, darles todo lo que nos piden y prestarles toda nuestra atención, también aparece un conflicto entre los demás y yo.

El Dr. Bach advierte en Oak de la persona que se ha propuesto en la vida metas ambiciosas y que es capaz de llegar incluso a la enfermedad y el agotamiento energético antes que darse un receso. Es el empresario que no puede irse de vacaciones, el pequeño emprendedor que aún enfermo sigue trabajando; es la persona que se excede en exigencias externas como requisito para ser feliz o como grado para sentir que ama a los demás. Esta imagen nos recuerda mucho a los padres y madres abnegadas, a los hombres y mujeres de negocios, grandes ejecutivos, y a las personas que trabajan en ONGs con proyectos de emergencia humanitaria. Hablaría de nuestra relación con lo exterior, de nuestra proyección en el afuera respecto a metas profesionales y sociales; el Ermitaño es un arquetipo masculino. La descripción de Bach de la esencia floral Oak es la del arquetipo del Rey Bueno y Misericordioso que gobierna la Esfera de Jesed: este Rey Bueno, cuando es en exceso misericordioso, retiene la energía en esta esfera sin voluntad de salir de ella en un viaje interior hacia el corazón. Es entonces cuando el hígado se inflama y sobreviene todo tipo de síntomas relacionados con no poder digerir el exterior.

Así que ante tanto requerimiento propio y ajeno, llega el Ermitaño para pedirnos que vayamos hacia adentro, hacia nuestro corazón, para descubrir qué es lo que en verdad vale la pena en la vida. El Ermitaño siempre habla de aquel que va en búsqueda de lo que importa, de aquello que nos proporciona el verdadero ánimo. Esta esencia y el arcano que le rige infunde en el alma prudencia, mesura, sensatez, sentido común, humildad, parsimonia, sabiduría y austeridad.

La vía de salida del estado Oak es siempre volviendo la mirada hacia el interior. De hecho, en la descripción de Bach se ve con claridad que el paciente huye de parar, que es lo que le está pidiendo la enfermedad. No quiere escuchar los síntomas, y es un fastidio tener que estar enfermo y no poder seguir haciendo. Ahí es donde se descubre el verdadero mecanismo del ego que escapa y quiere volver a sumergirse en la Rueda del Karma.

La esencia floral Oak activa el arquetipo del Ermitaño, y la persona entra en una dinámica de introspección, de calma, de lentitud y de soledad. Tiene la necesidad de callar, de irse para dentro, de retirarse. Muchas veces sobreviene una sensación de no encontrarle sentido a nuestro propósito de vida, como si lo que hasta ahora nos hubiéramos propuesto como metas y objetivos, de repente, perdieran su verdadero sentido. Necesitamos reorientarnos.

Por ello la toma de la esencia florar a veces nos lleva a sentir que necesitamos unas vacaciones -y no nos habíamos dado cuenta-. También nos puede hacer caer en la cuenta que determinadas acciones y decisiones que estamos a punto de tomar necesitan una meditación más profunda. Quizá la flor nos invite a querer caminar en soledad y silencio al final del día para poder recapitular lo que nos ha ocurrido durante la jornada, en vez de sentarnos delante de la televisión a seguir engullendo información; o puede ocurrir que recordemos que siempre nos había encantado escribir un diario o tener un lugar en nuestra casa donde poder recluirnos a leer o pintar, como nuestra cueva o lugar sagrado y personal.

Recordemos que las Flores de Bach son desencadenantes de procesos sutiles del alma, que muchas veces se presentan de forma simbólica y casual, al tiempo que también ayudan a atravesar capas, y desatan otros procesos internos anteriores que estaban encubiertos. Sea como sea la acción, siempre significan un avance en el proceso de sanación y de conocerse a sí mismo, pero hay que aprender a leer el lenguaje de lo sutil y simbólico, que es el territorio del alma.

ELM
OLMO
LA JUSTICIA

*"El centro está en cada
parte del Universo"
Alce Negro*

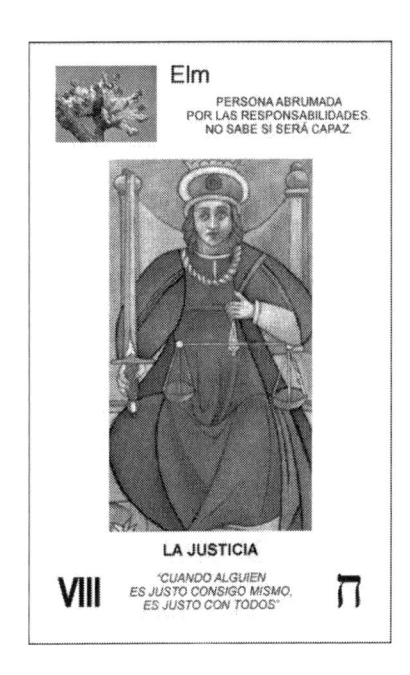

Número: VIII
Letra: ח Jeth
Esferas: Jesed a Geburah
Correspondencia corporal: Tórax, corazón, pulmones, vertebras dorsales. Sistema circulatorio: venas y arterias.

ELM (Ulmus proceda)

"Para aquellos que están haciendo un buen trabajo, que están siguiendo la vocación de su vida y esperan hacer algo de importancia, frecuentemente en beneficio de la humanidad. A veces pueden tener momentos de depresión, cuando sienten que la tarea que han emprendido es demasiado difícil y sobre pasa el poder de un ser humano".
E. Bach. Los Doce Sanadores y otros remedios.

Palabras clave: Sentimiento ocasional de incapacidad. Abrumado por responsabilidades. Cansancio, stress, agobio, sobre exigencia, sentimiento transitorio de incapacidad, inseguridad, desconfianza, debilidad, inadecuación, vacilación, accidentes cerebro vasculares. Claudicación.

LA JUSTICIA

Este movimiento simboliza la ponderación, el valorar todas las opciones, el estar receptivo a todas las facetas de uno mismo. Así mismo habla de un ritmo: igual que se necesita llenar, se necesita vaciar; igual que se necesita ser misericordioso y recibir, al momento siguiente hace falta restringir y eliminar aquello que no se precisa más de uno mismo.

En el proceso de evolución del ser, este arquetipo aparece tras el proceso de interiorización del Ermitaño, que imprimen en el alma del buscador la certeza de que el camino es individual y que los juicios de valor son personales. El alma nos pide que miremos con nuevos ojos nuestra realidad hasta ahora existente. Hay muchas cosas en nuestra vida que necesitan ser evaluadas, ponderadas y sometidas a juicio. Hay partes de nosotros que nunca han entrado en la ecuación de las decisiones, y partes que hegemonizan nuestra personalidad. **Hay lugares interiores que nunca exploramos, y otros que sobreexplotamos.**

La acción de la balanza de la Justicia sería como querer reorganizar los muebles de una habitación que sentimos en desarmonía. Hace falta una evaluación de todos los muebles, de sus características -tamaño, colores, textura, estilos, etc.-, para poder reubicarlos de manera que, probablemente, habrá muebles que apenas utilizábamos y que no tenían presencia en nuestra vida y que pasan a ser utilizados y nos prestan un mejor servicio, al tiempo que otros son reubicados de manera que permiten acceder a un mayor grado de armonía y belleza -mover una mesa que estaba infrautilizada en un rincón, reubicar un sillón que apenas dejaba espacio, cambiar una lámpara de sitio que da más luz a la habitación, etc.-.

En este proceso de ajuste cada parte aporta sus razones, como en el Juicio del Rey Salomón. Lo poderoso de este arquetipo es que la figura femenina escucha a ambas partes de forma impávida, con la mirada neutra, como se puede apreciar en el Tarot de Marsella. Confía en la verdad que reside en el corazón, como ese fiel de la balanza, que proviene desde la verdad interior de La Sacerdotisa que, como se puede apreciar en el Árbol, es un sendero que desciende desde el Espíritu-Keter, hasta el corazón, como eje central de la balanza. Esa verdad que viene desde los planos superiores de conciencia llega al corazón-Tifaret para dar una respuesta más evolucionada. Pero para que la respuesta llegue, hace falta el proceso alquímico de que los opuestos estén presentes y en igualdad de condiciones. Como dice la máxima alquímica: *"El equilibrio es la base de la Gran Obra"*. Sólo en presencia de esta Dama es posible la Vida -de ahí que la imagen aparezca embarazada-, ya que los opuestos son contemplados con ecuanimidad. Sólo en la medida en que se tiene la actitud de imparcialidad, de apertura y de discernimiento nos abrimos a la verdadera fuente de Vida Eterna.

La espada simboliza la actitud de valentía que hay que mostrar para el discernimiento. Y es que una vez se sopesan las circunstancias y el corazón conoce la verdad, sólo queda un camino, y es el restablecimiento de la armonía, que muchas veces viene de la mano de la restricción y el reajuste. Esta acción de la espada también viene simbolizada por la imagen de ver el corazón como la gran joya. Se describe el corazón como un diamante en bruto que, al ser facetado por la acción de la espada, es capaz de reflejar en sus caras la luz blanca y producir todos los colores del arco iris. Esta imagen simboliza que la acción de la valentía y restricción propias de la Justicia permiten acoger en sí todos los aspectos del ser, todas las expresiones de la humanidad (los 7 colores). Aunque resulta paradójico, aquello que parece duro y restrictivo, en realidad permite la coexistencia de todas las expresiones. Esto es el Amor.

ELM Y LA JUSTICIA

"La posición del artista es humilde.
En esencia no es más que un canal"
Piet Mondrian

La descripción del Dr. Bach del estado Elm nos recuerda mucho al caballero andante de los cuentos de hadas, donde el héroe acepta grandes desafíos y trabajos hercúleos. Es un conquistador que parte en la búsqueda de tierras, fama, fortuna, amor, libertad y justicia. La esencia de este personaje es la nobleza de espíritu que se manifiesta en forma de preocupación y compasión por los otros. Es justiciero, y no tolera los abusos a los más débiles e indefensos. Con su espada protege a los desvalidos, y no duda en embarcarse en cruzadas por una ética y moral superior a la media, en beneficio de su pueblo o nación. Vemos también ejemplos reales de esto en personajes históricos como el Rey Arturo o El Cid Campeador.

Pero siempre, antes o después, el héroe se encuentra con que la empresa que ha comenzado se *des dimensiona* de tal manera que se ve sobrepasado por la magnitud de los requerimientos, y son tantas las situaciones que reclaman atención, cuidado y justicia, que cree que las fuerzas no podrán acompañarle. Esta situación se repite una y otra vez y vemos a los modernos héroes Superman o Batman entrando en periodos de desolación y pérdida del propósito, donde se ven sobrepasados por la magnitud de la cruzada que comenzaron.

El desafío más importante del héroe es iniciar la búsqueda del tesoro o de la fuerza dentro de sí mismo para poder completar la misión que ha aceptado, al tiempo que deberá otorgar a su comunidad los dones obtenidos en la travesía realizada.

Para ello el héroe necesita ir hacia dentro (El Ermitaño) y hacer un análisis y revisión de todo lo acontecido (La Justicia). Necesita encontrar un nuevo equilibrio entre el bien y el mal, entre su deseo de amor y misericordia, y el odio que le produce la actuación de los malvados e inescrupulosos. Para ello, antes o después, el héroe necesita enfrentarse a sí mismo en su forma oscura y malvada. Este guión tan recurrente en cuentos y novelas habla de un mismo aspecto: **la búsqueda de la moral interior.**

Es en el corazón donde reside la escala de valores **personal** de cada uno; ya no solo es la escala de valores social: no matar, no mentir o no robar, etc., sino que dentro de cada uno de nosotros reside un héroe o heroína que, en la medida que abre su corazón, no se puede quedar impasible ante las injusticias y el dolor ajeno, por lo que antes o después toma la decisión de hacer de su vida un camino de servicio para construir una sociedad más justa y amorosa.

El camino de búsqueda de sí lleva siempre a un único lugar, al corazón. Y abrir el corazón a si mismo trae inherente el abrirlo también a los demás, porque en el momento en que entramos en la verdadera individualidad, tomamos conciencia que en realidad somos todos Uno en el Amor, y que el Universo es una infinita red de conexiones. Todo está relacionado con todo.

El estado Elm descrito hablaría de alguien que ya ha pasado por la toma de decisión de comprometerse consigo mismo y con los demás. Es alguien que conoce su misión en la vida -por lo cual ya ha pasado un proceso de búsqueda-, y se siente bien con lo que hace, encontrándole sentido. Pero algo falla: le abruma el exceso de responsabilidad.

La persona en el estado Elm negativo está agobiada y descorazonada. Es aquí donde la esencia floral, regida por el arquetipo de La Justicia, viene a transformar ese estado de agobio y rigidez. La Justicia abre el corazón de la persona a la escucha de partes que no están siendo atendidas, permitiendo a la persona redimensionar y reubicar sus compromisos.

Ejemplos de ello son los ejecutivos y empresarios agobiados por poder sacar adelante la empresa de la que depende el sueldo de tantas familias; o quizá la madre de familia que atiende no sólo a sus hijos sino también a sus padres ancianos, y siente que debería colaborar con la asociación de padres de la escuela, le gustaría servir como voluntaria en alguna ONG al tiempo que siente la angustia de amistades que están enfermas o necesitadas.

Elm no duda de su eficacia para con sus obligaciones. Sólo duda de estar a la altura cuando ve que la situación, por motivos ajenos a él, escapa a su control y amenaza sus expectativas.

La *rigidez* en ELM viene dada por qué no puede flexibilizarse, es decir, adaptarse a la forma en que se presentan las circunstancias. Ante un imprevisto, Elm es incapaz de medir y ponderar los diferentes elementos para tomar una decisión u otra. Y esta postura tiene mucho que ver con la falta de apertura a la energía que proviene de La Sacerdotisa, que, como Voz Interior, viene a ser el fiel de la balanza en cada caso. Porque recordemos que no hay dos circunstancias iguales.

En el Evangelio vemos la lección del Maestro Jesús a este estado Elm negativo cuando, a pesar de que todos le requerían y le buscaban para que hiciera milagros y curaciones, Él daba en cada momento la respuesta que consideraba desde su corazón: a veces curaba, otras pedía a la persona que tuviera fe; en ocasiones se apartaba por un tiempo de la multitud que le perseguía y en otras hacía sermones para miles de personas. Esta actitud de Jesús es la perfecta resolución del conflicto de Elm. En cada circunstancia su respuesta era ponderada en la balanza de la justicia a la luz de su Voz Interior, alineada la Voluntad del Padre, de forma que era fiel a sí mismo.

A la luz de este ejemplo del Maestro Jesús, no debemos desalentarnos en aceptar la misión que cada uno de nosotros tenemos en esta vida, y abrazar el compromiso y la responsabilidad que ello conlleva. Estos elementos morales de servicio, responsabilidad, compromiso, veracidad, honestidad, impecabilidad, honradez, sinceridad, respeto y escucha son los rasgos que nos definen como humanos, y son el suelo donde apoyarnos para alcanzar estados de conciencia de nosotros cada vez más profundos.

Por ello la trampa que el ego tiende en el estado distorsionado de Elm se resuelve desde los elementos de La Justicia de la balanza que pondera, y la espada que, con discernimiento y rectitud, es capaz de poner un límite claro a todo aquello que no es justo ni ético.

Si es amoroso para nosotros, es amoroso para todos. Si es justo para uno, es justo para todos.

El Dr. Bach habla en sus prescripciones de estados transitorios y de temperamentos. Como médico homeópata que era, rescata este saber de tratar los temperamentos como remedio único que armonizaba de forma global a la persona. En ese sentido Elm también es una esencia que armoniza el temperamento de aquella persona que nace con una predisposición hacia el servicio a la sociedad. La persona con tipología Elm tiene una gran sensibilidad hacia las injusticias sociales y la situación de los más desfavorecidos. Lo que ocurre es que la necesidad social es tan amplia y extensa, que la labor se hace inconmensurable. En ese sentido la esencia floral ayuda a activar el arcano de La Justicia, y la persona puede salir del estado de agobio y angustia en el que entra ante el desbordamiento por la inacabable necesidad externa. Elm activa una mesura interior, una ponderación de recursos internos y de prioridades externas, y encuentra la medida justa entre las fuerzas disponibles y los requerimientos sociales. Ahí la persona se convierte en un ladrillo del edificio de La Justicia, y no en la pared que cree ser donde se apoyan todos.

Aquel que ha pasado por el estadio del Ermitaño y sabe que las respuestas a la propia vida sólo provienen de la escala de valores interior, puede entrar en una Justicia mayor, donde lo que para otros es egoísmo, en él es prudencia y valentía. Esto quiere decir que, una vez atravesado el desierto, el buscador debe abrazar la soledad del camino individual, y no esperar que otros aprueben sus decisiones y juicios. En este sentido, Elm aporta certidumbre y fortaleza al buscador ermitaño que en soledad camina desde su propia luz interior, muchas veces incomprendido y criticado desde el afuera.

La esencia también está indicada para aquellos jóvenes idealistas que comienzan proyectos con el corazón inundado de amor a los demás. En un primer estado Vervain quieren liderar un nuevo movimiento social, pero antes o después la vida les llevará a un extremo de agotamiento, de desbordamiento o de falta de recursos que hará que entren en la desesperanza y el descorazonamiento. Ahí es cuando Elm infunde la perseverancia para no irse al otro extremo y abandonarlo todo, sino que encontrar un nuevo orden, una nueva mesura, un nuevo ajuste a su dar y recibir, para poder perseverar en su loable acción.

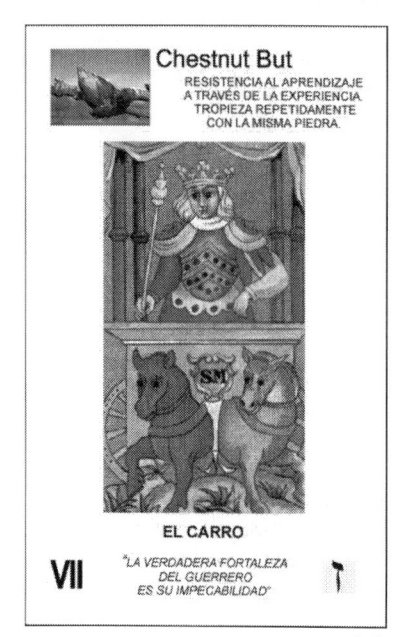

CHESTNUT BUD

BROTE DE CASTAÑO

EL CARRO

*"De todo, quedaron tres cosas:
La certeza de que estaba
siempre comenzando,
la certeza de que había que seguir
y la certeza de que sería interrumpido antes de terminar.
Hacer de la interrupción
un camino nuevo,
hacer de la caída, un paso de danza,
del miedo, una escalera,
del sueño, un puente, de la búsqueda, un encuentro".*
Fernando Pessoa

Número: VII

Letra: ז Zayn

Esferas: Binah a Geburah

Correspondencia corporal: Brazo, mano y hombro izquierdos. Lado izquierdo de la cara y la cabeza. A veces también se refleja en síntomas en bazo y páncreas, boca y garganta.

CHESTNUT BUD (Aesculus hippocastanum)

"Para quienes no sacan amplio provecho de la observación y de la experiencia, y que tardan más tiempo que otros en aprender las lecciones de la vida diaria. Mientras que una sola experiencia sería suficiente para algunos, estas personas necesitan tener más, a veces varias, antes de aprender la lección. Por tanto, muy a pesar suyo, se encuentran cometiendo el mismo error en diferentes ocasiones, cuando una sola vez hubiera sido suficiente, o bien cuando la observación de los otros hubiera podido evitar incluso ese primer error".

E. Bach. Los Doce Sanadores y otros remedios.

Palabras Clave: Repite errores. Falta de observación. Problemas de aprendizaje, retardos, dislexia, falta de sincronización hemisférica, falta de madurez psíquica, poca retención, falta de atención.

EL CARRO

El Carro es un arquetipo de acción y de avance. En otros Tarot se le llama DARSE CUENTA o EL CARRO DEL TRIUNFO, apelando a la esencia del movimiento: aquel que es capaz de triunfar sobre sí mismo.

El Carro aparece como etapa de evolución cuando la persona siente la necesidad de dejar de repetir siempre los mismos errores, y quiere avanzar. Necesita que algo sustancial cambie, no tanto en la forma externa, sino en la esencia o CALIDAD de la experiencia. Es por ello que esta carta se relaciona con la ambición, las ganas de crecer y de ser mejores.

Aquel que quiere avanzar, que quiere darse cuenta, ya no puede por más tiempo esperar que la respuesta le venga desde fuera. Antes o después tiene que tomar la decisión de ser él mismo el maestro de su propia vida, aquel que se impulsa a sí mismo, que toma la vida entre sus manos y sabe que solo de él depende su evolución.

La nobleza es un valor ético de alto nivel. Noble es aquel que está dispuesto a darlo todo hasta las últimas consecuencias. Es aquel que mira primero la viga en su ojo antes de ver la paja en el ojo ajeno. Por ello, siempre que aparece esta carta, es un momento que indica que ya se tienen suficientes elementos de juicio para avanzar y no volver a pasar por lo mismo de nuevo.

Una buena meditación sobre esta carta es plantearnos ¿que nos impulsa?, ¿que nos mueve a hacer las cosas?, ¿donde ponemos nuestra ambición? Esta carta es una carta de avance, pero ¿hacia dónde? Cuando queremos avanzar, sólo en la medida en que hayamos hecho un buen análisis en el movimiento anterior de La Justicia, y hayamos ponderado todas las partes, el avance es posible.

Tanto el sendero del Carro como el movimiento siguiente, el de Los Enamorados, son arquetipos de vaciado, de eliminación, de discernimiento y de restricción, ya que ambos están regidos por Binah, la delimitadora de la Forma, la que pone límites, la energía que define *El Círculo que no se pasa*.

131

De la misma manera que La Justicia no plantea nada nuevo, sino que abarca y pondera las partes ya existentes, en el arquetipo del Carro la energía nos mueve a, sobre lo ya conocido, mejorar, avanzar, no volver a errar; hacer las cosas de manera más inteligente, más eficaz, con mayor calidad. El guerrero del Carro evalúa sus actuales circunstancias y decide eliminar aquellas que le hacen repetir viejas pautas de comportamiento inútiles para su avance.

Cuando este arquetipo está mal entendido, aparecen en la personalidad tendencias al exceso de ambición y responsabilidad, así como adicción al trabajo. El avance es interpretado por la personalidad como querer más en el plano terrenal: nivel económico, posición social o poder en el ámbito laboral. También puede aparecer exceso de exigencia y agotamiento por unas metas demasiado altas. Estas distorsiones son fruto de no haber hecho un paso previo por el corazón y su balance.

Sin embargo, en el buscador encontramos que es un momento donde hay una gran afluencia de fuerza vital (los caballos), y sentimos un impulso poderoso hacia metas mayores. Aparece el deseo de hacer las cosas mejor, de dejar de sufrir, de quitarnos trabas, de evitar las piedras con las que tropezamos. Eso no significa que sea fácil, ya que el ganar en calidad e impecabilidad siempre va acompañado de trabajo y exigencia, pero sabemos que estamos avanzando hacia una forma de ser que nos va a permitir estar mejor y sentirnos en plenitud, por lo que aceptamos el tránsito con alegría y agradecimiento.

La comprensión última de este joven guerrero es que *la meta es el camino*. Sólo transitando la vía que a cada uno nos corresponde se llega al conocimiento de sí, por lo que según la actitud interior de cada uno, podemos quedarnos en un borde del camino compadeciéndonos de nosotros mismos, o podemos subir al **Carro del Triunfador sobre sí mismo**, y saber que el tránsito no será fácil, habrá caídas, miedos e incertidumbres, pero de todo se aprende y la actitud del vencedor es no tener que volver a pasar dos veces por el mismo sufrimiento. Ese es el compromiso consigo mismo, su auto restricción y su nobleza. Ya no hay nadie a quien culpar en el afuera. Todo está dentro y es sólo en la medida en que vencemos las tendencias egóicas que sucede el verdadero avance.

Nadie puede vencer a aquel que se vence a sí mismo.

CHESTNUT BUD y EL CARRO

> *"Alguien a quien le gusta aprender*
> *está muy cerca del saber"*
> Confucio

En el camino espiritual se describe que el error en realidad no existe. Sólo existe la mayor o menor cantidad de veces que tenemos que pasar por una misma lección para aprenderla. Toda experiencia trae consigo una lección, un aprendizaje del que podemos o no ser conscientes. Luego no sería tanto un problema de equivocación, sino del tiempo que uno tarda en iluminar un aspecto de su ser. El problema radica en que, en general, esa experiencia repetitiva que viene como lección, si no se aprende, trae cada vez más dolor y sufrimiento. Todo en el Universo es acorde a la Ley, y a cada acción le sigue una reacción. Si actuamos en contra de nosotros mismos, nos vendrá de vuelta el mismo sufrimiento que nos hemos infringido. Y de igual modo si actuamos egoístamente con los demás.

El estado descrito por el Dr. Bach en la esencia del Chestnut Bud, habla de alguien que comete una y otra vez los mismos errores. Parece reacio a aprender. Estas personas se escudan detrás de un argumento como que ellos son así y no pueden cambiar o no pueden evitarlo.

Suelen ser personas que adoptan un papel en la vida del despistado, del torpe, del que rompe cosas, del que no se ha dado cuenta pero se deja el grifo abierto. Todo ello sin querer, todo inconscientemente, todo sin darse cuenta. No hay mala voluntad, solo despiste.

Pero esa posición encierra una fuerte resistencia al aprendizaje por falta de límites. No se quiere la responsabilidad que supone aceptar la suerte de uno mismo entre sus manos, y hacerse dueño y señor de su propio destino.

El estado Chestnut Bud negativo tiene diferentes niveles de expresión. El nivel más inconsciente supone lo descrito como despiste, incapacidad de aprendizaje o torpeza. Si uno se queda ahí por la creencia de que es así, la esencia floral le ayuda a desenmascarar esa fachada y abrirse a la posibilidad de que quizá se puede cambiar y dejar de ser el despistado que ha sido hasta ahora. Ahí vemos el arquetipo del Carro imprimiendo un primer avance en la persona. La flor muestra le posibles vías alternativas de ser y actuar, que rescatan a la persona de su estancamiento en el error repetitivo.

Si la persona continua tomando la esencia floral, el trabajo del alma avanza y aparece la siguiente capa, donde la flor incluye en la psique la gran pregunta formulada desde el arcano VII: **el para qué** de las cosas. Esa gran pregunta redimensiona el trabajo y el esfuerzo. Chestnut Bud abre el corazón de la persona y el amor a sí mismo impulsa a querer dejar de sufrir. La esencia moviliza la voluntad de querer dejar de pasar por situaciones que nos entorpecen el trabajo, nos hacen perder tiempo, nos cuestan dinero y nos traen mucha insatisfacción y frustración. La persona comienza a llenarse de un sano amor propio, y la impecabilidad del guerrero que le imprime el arcano del Carro del Triunfo le permite comenzar a vencerse a sí mismo.

Si se persevera en el trabajo interior de Chestnut Bud, la persona entrará en una re evaluación de su vida y de sus circunstancias actuales, poniendo límites sanos a dinámicas patológicas, consiguiendo así un verdadero avance vital.

La esencia Chestnut Bud está muy indicada en niños con dificultad de aprendizaje. Esta situación es muy habitual en los niños que no quieren crecer y hacerse mayores; son niños con un gran mundo interior, muy imaginativos, que viven en un universo mágico creado por ellos donde las cosas se solucionan siempre de forma fácil y donde seres mitológicos son sus compañeros de juego. Esta etapa mágica, correspondiente a la edad entre los 3 a los 10 años, está muy bien descrita en el libro *La Tierra como Escuela*, del Dr. R. Crottogini. Al igual que es una etapa necesaria y armónica para el desarrollo de la psique, también es necesario ponerle un límite que, en la mayoría de casos viene desde la propia experiencia vital. Sin embargo hay niños más inmaduros o más resistentes a salir de ese mundo íntimo y personal en el que se sienten dueños y señores, al tiempo que las cosas se solucionan *por arte de magia*. Este complejo egóico tiene mucho que ver con la falta de límites.

Si este apego al pensamiento mágico no se aborda desde la infancia puede crear complejos de inferioridad y malos estudiantes en niños que son en realidad brillantes intelectual y creativamente, lo que dará a la larga a una baja autoestima y a una frustración en el ámbito profesional. El problema más frecuente es la combinación de niños muy imaginativos y con un gran mundo interior que tienen unos padres sobreprotectores o con incapacidad para poner límites. Eso permite crear en la psique del niño la imagen de que siempre hay una *puerta trasera*, una posibilidad de escapar al dolor o sufrimiento consecuente por sus actos negligentes. En muchos casos la persona utiliza mucho de su potencial intelectual en encontrar la forma de evadir la responsabilidad y el aprendizaje implícito a la experiencia. La esencia floral Chestnut Bud viene a activar en el niño mágico el interés por el resultado.

Vemos aquí como tanto los arcanos VII (El Carro) como el X (La Rueda de la Fortuna) proponen, cada uno desde su armónico, una forma de escapar o evadirse. En el **arcano X** veíamos a Clematis como una persona con falta de interés por las actuales circunstancias. Esa desmotivación le llevaba a no querer vivir la vida que estaba viviendo. En el caso del sendero del **Carro** lo que ocurre es que la persona no tiene interés por aprender, o tiene dificultad donde otros aprenden en una o dos veces. En ambos casos vemos un factor común, que tiene que ver con la desconexión con la experiencia. En ambos arcanos hay un parámetro común: EL TIEMPO. Recordemos que El Carro maneja la dimensión de Kairos, y La Rueda de la Fortuna la dimensión de Chronos. Ambos tiempos son, en cualquier caso, un parámetro de límites. Chronos habla del tiempo lineal, el que medimos con el reloj. Para la persona en estado Clematis negativo, hay un deseo de que el tiempo pase rápido, y poder terminar cuanto antes con una situación que le resulta desagradable o insulsa. En el caso del estado negativo de Chestnut Bud la persona se atasca una y mil veces en la misma experiencia, por lo que no hay avance y aprendizaje, y parecería que el tiempo se detiene en esa circunstancia.

Recordemos de nuevo que el TIEMPO es una dimensión que imprime límites. Los límites que presenta esta realidad material son los que moldean la vida de cada persona. Aceptar los límites de cada situación, como, por ejemplo, que tenemos un número limitado de oportunidades para examinarnos de una asignatura o para la obtención de un puesto de trabajo, etc., nos permite poner atención a las actuales circunstancias. En el caso de La Rueda, la persona retoma el interés en su vida al poder reconectar con su centro, con su eje, donde reside el ánimo interior. En el caso del Carro del Triunfo aparece el respeto a uno mismo y con ello las ganas de dejar de sufrir y avanzar, propias del guerrero espiritual.

También la esencia Chestnut Bud es muy útil en los casos de personas que hacen de sus despistes una manera de ser bohemia, sofisticada o intelectualoide. Son todos aquellos que viven una vida al borde de la sociedad: despreocupados, despistados, fluyendo con las circunstancias, etc. Viven en una postura en la que parecería que están por encima del bien y el mal, por encima de las responsabilidades que a otros atrapan y en un desapego económico que permitiría esa condescendencia hacia sus olvidos: dejan las luces encendidas, los grifos abiertos, etc. Esta situación nos permite hablar de la diferencia entre el sano fluir del que hablan los maestros espirituales, del fluir patológico que presentan estos personajes.

El sano fluir con las circunstancias hablaría del vencerse a sí mismo. ¿Qué significa esto? significa que cuando la vida nos trae experiencias dolorosas o que nos requieren un esfuerzo, la actitud del guerrero es ver en ellas una oportunidad de crecimiento, y emplear su energía como avance. Esta es también la base del fundamento místico de las artes marciales. Sin embargo, el fluir patológico se expresaría como todo lo contrario, es decir, que para cuando las circunstancias vienen a proponerme una lección, la evito desde el despiste o el olvido. En realidad no quiero aprender porque no quiero hacerme responsable de mi propia vida.

En estos casos Chestnut Bud imprime en la persona una necesidad de dar a su vida una dirección. Por ello la flor impulsa al avance y a las ganas de dejar de dar vueltas, así como a ponerse en marcha hacia su propio destino.

VINE
VID

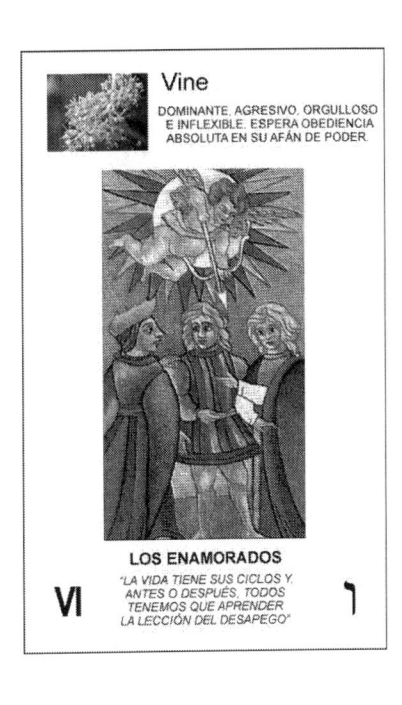

LOS ENAMORADOS

"Te cojo la palabra, Julieta.
Dime tan sólo: ¡Amado mío!,
dame ese nuevo bautismo,
y nunca, ¡oh!, nunca
volveré a ser Romeo"
W. Shakespeare

Número: VI
Letra: ו Vav
Esferas: Binah a Tifaret
Correspondencia corporal: Músculos, tendones y ligamentos. Pulmones, tórax. Costado izquierdo. Procesos relacionados con la alimentación y los biorritmos.

VINE (Vitis vinífera)

"Para gente muy capaz, segura de su habilidad y con fe en el éxito. Siendo tan seguros, creen que sería bueno para los demás dejarse convencer para hacer las cosas como ellos mismos las hacen, o en la forma que ellos consideran sea la correcta. Incluso en la enfermedad dirigen su propio tratamiento. Pueden ser personas muy valiosas en casos de emergencia"

E. Bach. *Los Doce Sanadores y otros remedios.*

Palabras Clave: Dominantes. Inflexibles. Líderes.

LOS ENAMORADOS

Esta carta habla de la verdadera **DECISIÓN DE CAMINOS**. Es una encrucijada en la que el personaje central -nuestra alma en busca de su plenitud-, se encuentra ante dos opciones: el pasado y el futuro, lo banal y lo puro, lo viejo conocido o lo nuevo por conocer.

El pasado se presenta como lo conocido, lo afín, lo seguro, aquello que me proporciona un placer inmediato, representado por la mujer vieja de la izquierda. Es vista también como la madre biológica, que con sus cuidados y afectos, manipula al hijo para que no emprenda nunca el vuelo y deje el nido.

Es clave aquí la presencia de la joven Reina –la joven figura de la derecha- que, con su energía, da a la posibilidad de que la elección sea posible. En el centro de la carta está el joven Rey, como nuestra energía masculina de avance y triunfo. Se ha vencido a sí mismo en El Carro del Triunfo, pero ahora se le propone aprender a aceptar algo nuevo, diferente y opuesto. Esta posibilidad la da la joven fémina, no la vieja matrona: con la joven Dama, el tránsito es un camino de Fe; con la vieja, es un camino de seguridades, un camino de Muerte. Este guerrero puede elegir una vida en solitario, siendo dueño y señor de sus propias decisiones, de su propio destino, y transitar una existencia donde su máxima sea la nobleza y la calidad: hará de la auditoría, el autoanálisis y la responsabilidad su meta de vida, pero sólo en la medida que se subyugue a una voluntad terrena esta etapa podrá perdurar. Si su corazón está abierto a la Voluntad de su Yo Soy, antes o después aparecerá su Amada.

Así que la pregunta aquí es si la persona querrá quedarse en una vida individual de triunfo sobre su auriga monoplaza, o decidirá un tránsito en pareja. La existencia de esa nueva posibilidad es gracias a la intervención divina representada por esos rayos celestiales y el querubín. Esta joven representa tanto nuestra compañera de alma, nuestra complementaria, como nuestra alma tras personal.

Esta carta se presenta en los acontecimientos exteriores como un momento de enamoramiento hacia otra persona, un encuentro con nuestra alma gemela, un reencuentro entre parejas o una propuesta de fusión de empresas de diferentes áreas que crean un consorcio. Son momentos en los que se unen elementos diferentes, opuestos o complementarios, que permiten la ampliación de las posibilidades que hasta ahora existían. Para que esta unión y convivencia sea posible hace falta Fe y apertura de miras: si nos quedamos en lo conocido, en lo protocolizado, en lo que se supone que tiene que ser (la vieja nodriza), entonces la unión no será posible.

Si lo miramos más allá de las proyecciones exteriores, y trasladamos todos los personajes a nuestro interior, la invitación de este arquetipo es a la unificación de nuestro masculino y nuestro femenino. Pide un acercamiento, reconocimiento y decisión de unificación entre nuestros opuestos. Todos sabemos lo difícil que es el encuentro entre opuestos. A nivel egóico esta oposición lleva a los seres humanos hasta la guerra y el asesinato. Sin embargo aquí, bajo la intervención divina, se muestra la posibilidad del encuentro y de la unión de ambos polos, lo cual produce siempre una nueva posibilidad, una nueva vía, una nueva oportunidad. La Justicia permitió que partes de nosotros arrinconadas salieran al escenario y fueran atendidas. Pero lo que ahora se propone es **una nueva vía**, que solo es posible por la fusión total de ambas polaridades.

La aparición de las nuevas oportunidades en la vida no es cuestión de azar, sino que obedece a una disposición interior. Hay una creencia popular que dice que cuando uno tiene el corazón abierto, aparece el amor de su vida. Esta visión de amor romántico es una interpretación simple de lo que ocurre en planos más profundos. Porque el único Amor verdadero es aquel que brota desde nuestra dimensión espiritual -escena celestial de la carta-. Cuando nos abrimos a esa dimensión en nosotros, se producen las Bodas Alquímicas, y el Ánimus se une al Ánima. El Espíritu desciende a la Materia, y se fusiona en un SI eterno. Esta unión de opuestos, esta boda entre complementarios permite al femenino proponer sus posibilidades como tierra fértil y a nuestro masculino proponer la línea o dirección más adecuada: Tierra y Sol, receptividad y propósito, llave y cerradura.

La decisión de caminos es el ejercicio real del Libre Albedrío. El buscador no opta por lo más sencillo en apariencia, al menos a corto plazo, pero si por lo más armónico y lo más bello -esto es posible gracias a la influencia de la esfera de Tifaret-. Ya no elegimos lo seguro, sino lo bello. Ya no es lo práctico de la madre, sino lo armónico de la compañera, de la gemela, de nuestra igual. Ya en el sendero VII del Carro nos vencimos a nosotros mismos y elegimos la calidad y no lo fácil. Ahora en Los Enamorados elegimos lo opuesto a nosotros, aquello que nos complementa, nos completa: no como dos medias naranjas, sino como dos naranjas completas que se fusionan dando un jugo de vida.

Siempre que hay una elección, hay un vaciado. Hay algo a lo que decimos que SI, y como consecuencia hay algo a lo que decimos que NO.

Todo aquello a lo que decimos que no se va de nuestras vidas y, si la elección es real, desde el corazón, ya no vuelve nunca más. Por eso Los Enamorados es una carta de vaciado.

Este arquetipo también nos recuerda que no se puede tener todo. Como dice un viejo dicho: "no se puede nadar y guardar la ropa". Uno tiene que elegir dónde está su corazón, y donde está su lugar de servicio. Recordemos que el sendero VI está relacionado con el sendero XV (El Diablo), y forman una familia (15→1+5= 6). Esto habla de que la energía del Amor Divino es tan poderosa que es capaz de sacar al ser del estado diabólico de sensación de separación y requerimientos. Siempre que sentimos que estamos demasiado requeridos por el entorno es bueno saber que la vida nos está pidiendo una elección de caminos. El ego lo quiere todo, no quiere soltar nada, no quiere perder, sino llenarse de todos los elementos de control posible. **El ego teme al VACIO.** Es por ello que el mejor antídoto contra un exceso de requerimientos y agobio es una buena decisión, y la mayor parte de las veces lo elegido por el corazón no será lo más lógico, o lo más conveniente, sino aquello que nos hace sentirnos libres y en paz con nosotros mismos.

LOS ENAMORADOS Y VINE

"Elige un buen terreno para tu casa.
Elige lo profundo para tu corazón.
Elige para los demás la benevolencia.
Elige en las palabras la verdad.
Elige en política el buen orden.
Elige en negocios la eficacia.
Elige para actuar la oportunidad.
No rivalices: serás irreprochable"
Tao-Te-King

Para describir la personalidad Vine es muy didáctico observar el comportamiento mismo de la planta. La vid es una planta trepadora muy fuerte que se aferra con sus poderosos zarcillos a paredes y muros -que ya son superficies duras de por sí-. Pero ella consigue doblegar esa dureza y hacer de ella su morada. Se sostiene a expensas de otros, ya que por sí sola lo único que podría hacer es extenderse por el suelo, con el riesgo que ello supone de ser pisoteada. Es por ello que se aferra a otros para trepar, para subir, para conseguir metas más altas, que por sí sola no podría. Tiene un tronco que, aunque fuerte, es flexible y fino, ya que el vigor de la planta le lleva a expandirse, a ganar terreno, y no a engrosar año a año su tronco, como lo haría, por ejemplo, el Roble.

Vemos como el Dr. Bach vio en el comportamiento de la planta una similitud asombrosa con la personalidad del tirano, tan bien reflejada en la novela *El Príncipe* de Maquiavelo. Se describe a una persona que utiliza a los demás para alcanzar sus propósitos, pero no lo hace por la vía de la manipulación emocional, como haría una personalidad Chicory, sino que lo hace por la vía de la imposición, la extorsión, la intransigencia y el abuso de poder. La clave de esta esencia es el PODER.

Son personas con fuerza, con capacidad -el mismo Bach las describe como *"personas muy valiosas"*-, que al igual que la planta, son vigorosas y resistentes a las inclemencias de la vida -sequia, sol, dureza del suelo, etc.-. En un estado sano y equilibrado, son personas incansables y vigorosas, que llevan adelante situaciones que para otros son una proeza. Es la madre de familia numerosa, directores de colegios, hospitales o instituciones en general, etc. Personas que regentan con poder, amor y sabiduría el cuidado de otras personas.

Hay una frase que dice: *"el poder corrompe y, el poder absoluto corrompe absolutamente"*. Desde ahí hay que comenzar definiendo qué es el **poder: es la capacidad de ser dueño de sí mismo.** Dice la Cábala que la esfera del Poder está en Geburah, y que cuanto más nos auto restringimos a nosotros mismos, más acceso al Poder tenemos. Es por ello que hay que distinguir el poder personal que nos lleva a la plenitud de vida, de aquel "poder" proyectado en el afuera como dominación de los demás. A ese segundo tipo de poder se le conoce como tiranía.

El tirano es aquel que domina a aquellos a los que tiene bajo su cargo o dependencia. Es característico el hecho de que el tirano no escucha a los demás: sólo se escucha a sí mismo. Esa tiranía a veces viene por una personalidad fuerte y dominadora, aunque en otras ocasiones viene como una personalidad creada desde un entorno que entroniza y empodera. Pongamos varios ejemplos:

Hablamos de los padres que depositan en los hijos responsabilidades que no son acordes a su edad, en un afán de ganarse su cariño, de evitar la confrontación de los límites o evitar tomar decisiones de las que se tienen que hacer cargo.

Hablamos de la pareja que hace de los hijos su motivo de vida, entronizándolos y concediéndoles tal protagonismo en sus vidas, que los transforma en unos déspotas.

Hablamos de los padres que quieren ser amigos y colegas de sus hijos, contándoles muchas veces problemas del matrimonio o situaciones existenciales que no les corresponden, depositando sobre los niños una información que les da poder sobre los padres como argumentos de manipulación posterior.

Hablamos de los hijos mayores a los que los padres conceden el poder de mandar sobre sus hermanos menores -en vez de trabajar las dinámicas familiares con cariño y respeto-. Se vuelven mandones en sus vidas, porque repiten con posterioridad el rol que la familia les concedió en su momento.

Hablamos de los niños que disponen de todo lo que piden a nivel material, a los que sus padres les conceden todo lo que desean sin límites, y que creen que todo se consigue con facilidad, lo cual les da también una falsa sensación de poder manipular el entorno a su gusto para conseguir lo que quieran.

Estos son algunos ejemplos de dinámicas que serían el origen de la personalidad del tirano.

También son las personas que te dan consejos sin habérselo pedido y que, si no haces lo que te sugirieron, te lo recriminan y te lo recuerdan en el famoso: "Te lo dije".

También encontramos aquí a seres muy dotados intelectualmente, con un análisis lógico tan rápido y brillante, que no respetan el ritmo de análisis de los demás, y dan las respuestas los primeros, contestan siempre a las preguntas del profesor, plantean las soluciones sin dar espacio a que otros piensen y reflexionen.

En un grado muy egóico, es aquella persona que en su trabajo tiene como única aspiración obtener poder e influencia, para lo cual trepa en la escala laboral gracias a estrategias de extorsión. No es tanto lo que saben o lo que valen -aunque son gente muy inteligente-, pero prefieren dirigir su capacidad intelectual hacia la obtención de poder e influencia, y en cómo utilizar a los demás para llegar más alto -como la vid-.

Hemos descrito hasta aquí diferentes niveles de expresión tiránica, desde aquel que tiene la mirada fijada en su propia ambición y es capaz de

Vine- Los Enamorados

"pisar cabezas" y abusar de su poder con tal de obtener más y más influencia sobre el medio, hasta las personas "bien intencionadas" que insisten en que hagas lo que ellos creen, a través de consejos no solicitados o sugerencias insistentes, ya que ellos saben que es lo mejor para ti. Otro ejemplo es el que debió vivir el Dr. Bach como médico, al describir la esencia como aquel paciente que incluso estando en manos del médico, quiere mandar sobre él y decidir cuál es su mejor tratamiento.

En cualquier caso, la personalidad en estado Vine negativo expresa, en la base, el problema de una dependencia total del entorno y de los demás para poder conseguir sus metas. Su identidad está proyectada en los demás y aun cuando parece seguro de sí mismo, en el fondo tiene una baja autoestima, ya que todo lo que consigue, lo consigue a través de los demás, y no por sí mismo.

Siendo que Vine apela a un temperamento fuerte y capaz, el desequilibrio aparece porque la persona no ha podido conectar desde la infancia con su poder personal de forma innata y equilibrada, sino que el entorno le ha manipulado de tal manera que cree que **el poder significa conseguir que los demás hagan lo que él/ella quiera**. Es un falso concepto de lo que significa el verdadero poder. La persona está siempre mucho más atenta a intentar influenciar en la vida de los demás que en hacerse cargo de su propio camino.

La esencia Vine está regida por el arquetipo de Los Enamorados. Ya hemos podido sospechar en la descripción la imagen del tirano en el personaje de la vieja mujer que pone una mano sobre el hombro del joven buscador, para obligarle a hacer lo que ella quiere; la otra mano parece que quiera tocarle los genitales, aludiendo a la sexualidad y las bajas pasiones.

Los Enamorados propone una verdadera decisión de caminos, un ejercicio de libertad y de liberación del lugar donde estábamos enclavados con nuestros viejos patrones de seguridad y poder. Salir de lo seguro, de lo conocido, y lanzarse a un camino de Fe, un camino a construir uno mismo, con su propio poder personal, solo se hace por Amor. Por eso la carta se llama Los Enamorados, porque al igual que cuando estamos enamorados hacemos cosas increíbles y somos capaces de elegir a aquella persona que nuestros padres jamás aprobarían, de la misma manera, con la misma fuerza, nos elegimos a nosotros mismos, nos enamoramos de nosotros mismos, de nuestras partes más jóvenes, inexpertas e inseguras, pero puras e inocentes.

La esencia floral actúa en diferentes niveles según el grado de conciencia de la persona. Puede ser que sintamos la necesidad de dejar de querer tener siempre razón. Quizá tomemos conciencia que somos cabezotas, tiranos y mandones, que ahogamos a nuestros hijos con nuestras continuas reglas e indicaciones, no dejándoles apenas espacio para respirar y tener sus propias experiencias, sus propios fallos y fracasos.

Quizá la persona tome conciencia que está abusando de su poder en el trabajo, y le caiga una venda de los ojos al darse cuenta que las personas bajo su cargo en realidad son amables por miedo a la represalia, y no por afecto franco.

Es también el profesor que permite que los alumnos tengan su propio ritmo de aprendizaje, que tengan voz en sus clases, que puedan expresarse, proponer nuevas fórmulas o enriquezcan la asignatura con aportaciones novedosas.

En un nivel más profundo de conciencia, la personalidad en el estado Vine atraviesa un momento de decisión de un CAMINO DE FE. Tiene que decidir dejar salir la parte de sí mismo que quedó atrapada en el pasado bajo capas de mandatos y patrones y comenzar a transitar una nueva vida con ella. Es poco lógico abogar por un camino de FE cuando parece que tenemos nuestra vida controlada. Es difícil apostar por la incertidumbre y la falta de estrategia -eso vendrá después, en El Emperador). Solo un Amor profundo hacia uno mismo, un sentimiento que traspasa como una flecha las nubes del astral, y abre el corazón, permite abandonar voluntariamente el poder tiránico y elegir un nuevo camino donde se comporta como un niño inocente que tiene lo único que necesita: un corazón abierto a Dios.

Vine abre un espacio de escucha interior en la persona. La persona comienza a escucharse a sí misma en vez de estar tan volcada en el empeño de influenciar en la vida de los demás. Esta escucha hace que aparezcan esas partes *jóvenes*, como nuevos caminos de fe ante sus ojos, y se le presenta la experiencia interior de una decisión de vida.

Hay una máxima esotérica que dice que en el camino espiritual, el poder y el conocimiento, cuando llegan hay que aceptarlos como un regalo, y aprender a manejarlos; pero también llega el momento en que necesitan abandonarse a un lado del camino, para permitir el avance espiritual.

Tomar decisiones no es sencillo. En la tradición de los indios yaquis dicen que el nahual o chamán puede tardar años en tomar una decisión, pero cuando la toma, su grado de compromiso con ello es tal, que está dispuesto a morir en el intento.

Vine es la esencia que nos ayuda a dar el salto: decidir entre lo nuevo, joven e inexperto, carente de seguridades y repleto de aparente fragilidad frente a una postura vital de poder y tiranía la esencia floral abre el corazón para que la Belleza y la Armonía inunden a la persona recodándole su verdadera naturaleza.

La esencia floral Vine nos ayudará también acallando nuestras voces internas viejas y seguras de sí, esas que dicen que "siempre saben más", y permitirá que aparezca esa vocecita interior, todavía joven e insegura, pero que nos propone la salvación. Vine armoniza a nuestro tirano interior, ese que todos llevamos dentro y que nos obliga a seguir repitiendo una y otra vez los mismos patrones aprendidos desde niños. La esencia acalla, silencia, vacía, limpia, y nos da la fuerza y el poder para elegir nuestro propio camino.

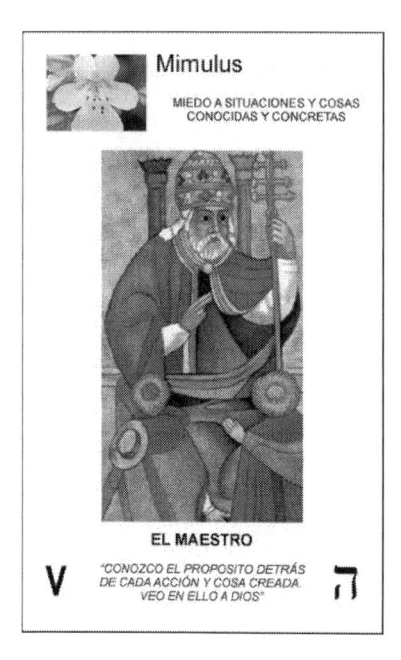

MIMULUS
MIMULO
EL PAPA

*"La musa más potente de todas
es nuestro propio niño interior"*
Stephen Nachmanovithc

Número: V
Letra: ה He
Esferas: Jokmah a Jesed
Correspondencia corporal: Cuello, cuerdas vocales, garganta, corazón, estómago.

MIMULUS (Mimulus guttatus)

"Para el miedo a las cosas del mundo, tales como la enfermedad, el dolor, los accidentes, la pobreza, la oscuridad, la soledad, las desgracias. Los temores de la vida cotidiana. Estas personas soportan en silencio y secretamente sus miedos, sin hablarlos libremente con los demás"

E. Bach. *Los Doce Sanadores y otros remedios.*

Palabras clave: Miedo de origen conocido. Timidez, temblores, taquicardia, miedos, tartamudez, exceso de transpiración, dificultades en la expresión verbal y física, fobias.

EL PAPA

El Papa o Maestro se presenta en el afuera como una figura de **autoridad moral** a nuestro alrededor, aunque también puede ser

Mimulus- El Papa

alguien que, de manera puntual, venga con un mensaje que nos conmueve: alguien o algo que actúa de manera que nos moviliza en nuestro interior, frases que nos llegan al corazón, etc. La autoridad moral es lo que distingue a este Sumo Sacerdote: es alguien que antepone el Espíritu a todo lo demás, y su eje de vida es el mundo interior. Puede ser alguien asociado a algún movimiento religioso o no, pero siempre será una persona devota, estudiosa de las Sagradas Escrituras, practicante de algún tipo de meditación u oración, ritualista y caritativo, misericordioso con los pobres, los enfermos y los necesitados, al tiempo que desapegado de los poderes mundanos.

El Maestro espiritual orienta a aquel que se acude en busca de consejo. Le hace volver la mirada hacia su corazón, y buscar ahí el verdadero propósito de lo que está haciendo en su vida y dándose tanto a sí mismo como a los demás. El Papa siempre nos hablara de nuestro mundo interior, de nuestra verdadera motivación, de aquello en lo que ponemos corazón, de aquello que nos anima (anima=alma).

El V es un sendero que habla del dar misericordioso y caritativo: ese darse a sí mismo y a los demás con amor y generosidad. Pero para que el dar sea genuino, es imprescindible que lo demos con ánimo, es decir, que logremos la capacidad de **poner el corazón en las cosas que hacemos**. El maestro interior siempre hablará de nuestra actitud hacia nuestra acción exterior: nuestras normas, horarios, trabajo, compromisos, omisiones y la naturaleza de las cosas que hacemos y creemos.

El Maestro viene a preguntarnos qué tal vamos de ánimo. El ánimo es un estado elevado de energía que se obtiene al abrir el corazón a las circunstancias. Sólo en la medida en que las cosas las hacemos con corazón y desde el corazón, nuestros actos brotan desde el ánimo y ganas de vivir.

Activar el Maestro Interior significa replantearnos lo que nos motiva y aquello en lo que ponemos nuestro corazón. El Maestro Interior es un aspecto de nuestra psique que viene a preguntarnos por el sentido de aquello que estamos haciendo y la orientación de nuestro darnos al mundo. Cuando el Sumo Sacerdote aparece en nuestras vidas, siempre viene con una pregunta muy clara para nosotros: *"¿seguro que quieres eso?"*.

El Papa es también visto como el Niño Interior o Niño Eterno, ya que sólo aquel se vuelve como un niño entrará en el Reino de los Cielos (Mt 18:3). Volverse como un niño es volver a la inocencia del que todo lo cuestiona, que no tiene miedo al juicio y la crítica porque no ve maldad en sus palabras, porque sólo siente curiosidad y ganas de vivir; aquel que pone el corazón en todo lo que hace, que se fía y confía, que cree en la magia, en lo insondable, en lo extraordinario y milagroso, que ama el juego y el compartir, y que pasa del llanto a la risa en un segundo porque nada es tan importante. Solo en la medida que actuamos desde un reconocimiento interior de aquello que queremos hacer y dar, nuestra acción es genuina. Y para ello necesitamos la energía que nos brinda este arquetipo.

En el camino de crecimiento interior, el sendero V aparece tras la decisión de caminos tomada en el sendero VI: una vez decidimos emprender un camino basado en la fe -y no en la conveniencia-, surge en nosotros la necesidad de dar respuesta a situaciones en las que nunca antes nos habíamos encontrado, y ese maestro interior nos impele a que todo acto en nosotros sea desde el ánimo del corazón, es decir, **TENGA UN PROPÓSITO**. El maestro siempre pregunta el *por qué*. Este sendero es una gran ayuda en el momento en que se encuentra el buscador: tras decidir una nueva vida, una nueva etapa, una nueva relación, una nueva forma todo se vuelve una incógnita: ¿cómo hago las cosas ahora? ¿Por dónde empiezo? ¿Será esto conveniente? Hay mucha desorientación pero no estamos solos: aparece en nosotros este arquetipo que viene a poner orden moral y a restablecer el equilibrio interior. El Papa es una autoridad espiritual inherente en todos nosotros. Es nuestro *Pepito Grillo* interior, aquel que ya sabe lo que es correcto para uno mismo.

Encontraremos maestros en el camino que nos acompañarán durante un tiempo. Este tipo de maestros nos enseñan la técnica, el dogma, las normas, las leyes, la doctrina. El maestro, sea del tipo que sea, siempre nos enseñará a través del ejemplo en sí mismo. Es por ello que tendrá que ser coherente con lo que propone, y ser impecable en la práctica de la doctrina que imparte o la técnica que enseña, llevando una vida ejemplar, una coherencia de actuación y una animosidad auténtica. Para estos maestros no hay mayor recompensa a sus enseñanzas que el discípulo se convierta en maestro, y que la doctrina o la técnica que imparte se trasmita para que la Luz del Espíritu se expanda por toda la Tierra.

Aquel que avanza con sinceridad en el camino interior, antes o después, aun siguiendo a un maestro exterior, se encontrará ante este sendero de evolución, y se activará el maestro interior que le va a cuestionar todas las creencias y normas de conducta que ha pre-aceptado desde el exterior. El maestro interior le preguntará si quiere aquello que persigue y si con sinceridad cree en lo que predica. Porque cada uno de nosotros tenemos en nuestro interior un maestro espiritual que, cuando despierta gracias al trabajo de desarrollo personal, se sienta en el trono del corazón y nos dicta nuestro propio credo.

El tránsito del sendero es convertirnos en maestros de nuestra propia vida: ser capaces de darnos nuestras propias respuestas, aquellas con las que nos identificamos en plenitud. El Sumo Pontífice hace un puente entre nuestro cuerpo espiritual y nuestra personalidad: este buen Maestro rescata aspectos de nosotros sepultados bajo capas y capas de preceptos morales ajenos.

El arquetipo del Maestro imprime en la persona un alto grado de libertad y moralidad. En el afuera descubrimos este arquetipo en gente que siempre está alegre, animosa y con ganas de hacer aquello con lo que se siente identificado, siguiendo su propia ética interior y siendo coherente con sus acciones. No necesita que nadie le motive, ni que le empuje a hacer las cosas: él mismo es el motor de su propia vida por disfrute y gozo, por coherencia y sensación de plenitud.

MIMULUS Y EL PAPA

"Desarrolla interés en la vida según la estás viendo:
en la gente, en las cosas, en la literatura, en la música;
el mundo es tan rico, bulle con espléndidos tesoros,
con almas hermosas y personas interesantes.
Olvídate de ti mismo"
Henry Miller

Bach definió el miedo como «el gran carcelero», y en realidad parece como si hubiese estructurado todo el sistema floral en torno a él.

Esta planta en apariencia frágil y vulnerable, no se asienta como otras del sistema en campos y bosques. Se encuentra en riberas, adherida a piedras, colgando sobre el agua, resistiendo sin miedo al peligro a ser arrastrada en cualquier momento. Debemos registrar muy bien este hecho, ya que de la misma manera, podemos vivir felices y sin miedo a pesar de esta precariedad.

Para Bach, el miedo es más patente en nuestra sociedad materialista ya que se le da una excesiva importancia a las posesiones terrenas, lo que incluye tanto el cuerpo físico como las riquezas externas.

Mimulus- El Papa

La personalidad descrita por el Dr. Bach en Mimulus es una persona desorientada, insegura y tímida. Sufre en silencio por miedos que considera, muchos de ellos, infantiles, pero que le pueden influir al punto de producir fobias y ansiedad.

Todos los aspectos que se describen en la definición de la esencia floral son los eternos miedos de la humanidad: miedo al hambre, al sexo y a la muerte.

Estos temas son recurrentes en todas las culturas del planeta, y pertenecen al Inconsciente Colectivo descrito por Jung. Todos tenemos, de forma más o menos consciente, esos miedos incrustados en nuestros genes, como una herencia genética que pasa de generación en generación y que pertenece al colectivo humano. Es por ello que las religiones, así como los guías espirituales de todas las épocas, han venido a dar respuesta y esperanza a la humanidad precisamente sobre esto, y cada camino lo trata desde un punto de vista diferente, como las distintas facetas de un mismo diamante que es Dios.

Sea la doctrina que sea, todas deben salvar al hombre en esperanza frente a esos tres grandes miedos que, como el Can Cerbero, o el perro de Hades de tres cabezas, guarda el inconsciente para que lo muerto no salga y lo vivo no pueda entrar. Es una cuestión de Fe y un asunto que pertenece al Papa. En las Iglesias y los templos orientales, los sacerdotes y gurús son guías en momentos de dolor, de sufrimiento, de miedo y de desesperanza. Los discípulos son aquellos que, todavía desde la ignorancia, no tienen respuestas a numerosas cuestiones de la vida y la ignorancia provoca duda y miedo. Ante esa sensación de miedo e inseguridad el acólito busca la presencia de un maestro que le de consejo, le calme, le de esperanza y ánimo para seguir adelante en las circunstancias de su vida.

Vemos aquí como la descripción del Dr. Bach alude a los dos personajes de la carta del Maestro, que vueltos ante él como única realidad posible, piden por el gesto de sus manos que les ilumine, les dé consejo pero, sobre todo y más importante, que les de su bendición protectora. Porque ante su presencia y bajo su aura, ellos están protegidos de toda influencia ya que el Sumo Sacerdote desde su trono elevado de Sabiduría, puede ver con esa mirada -como en trance-, la verdadera naturaleza de las cosas.

El miedo es una emoción consustancial al ser humano. Es la primera emoción negativa que sentimos, incluso antes del nacimiento, y se asienta en el estrato más profundo de nuestro inconsciente, un espacio que es el interfaz entre el inconsciente individual y el inconsciente colectivo. Es por ello que el miedo tiene unas raíces muy profundas, que nos conectan con vidas pasadas así como con la herencia genética de traumas de nuestros antepasados. Los miedos los heredamos de padres a hijos en una línea de sucesión de herencia kármica, de manera que aquellos miedos que nuestros padres no fueron capaces de trascender, pasan a la siguiente generación solo que en un grado de expresión mayor. Un ejemplo claro de ello es una de las escenas finales de la película *Dragón, la vida de Bruce Lee*. Bruce Lee fue el creador del Kung Fu, arte marcial por el que recibió numerosas amenazas de muerte y ataques físicos. En la película se muestra la lucha entre Bruce y un guerrero-diablo samurái que pretende apoderarse del hijo pequeño de Bruce. El diablo representaba el miedo ancestral de todo su linaje masculino, y Bruce considera que debe vencer a este guerrero-diablo para proteger así a su hijo. La imagen es que venció el miedo por un PROPÓSITO de amor: no traspasar a su hijo el miedo de sus ancestros.

Y verdaderamente Bruce venció el miedo ya que en una entrevista dijo lo siguiente: "Ssiempre me preguntan: ¿Oye Bruce, de verdad eres tan bueno? y yo digo: bueno si digo que sí, pensarás que estoy alardeando y si digo que no lo soy, seguro que me llamarás mentiroso... bueno, intentaré ser sincero, lo diré de otra forma... no tengo miedo a ningún oponente, sé que soy autosuficiente y que no me preocupa. Cuando tomo la decisión de luchar o de defenderme, ya no hay más que hablar, se acabó, y más te vale matarme antes». Bruce Lee

El Maestro Interior es aquel que viene a traducir nuestros miedos a una experiencia mayor, aquella que se vive cuando hacemos las cosas desde un propósito. Cuando en nuestro interior aparece una motivación desde donde hacer algo, el ánimo y la fuerza que trae ese propósito acalla cualquier sensación de miedo. Es la fuerza de la madre que se enfrenta a lo que sea con tal de salvar la vida a su hijo. Es el ánimo de los cooperantes que se van a zonas de hambruna y epidemias con el propósito de una ayuda a la humanidad. Es el fervor de los misioneros y misioneras que a pesar de dar un salto a lo desconocido, viven con el convencimiento de que son continuamente bendecidos y protegidos por Dios.

Dejar aquí reflejado un hecho real que tuve la suerte de vivir: conocí a una hermana monja que vivía en una aldea en el interior de Mozambique. Ella había elegido voluntariamente adentrarse hasta ese lugar donde no disponía de ninguna comodidad, al tiempo que no tenía ninguna protección frente a robos u otro tipo de agresiones. Su actitud era la de una persona feliz, siempre animosa y con una inmensa voluntad de vivir y ayudar al prójimo. Y lo "milagroso" de esta religiosa es que pese a vivir en una zona donde la enfermedad de la malaria era endémica, y continuamente se contagiaban personas a su alrededor, ella era inmune a la enfermedad. Nunca la había contraído en los 17 años que llevaba viviendo en África, al tiempo que no utilizaba ninguna protección, ni loción repelente, ni fármaco antipalúdico. Cuando le preguntabas al respecto, se reía diciendo que ella era tan bruta que los mosquitos no podían traspasar su piel.

Mimulus es la esencia que abre la puerta al maestro interior: resuena con el arquetipo del Papa y activa su presencia. Ante esta energía, la persona que está envuelta en miedos, falta de esperanza y descorazonamiento, encuentra de nuevo el ánimo para seguir adelante y reorientar su vida y el lugar a donde quiere dirigir su mirada y sus pensamientos.

La esencia Mimulus permite dejar de pensar desde el miedo. La sensación que se describe es como que su cabeza quisiera ir hacia ello, pero un propósito de amor y confianza en la vida le inundan, sintiéndose en paz y en armonía.

Mimulus es una esencia para las cosas del mundo. Al igual que el Papa da respuesta a sus acólitos sobre las normas para actuar en su vida (dogmas), Mimulus imprime en la persona una firmeza a la hora de actuar, a pesar de los miedos que le asaltan. El dogma es una fórmula, un protocolo que te asegura un buen desarrollo y una vida plena y feliz. El rito del chamán te protege de los malos espíritus y el consejo del Hombre Santo te evita los males que acechan. Todo ello habla de miedos terrenales, miedos relacionados con nuestro caminar diario. En ese sentido Mimulus despierta en nosotros al Maestro Interior que nos calma, nos aconseja y nos orienta.

Cuando la conciencia está todavía dormida, Mimulus mueve a la persona a incorporar hábitos que le ayudan a sentirse mejor: alimentación más sana y equilibrada, ritmos y horarios más armónicos, momentos para meditar, etc. Estos cambios calman los miedos, ya que el inconsciente experimenta nuevas posibilidades, y eso le llena de esperanza. Es todavía una esperanza ciega, como el acólito que sigue el dogma del gurú con la esperanza de poder alcanzar el nivel de conciencia que tiene su maestro.

En las personas que comienzan a caminar en busca de sí mismos, Mimulus puede impulsarles a buscar un grupo de crecimiento personal, o un maestro del que aprender técnicas o conceptos que le guíen en su recién comenzado camino interior.

Mimulus- El Papa

Para aquellos que ya han tomado la decisión de convertirse en maestros de su propia vida, la esencia moviliza viejos miedos que están entorpeciendo el desarrollo espiritual. Muchas veces no somos conscientes de ellos, no porque no los hayamos visto, sino porque la forma de vida y los hábitos nos hacen volver a encerrarlos en el Hades. Es por ello que el maestro viene a detonar su salida de nuevo, al cuestionar el *porqué*, para que podamos iluminarlos y darnos nuestras propias respuestas, las únicas que calman y reconfortan nuestro corazón.

No es valiente el que no tiene miedo sino el que, teniéndolo, lo decide transitar y así vencer. La verdadera alegría brota no de la inconsciencia, sino de aquel que, aun viendo el mundo y sus cuitas, encuentra en su corazón el propósito de su existencia, y con gozo y misericordia se lanza a ser el maestro de su propia vida.

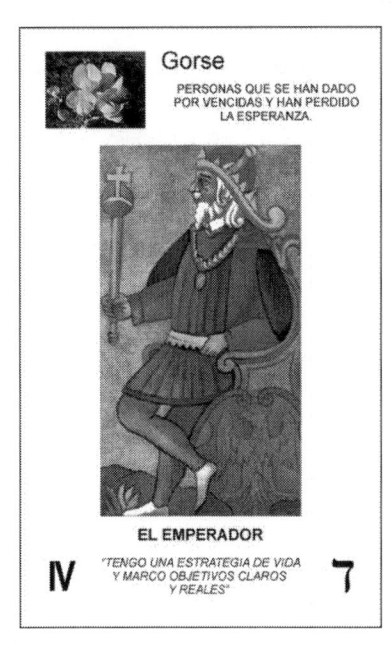

GORSE
AULAGA
EL EMPERADOR

*"Sean cuales sean
los sueños que Dios tiene
para el hombre,
lo que parece indudable es que
no pueden hacerse realidad
sin la cooperación del hombre"*
Stella Terrill Mann

Número: IV
Letra: ד Dalet
Esferas: Jokmah a Tifaret
Correspondencia corporal: Los huesos. Columna vertebral. Tórax. Corazón y pulmones. Timo.

GORSE (Ulex europaeus)

"Para quienes sufren una tremenda desesperanza y han abandonado la fe en que algo más pueda hacerse por ellos. Pueden probar diferentes tratamientos sólo bajo la persuasión o por complacer a otros, pero al mismo tiempo les aseguran que hay muy pocas esperanzas de alivio"

E. Bach. *Los Doce Sanadores y otros remedios*.

Palabras clave: Desesperanza.

EL EMPERADOR

Esta figura representa a Logos, el principio masculino que desciende desde Jokmah, y trae la esencia de la fuerza en cuanto a dirección, a organización y a trazar líneas de pensamiento.

Como Emperador de su mundo, ordena la tierra, construye vías de comunicación, organiza a los jornaleros, dicta las leyes que rigen en su tierra, y las hace cumplir a sus súbditos. Es el gran arquitecto, el empresario con múltiples empleados a su cargo, el director de instituciones, el capataz, el jefe de una sección en un gran almacén o comercio.

Al no dejarse llevar por las emociones, no se desvía del plan trazado, por lo que es el gran ejecutor en la materia: sabe organizarse y organizar; sabe priorizar el bien común por encima de los intereses personales de sus súbditos, y no claudica a sus presiones manipulativas o extorsionantes. Eso se debe a que es un sendero que cruza y conecta con la viga de La Justicia, lo cual hace de esta figura, una energía magnánima y justa.

Este arquetipo viene a traer luz a la materia, y eso se refleja en el orden, en la productividad, en la riqueza, en el bienestar y en la paz. El rey sólo se inclina ante su Dios, y como consejero solo admite a alguien que esté al nivel del Papa. A Dios obedece, y sus proyectos están siempre alineados a la voluntad del Altísimo. Esta obediencia al Espíritu la vemos reflejada en el símbolo de su emblema: el Águila, que simboliza "lo que se eleva en lo más alto del cielo" -el águila es una de las aves que más altura de vuelo alcanza-. Al tiempo habla de una visión aguda y visionaria, lo que le permite divisar los peligros antes incluso de que se materialicen.

El águila es también un ave rapaz, con fuertes garras y pico afilado y desgarrante. Esa naturaleza violenta la vemos armónica en su capacidad de hacer cumplir las leyes con tal de preservar la paz de su reino. No le tiembla la mano si tiene que ajusticiar a aquellos que abusan de los inocentes y no acatan la moral que rige a todo su pueblo. Pero esa agresividad, mal entendida puede llevar en el extremo a esos gobernantes que abusan de su poder y emplean su estatus interior y exterior para esclavizar a los necesitados, sembrar reinos de injusticia, hambre e ignorancia, al tiempo que propician la peor de las lacras humanas: la guerra.

La figura geométrica que representa el 4 es un rectángulo, siendo que el cuadrado es su forma más ecuánime. En el cuadrado -que es la base de la pirámide- vemos la tensión que debe existir entre los cuatro elementos, cada uno ocupando su vértice, y sosteniendo su esencia para que la cuadratura se sostenga. Esta tensión habla de la autoridad del Emperador: vemos a un personaje seguro de sí mismo, fuerte, capaz, resolutivo, mandatario, misericordioso, paternal. De hecho, representa el arquetipo del padre universal por sus características.

El cuadrado enmarca, pone un límite, genera un área. Permite crear un reino, un lugar donde actuar de forma concisa. Esa es otra de las características de este arquetipo: el Emperador concibe y conoce las fronteras de su reino. Crea un marco de actuación donde poder construir su mundo de paz. Él se hace cargo de ese reino y sólo de ese. No juega a la ambigüedad de las emociones. Es claro, luminoso, lineal. Además, los cuatro apoyos dan a la figura geométrica más estable. La mesa donde el arquitecto diseña tiene cuatro patas. Sin mesa, no hay plasmación del diseño en un dibujo, y los obreros no tienen planos que les guie en su trabajo.

En el tránsito de crecimiento interior, el Emperador es un arquetipo que viene a poner orden en nuestra vida, ya que **sabe lo que es prioritario** y nos ayuda a organizar todo nuestro mundo para poder alcanzar el propósito.

La sabiduría que viene a trasmitirnos El Emperador es que Dios está encarnado en la materia, y sólo en la medida en que tomamos la decisión de ir hacia la materia y conquistarla, somos capaces de, como los alquimistas, extraer los metales puros de las cenizas.

El buscador espiritual es como el Rey Arturo: por un lado toma conciencia de que él es el verdadero rey y soberano de su vida, y que sólo a él le corresponde organizar las prioridades: cuanto tiempo dedico al trabajo, a mi familia, a mi cuidado personal, etc. Pero también sabe reconocer en los demás aquello en lo que son reyes y señores, y acepta en esa área sus consejos y dictámenes. El Rey Sabio se rodea de buenos consejeros que le ayudan en su labor.

El buscador se convierte en el Emperador de su vida. Prioridad y ejecución son la clave en este momento. El objetivo: ir al encuentro del Espíritu encarnado en la Materia. El ánimo: servir a Dios como hacedor en la materia de Su Amorosa Voluntad.

GORSE Y EL EMPERADOR.

"La creación de algo nuevo no es un logro
del intelecto, sino el instinto de juego que
actúa a partir de una necesidad interior.
La mente creativa juega con los objetos que ama"
Carl Gustav Jung

Gorse- El Emperador

En el sistema floral del Dr. Bach hay varias esencias que, en función de su descripción, podrían parecernos muy similares: la desesperanza de Gorse, la depresión de Mustard, la claudicación y el desánimo de Gentian o el derrotismo de Larch.

Pero nada mejor que entender al Emperador y lo que este arquetipo despierta en nosotros, para comprender por qué el Dr. Bach describió con tanta claridad este estado de desesperanza y a qué se atribuye. Para abordar la desesperanza, primero hay que definir qué es la esperanza. Según el diccionario, la esperanza es la confianza de lograr una cosa o de que se realice algo que se desea. El logro y el deseo de realización son característicos del Emperador.

El logro de una meta depende de si hemos hecho un buen enmarque de dicho logro, esto es, si se establecen unas metas realistas y si hemos ponderado bien los recursos que tenemos para obtener un resultado favorable.

El análisis DAFO es una herramienta de estudio de la situación de una empresa o un proyecto, analizando sus características internas -Debilidades y Fortalezas- y su situación externa -Amenazas y Oportunidades- en una matriz cuadrada. Es un estudio básico a realizar cuando queremos tanto dar comienzo a un proyecto empresarial como cuando queremos reconducir una situación laboral.

Vemos que hay personas que se establecen metas irreales para su actual situación. De esa manera no alcanzan el logro definido y caen en la desesperanza. Pongamos algunos ejemplos:

1.- La persona que proyecta unas vacaciones estivales en un país con clima lluvioso, y muchas de las excursiones a lugares que había organizado se ven truncadas por las condiciones atmosféricas.

2.- El agricultor que quiere cultivar una especie que no está adaptada al clima y las condiciones de su terreno.

3.- El empresario que no realiza un buen estudio de mercado previo al lanzamiento de un nuevo producto.

4.- El pastor religioso que en sus homilías da una palabra con un alto valor teológico pero que apenas es comprensible por sus feligreses.

Ese paciente que describe el Dr. Bach en la esencia Gorse es una persona depresiva, vencida y acabada. No cree ni siquiera en el tratamiento, porque no quiere poner su ánimo ni su esperanza en nada. Está descreído de todo, escéptico, incluso algo cínico en su diálogo con la autoridad -el médico-. Esa actitud esconde un ego megalómano: una persona que cree que puede con todo, y que ostenta un poder ilimitado -una de las patologías derivadas del arquetipo del Emperador-.

La persona en estado Gorse negativo cae en la desesperación por no medir bien sus fuerzas, y tener un sano análisis de la disponibilidad de tiempo, salud, economía, personas a su cargo, etc. Esa sobreestimación de recursos hace que aflore la frustración y, más adelante, la desesperanza por el no logro.

La desesperanza tiene que ver con nuestras expectativas sobre la vida y/o nosotros mismos. Y ya sabemos por lo que llevamos andado, que las expectativas se fundamentan en patrones adquiridos desde pequeños en el entorno familiar y social. Hablamos de los padres que proyectan sus frustraciones en sus hijos; hablamos de lo que una sociedad entiende por triunfador, y a qué le da valor. La esperanza es el ánimo del logro fundamentado en nuestra voz interior, mientras que la expectativa es el anhelo basado en la voz que proviene del ego.

Gorse ayuda primero a calmar el estado emocional: aparece un silencio tras la tormenta de angustia que asolaba a la persona. Es un estado de paz, de quietud y de acallamiento interno. Este sometimiento de las emociones desordenadas se consigue al activar la energía del Emperador, arquetipo capaz de sostener las emociones para que no le nublen la mirada profunda.

A partir de ese estado de calma emocional, Gorse ayuda en la apertura del corazón, donde reside la verdad interior que trasforma las expectativas malsanas en sabias esperanzas.

Cuando las emociones se acallan, la psique se calma y el corazón se abre, la persona comienza a percibir con claridad cuál es su verdad. La esencia Gorse, al calmar la psique y abrir el corazón, permite redefinir objetivos, redimensionar las posibilidades, establecer prioridades y reubicar las estrategias. La capacidad de poner orden y de describir con exactitud la situación, saca a la persona del estado de desesperanza en el que estaba sumergido, devolviéndole la esperanza en que hay una salida a toda su situación vital. La claridad es el elemento clave en Gorse. Al redefinir las metas, la sensación de imposibilidad comienza a desvanecerse.

Gorse también es una esencia de valor inestimable en momentos de conflicto con las figuras de autoridad. Cuando la autoridad se vive desde una dimensión egóica, en realidad se establece una relación de tiranía y esclavitud. Desde ahí, sólo hay dos opciones: sometimiento o rebeldía. Lo paradójico es que tanto una como otra opción llevan, inevitablemente primero a la rabia y, más tarde, a la desesperanza. La esencia Gorse ayuda a la persona a elevar la vibración amorosa y comenzar a comprender el verdadero significado de la autoridad.

Al activarse el arquetipo del Emperador, el ser reconoce aquello en lo que el otro es válido como acción de mando y orden, y lo acatará con humildad y reconocimiento. Pero así mismo, será capaz de proponer una mejora -replanteamiento de la situación- en aquellas partes en las que la figura de autoridad está errando. Esta circunstancia tiene varios finales, pero todos ellos felices.

Aún cuando la persona tenga que dejar la relación laboral o personal con la figura de autoridad, no será desde la sensación de injusticia y la consiguiente rabia, sino desde la certeza de que el ciclo vital con ese personaje ha llegado a su fin. También puede acontecer que la figura autoritaria reconozca en él a un elemento válido, e incluso le proponga para un ascenso.

Encontramos personas que al tomar la esencia Gorse son capaces de redimensionar sus expectativas respecto a la terapia: ya no esperan que el tratamiento les cambie la vida, sino que entienden que es un apoyo y acompañamiento en un proceso que es individual. La esencia ayuda a replantearnos qué esperamos del tratamiento y qué estamos dispuestos a poner de nuestra parte: cambio de alimentación, dejar de fumar, cambiar de hábitos de vida, etc. Así pues, Gorse activa la energía del Emperador, impulsando a la persona a ser más realista con su situación, a no permitir que las falsas expectativas y los requerimientos del ego le vuelvan a sumir en ese estado depresivo, y a definir qué acciones reales puede emprender en su vida para alcanzar esos nuevos logros más sanos y amorosos.

Gorse es la esencia que ayuda a poner orden. Está indicada en aquellas personas con tendencia al desorden en su casa, su cuarto, su oficina o su coche. No encuentran nunca nada, todos los papeles se les pierden y viven entre montones y montones de cosas por reubicar. El desorden exterior es reflejo del estado mental y emocional interior. Este caos obedece a la incapacidad de la persona de priorizar en su vida así como definir cuál es su escala de valores, esto es, qué es lo importante para el/ella. Hay que ver detrás de todo ese montón de papeles una persona que no decide porque, en realidad, no cree en lo que está haciendo. No hay esperanza real en el proyecto que ha emprendido, por lo que se autoimpone una enorme cantidad de impedimentos en forma de desorganización, de manera que nunca llegue a alcanzar la meta establecida y, desde ahí, seguir autoafirmándose en su desesperanza.

Frente a la desesperanza del paciente Gorse, la capacidad del Emperador de priorizar. La esencia reubica y antepone lo que en realidad es importante para la persona, y la sensación de dominio sobre los acontecimientos así como la consecución de logros devuelven al ser su autoestima y sus ganas de continuar adelante con su misión.

Gorse saca a la persona del extremo negativo al que ha accedido y le reubica en una dimensión donde el orden da claridad. Esa es la esencia última de Gorse: EL ORDEN QUE DA CLARIDAD.

MUSTARD
MOSTAZA
LA EMPERATRIZ

*"Debemos comprender bien
que todas las cosas
son obra del Gran Espíritu.
Debemos saber que Él está
en todas las cosas: en los árboles,
las hierbas, los ríos, las montañas,
los animales y todos los seres vivos.
Y lo más importante,
debemos comprender que Él
está también más allá de todas las cosas,
y de todos esos seres."
Alce Negro*

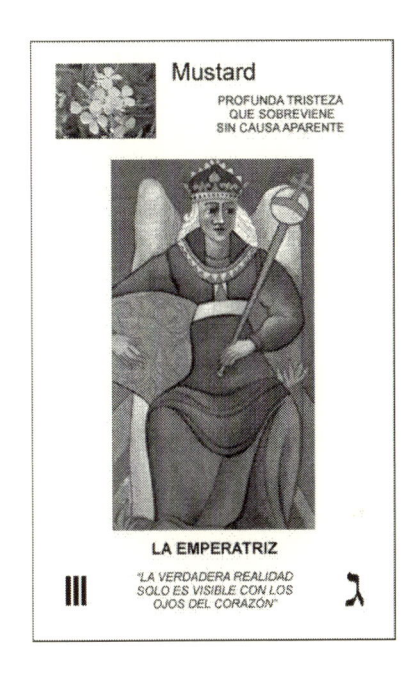

Número: III
Letra: ג Guimel
Esfera: Jokmah a Binah
Correspondencia corporal: Sistema nervioso central. Ojos, oídos. Rostro en general.

MUSTARD (Sinapis arvensis)

"Para quienes están expuestos a períodos de tristeza o aun desesperación, como si una nube fría y oscura los envolviera en su sombra, y ocultara la luz y la alegría de vivir. No se puede encontrar una razón o una explicación para estos ataques. En tales condiciones es prácticamente imposible mostrarse feliz o alegre"
E. Bach. Los Doce Sanadores y otros remedios.

Palabras clave: Depresión profunda que aparece y desaparece sin causa conocida. Tristeza, melancolía, disminución de la percepción, desequilibrio hormonal, cefaleas, pérdidas de deseo, insomnio, alteraciones digestivas, síndrome premenstrual, menopausia, amenorrea.

LA EMPERATRIZ

La Emperatriz es la consorte del Emperador. Se presenta como una mujer soberana del mundo, de la Realidad, de su reino de Maljut. Como soberana, le atañen las cosas de su reino, por lo que aparece con su cetro de orbe y su escudo de armas. Su función en la corte es la de ser la Inspiradora de su Rey, El Emperador. Es la figura que en cada circunstancia que acontece en el reino propone una solución que inspira, integra y promueve la paz y la armonía de todas las partes.

Como es Reina, tiene muchas ocupaciones, y tiene que atender a todas sus facetas: es la madre atenta que da a sus hijos su hogar, la profesional que ejerce su trabajo con gusto y armonía, la fiel consorte de su marido y la agradable invitada a la fiesta familiar. Como creativa, sabe encontrar en cada momento la respuesta adecuada para que las circunstancias se desarrollen con armonía y equilibrio.

La Emperatriz habla de la esencia femenina en todos nosotros que nos propone buscar el equilibrio y la armonía entre todas nuestras partes. No analiza, como la Justicia, para hacer un juicio. Ella **integra** porque es reina de todas sus circunstancias. Atrae a su vientre todo aquello que considera su realidad, y lo gesta en un ánimo de poder darle la respuesta más amorosa y armónica.

La sabiduría de la Emperatriz proviene de su excepcional capacidad para **ver y escuchar**: es la gran vidente y la gran *escuchadora*. Ella lee los símbolos y signos, y sentada en su trono es capaz de saber lo que ocurre en su reino porque escucha con atención: nada le pasa desapercibido. Sucesos azarosos, comentarios, visitas, etc., todo le habla a la Reina de lo que ocurre a su alrededor. Es la gran acechadora de los nahuales, **aquella que extrae la sabiduría de la experiencia en la Realidad**. También lee sus sueños, y sabe interpretar su significado, por lo que el mundo onírico es su gran aliado. Esta maestría en lo analógico la convierte en una gran regente para su reino, ya que nada le es ajeno. Su postura vital, juzgada desde lo externo, parecería pasiva, sentada sobre un trono y recluida en un palacio; pero nada más lejos de la realidad, ya que su labor es interior: trabaja directamente con la materia y, junto a su marido, El Emperador, esta regente es un arquetipo que habla de procesos internos que permiten alcanzar estados vitales donde reinan valores morales y espirituales como el amor, el orden, la justicia, la equidad, el ser constructivo y trabajar por el bien común y ser amante de la belleza y la armonía. La Emperatriz es la gran materializadora.

Así como veíamos al Emperador centrado en gobernar la materia -puentes, empresas, hospitales, carreteras, barcos, política-, la Emperatriz reina sobre el mundo de las relaciones, de las emociones y de los vínculos familiares. Es la perfecta anfitriona, que organiza un banquete donde se hacen grandes negocios, se cierran viejas disputas, se forjan nuevas relaciones comerciales o se conmemoran momentos memorables para ese colectivo. También se le llama la Celestina, ya que sabe como nadie de la unión de opuestos, y es una buena casamentera.

Cuando este arquetipo se activa, la persona comienza a poner atención en su estética, cuida también su vestuario y le importa estar bello/a. Dedica tiempo a decorar su ambiente, compra plantas y flores, se toma el tiempo también para realizar labores de costura lentas, complejas pero bellas, o decide comenzar un puzle -integración de piezas para un todo-. Son momentos femeninos, fértiles y armónicos.

Cuando la energía de esta regente se distorsiona, aparece la persona caprichosa, que acumula cosas bonitas porque proyecta en el exterior la búsqueda de la Belleza interior. Detallistas en exceso y perfeccionistas en el acabado hasta el grado de obsesión. Son personas que no saben poner un filtro a su escucha o su videncia, y se pueden ver afectadas por muchas energías astrales. Al mismo tiempo, pueden dar vueltas a las cosas o sufrir insomnio porque no acaban de poder integrar todo lo que la vida les trae como información.

Vemos pues que cuando llegamos a esta etapa del camino, el buscador que ha puesto orden en su vida exterior a través del Emperador, siente ahora la necesidad de restablecer la armonía entre sus relaciones personales. La Emperatriz infunde en el corazón del buscador una profunda y genuina sensación de que TODOS SOMOS UNO. Ella es la portadora del Amor Universal, por lo que la persona siente en ese momento la necesidad de reunir sus partes, tanto internas como externas.

MUSTARD y LA EMPERATRIZ

"Sentaos con toda la majestad inalterable e inconmovible de la montaña. La montaña es completamente natural y permanece bien establecida sobre su base, sea cual sea la violencia de los vientos que la asaltan o el espesor de las nubes oscuras que se arremolinan en su cumbre. Sentados como una montaña, deja que vuestro espíritu se eleve, tome impulso y planee en el cielo"
Sogyal Rinpoché.

Mustard- La Emperatriz

La depresión se define como "enfermedad o trastorno mental que se caracteriza por una profunda tristeza, decaimiento anímico, baja autoestima, pérdida de interés por todo y disminución de las funciones psíquicas".

En el sistema que estamos describiendo, aparecen dos momentos de depresión clara: en Gentian y en Mustard. En Gentian la depresión es por causa conocida o relacionable con algún suceso concreto. Recordar que Gentian está asociado al sendero XXI del Mundo, siendo que 21→ 2+1=3, es decir, de la familia de La Emperatriz. El otro momento de depresión aparece en Mustard, asociado al arcano de La Emperatriz, y donde la causa es desconocida: a la persona le sobreviene un nubarrón gris y todo lo ve oscuro y deprimente. Parecería que esta familia del 3-12-21 es "depresiva" o quizá haya que comprender la naturaleza profunda de esta esencia arquetípica.

Para entender Mustard es interesante el paralelismo botánico de Julian Barnard: este autor refiere cómo la mostaza era tenida por una *mala hierba* por los agricultores, ya que aprovecha la tierra recién arada o en barbecho para crecer vertiginosamente, lo que impide la siembra prevista. Mustard no es bien recibida y su aparición es una desgracia que necesita ser evitada a toda costa.

El hecho de no ser bien recibido y de no tener derecho a un lugar en el mundo es la clave de toda esta situación. Una reina necesita un reino, y si no lo tiene, su existencia pierde sentido. Podrá ser otra cosa, pero jamás reina. En Mustard aparece la llamada depresión endógena, la más temida de todas, porque es muy resistente a la medicación psiquiátrica y es recidivante. Es más, cuando se diagnostica, a la persona se le considera muchas veces ya depresiva de por vida.

Sólo la conexión profunda con la vibración sutil que proviene del Espíritu puede hacernos atravesar este tipo de periodos.

Veamos cual es el proceso interno. La Emperatriz es un arquetipo que al activarse en la persona, le pide que se convierta en la Reina de su Tierra. Ante ello, el buscador entra en la maestría del mundo interior: toma conciencia de lo importante de unas buenas relaciones, de que reine la armonía y la paz en el hogar, de que las palabras que se digan sean las justas y las adecuadas, y de que la belleza esté presente en su vida. Comienza así a cuidar la relación de pareja, guardar momentos para el encuentro y la unión, y el compartir; crear momentos mágicos, únicos, que alimenten el alma y llenen a la pareja de amor y armonía.

Sin embargo, tal y como describe el Dr. Bach, la situación de depresión profunda de Mustard habla de alguien que no puede ver la belleza ni la armonía a su alrededor. Solo ve una nube gris. La realidad que ve no le permite de ninguna manera poder ser esa Emperatriz. Quizá es una imagen de tierra de conflicto, de post-guerra, de hambruna y necesidad. Ante esa necesidad tan extrema, uno no se puede permitir los detalles, la belleza o el arte, porque hay tanta precariedad externa, que nunca llega el momento.

También es aquella persona que no puede ver la belleza a su alrededor por sus creencias de apego al sufrimiento. Aun estando rodeada de amor, no puede evitar elegir las circunstancias dolorosas o ver siempre lo negativo, la falta o la culpa a su alrededor, por lo que se apega a una realidad disarmónica y gris.

También encontramos personas con los centros espirituales muy desarrollados desde la infancia, que son muy sensibles a las energías sutiles: son aquellos niños que relatan haber visto ángeles o seres mágicos que les hablaban. Esta capacidad de ver las energías sutiles que nos rodean se llama clarividencia. Recordemos aquí que a nuestro alrededor hay energías de muchos niveles de vibración y que, si no se trabaja bien este don vidente, la persona puede incluir en su psique energías astrales densas, que le torturan y le hacen caer en periodos de depresión energética cuando consumen mucha de su energía vital. Para más información sobre este tema, sugerimos la lectura del brillante tratado del Frank Hartmann *Magia Blanca y Magia Negra*.

Sea por apego a una circunstancia catastrófica, sea por apego al sufrimiento, o por un astral muy cargado, lo cierto es que la persona en estado Mustard negativo no ve una realidad luminosa. Todo es gris. Ni siquiera se plantea el motivo como en Gentian, porque es una sensación mucho más profunda y el pensamiento nublado tampoco le deja razonar y definir.

La sensación de no tener tierra guarda relación en esta sociedad con la posición en la que se encuentra el arte y lo arte-sano: en un mundo industrializado y consumista al extremo deshumanizante, el asunto del arte es algo que no acaba de tener justificación: para que pagar una entrada de cine si puedo descargar la película de internet gratis; para que voy a ir al teatro a ver un ballet o una representación, cuando en la televisión hay tanta oferta gratuita. ¿Exposición de fotografía o de pintura?, ¡pero con la cantidad de imágenes que puedo ver en mi ordenador! La falta de reconocimiento del valor del Arte en la sociedad lleva a que las personas con

Mustard- La Emperatriz

sensibilidad artística acaben en muchos casos entrando en un estado depresivo del que no saldrán jamás.

Las personas en estado Mustard son personas que denotan un alto grado de sensibilidad y que experimentan durante años que aquello que tienen para ofrecer a los demás es algo que la sociedad no está dispuesta a pagar. Si uno organiza una fiesta y todos los elementos están bien dispuestos para que haya armonía, es *porque se le da bien*. Si alguien es atento, detallista y le gusta que las cosas estén bonitas, es *porque es así de detallista*. Si alguien hace siempre un esfuerzo por reunir, por reconciliar, por deshacer malentendidos, es *porque tiene buen carácter*.

Esta no valoración de la esencia de La Emperatriz hace que ésta se sienta que no tiene tierra donde reinar, ya que su arte se agradece pero nadie está dispuesto a valorarlo como se merece y a pagarlo y, en la mayor parte de las ocasiones, *viene incluido en el precio*.

Así mismo, las personas que ya vienen a esta existencia con un alto desarrollo espiritual de otras vidas, suelen encontrarse desubicados en esta sociedad materialista y consumista, por lo que se evaden muchas veces (Clemátide), y acaban con un estado depresivo debido a la sensación de que su sensibilidad espiritual y su escala de valores no tiene reflejo en esta Realidad. **La desvalorización continua es la base del estado Mustard negativo.**

En los experimentos animales sobre la depresión se ha demostrado que un animal encerrado en un cubículo intenta durante un tiempo de forma insistente salir de esa situación de enclaustramiento pero, si no lo consigue, se deprime y se deja morir. Esta imagen es análoga a aquel que está *encerrado* en una situación vital. Durante un tiempo puede intentar salir de ese lugar donde le han enmarcado pero, si no consigue salir, acaba deprimiéndose y dejándose morir. El estado depresivo de Mustard se debe a una visión reducida del mundo, como la rata de experimentación que se ve encerrada entre cuatro paredes. Estos muros que aprisionan y bloquean al Mustard negativo en realidad son ficticios, y propuestos por un sistema de creencias propio que es limitado y muy corto de miras. Cuando eso que vemos proyectado fuera como una limitación lo integramos como algo nuestro, y vemos que somos **nosotros mismos los que nos estamos limitando**, entonces dejamos de proyectar el problema fuera y comenzamos a recuperar el poder de cambiar nuestra vida. Podemos entonces darnos el permiso para replantearnos cosas, crear nuevas circunstancias e inspirarnos.

Mustard- La Emperatriz

La toma de la esencia florar va a movilizar a la persona sobre todo a la **apertura:** lo más difícil en un paciente depresivo es que se abra a otras posibilidades. Todo lo proyecta en negativo y no puede ver positividad ni estímulo en nada de lo que se le propone. Mustard produce un momento de intervalo en el parloteo interno, como un parón en el exceso de pensamientos negativos del estado depresivo. Es una acción de parar y abrir. La apertura energética se produce por la sintonización de la esencia floral con energías espirituales sutiles y de mayor nivel vibracional. Esta energía sutil silencia la auto tortura psicológica ya que su nivel vibracional es más poderoso que las densas ondas psíquicas depresivas. Así pues, la persona no puede pensar, aunque quiera.

La sensación que experimenta el paciente Mustard es la de aquel caminante que lleva días y días bajo una lluvia intensa, mojado, con los huesos entumecidos por la humedad y, de repente, en el horizonte, se abren las nubes y aparece un rayo de sol. Esa sensación de luz, claridad y esperanza en un nuevo futuro es lo que realinea al paciente Mustard para retomar su interés por la Vida.

La apertura de Mustard permite a La Emperatriz recibir la visita de su hermana La Sacerdotisa, y esa Voz Interior comenzará a estimular de nuevo el corazón, el cuidado de sí mismo y de las relaciones.

Recomendamos Mustard como un extraordinario antidepresivo natural, siempre que vaya acompañado de un proceso de crecimiento interior en el que la persona se comprometa a ser fiel a su Voz Interior, y comience a tomar en consideración todas y cada una de las imágenes que se le detonan en su interior. El proceso de recuperación de una depresión a través de la Terapia Floral es largo y delicado, ya que supone que la persona aprenda a recodificar todo su mundo interior, y sepa ponerle nombre a todas y cada una de las visiones que experimenta. Aquí es muy recomendable comenzar el estudio del Conocimiento Esotérico a través del sistema metafísico con el que la persona se sienta más afín: Gnosis, Astrología, Cábala, sistema de Chackra, Numerología pitagórica, Eneagrama, etc.

Otorgar al mundo interior el valor que le corresponde y saber descifrar los símbolos que se nos presentan tanto en el afuera como en el adentro como señales de sabiduría y valiosos mensajes son la clave para no volver nunca a pasar por una depresión.

Indicar que el tratamiento de la depresión con la terapia floral es siempre aconsejable bajo supervisión de un terapeuta, al tiempo que insistir en que jamás se debe modificar un tratamiento antidepresivo alopático prescrito por un médico sin la supervisión del profesional médico.

CERATO

CERATOSTIGMA

LA SACERDOTISA

*"No pinto con la vista,
sino con la fe.
La Fe te da vista."
Amos Ferguson*

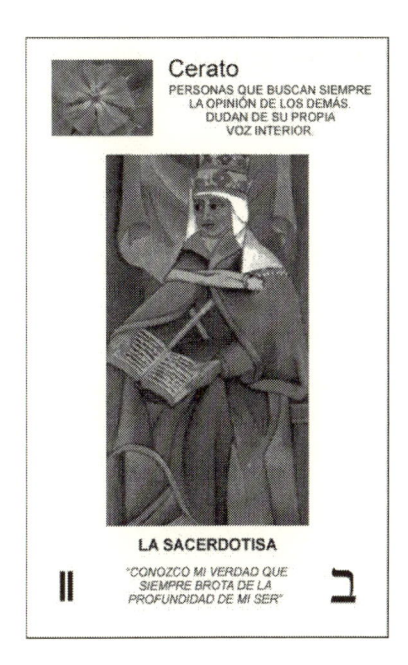

Número: II
Letra: ב Beth
Esfera: Keter a Tifaret
Correspondencia corporal: Garganta, boca y cuerdas vocales. Cabeza. Pulmones. Tórax, costillas, glándulas tiroides, paratiroides y timo.

CERATO (*Ceratostigma* willmottiana)

"Para quienes no tienen suficiente confianza en sí mismos para tomar sus propias decisiones. Constantemente buscan el consejo de los demás y con frecuencia son mal aconsejados"

E. Bach. Los Doce Sanadores y otros remedios.

Palabras clave: Dispersión. Duda. Superficialidad. Inseguridad, cuestionamientos permanentes, ansiedad, pasividad, dificultad de expresión verbal, retraimiento. Problemas de garganta: afonía, pólipos en las cuerdas vocales, faringitis, glositis, etc. Problemas pulmonares: tos y bronquitis crónica, asma, neumonía entre otros. Verborrea.

LA SACERDOTISA

La Sacerdotisa en la imagen arquetípica de la espiritualidad femenina, común en todas las culturas desde los albores de la humanidad: Isis, Sophia, Perséfone, Diana, Artemisa, las Vestales en Roma, las Druidesas en la cultura celta, *Mikogami* en Japón, Shamana en las culturas de América del Norte y Centroamérica, Mae do Santo en Brasil y Caribe entre otras. Vemos que en todas partes siempre ha existido la necesidad de reconocer el poder espiritual que reside en la mujer.

La espiritualidad femenina siempre ha guardado relación con proteger la vida, con la fertilidad, la intuición, la videncia, el oráculo, la educación, los cuidados y la sanación. De hecho, estas capacidades son las que reúnen muchas mujeres religiosas hoy en día en todas partes del mundo y en todas las culturas: curanderas, parteras, sanadoras, profetas, maestras, videntes y casamenteras. Cuidan de los enfermos, de los moribundos, de los ancianos. Cuidan de los huérfanos, los inválidos y los desamparados. Como Teresa de Calcuta acoge a los parias, a los desahuciados. Son las monjas de clausura que en sus monasterios elevan sus oraciones por el Mundo. Son las mujeres espíritu de las tribus, guardianas del conocimiento ancestral que sostiene la identidad de la comunidad. Son las sacerdotisas que hacen ofrendas a los dioses y hablan con los espíritus de la Naturaleza para calmarla y conseguir alianzas.

La esencia espiritual del femenino es la de acoger, ser vacio y receptáculo del Espíritu para que éste llegue a la Materia. De hecho, la letra hebra *Beth* significa "La Fe y el Amor impersonal". Ese amor impersonal es la capacidad de acoger a todos, sin mirar raza, religión o estado: pobres, desahuciados, enfermos, ignorantes, locos, tullidos. Todos encuentran cobijo y asilo en la casa de la Sacerdotisa. Y es que esta mujer es la Esposa de Dios. Abandona todo afán de posesiones terrenales: ni casa, ni familia, ni hijos, ni carrera profesional, ni poder. Está casada con Dios y esa unión la colma de manera que no necesita otra cosa que estar abierta a la Voluntad de su Señor.

El propósito de esta Virgen es hacer descender el Espíritu a la Materia, y lo consigue gracias a su renuncia (vaciado) y al conocimiento interior. De hecho, a esta carta se le llama VOZ INTERIOR en el Tarot de Osho. Es la Pistis Sophia: la Sabiduría de Fe o Fe en la Sabiduría.

El conocimiento es la luz que saca al hombre de la oscuridad de la ignorancia y le da la posibilidad de ser libre y de erigirse como hijo de Dios, su verdadera naturaleza. Es por ello que esta mujer santa porta un libro, como símbolo de su poder de acción. A través de la enseñanza del conocimiento espiritual, de la canalización como oráculo y de los mensajes proféticos transmite una luz a las personas que les permite reconducir su vida. Su poder es la Palabra, el Sonido que es la energía Creadora del Universo.

El arquetipo de la Sacerdotisa muestra la capacidad del hombre de ampliar su conciencia hacia formas de pensamiento más evolucionadas. Otro de los atributos de este arquetipo es la *intuición*, cuya definición es: *"Habilidad para conocer, comprender o percibir algo de manera clara e inmediata, sin la intervención de la razón."*

La Sacerdotisa es una acción de desprendimiento y vaciado de la personalidad conocida para abrirse al gran Silencio. Cuando esto sucede, la persona accede al Intelectual Superior, un plano de la conciencia humana donde surgen imágenes, ideas y conceptos originales. La mayor parte de las veces estas imágenes no las comprendemos, pues provienen de los reinos de la Existencia Negativa detrás de los Velos. Pero si no lo rechazamos, sino que tenemos fe en su valor (La Emperatriz) anidan en nuestro corazón y provocan un cambio sustancial en nuestras vidas. En la medida que podemos ir definiendo esa luz que nos ha llegado, decimos que tenemos una intuición sobre algo. Este proceso de análisis es ya territorio de la Viga de la Justicia, que es la función analítica de la psique y que está también bajo la acción de La Sacerdotisa.

Es por este proceso intuitivo y canalizador que el arquetipo de La Sacerdotisa se corresponde en la realidad con todas aquellas personas docentes, que transmiten una información para sacar a los demás de la ignorancia. Así mismo encontramos aquí a los oradores, a aquellos que trabajan con la palabra como escritores, periodistas, locutores, así como todo lo relacionado con el campo de la música: compositores, intérpretes y cantantes.

El Papa es el principio masculino que busca en el afuera, en la experiencia mística, el contacto con Dios. Es a través de su experiencia con los demás y con la realidad que conoce a Dios. Sin embargo, la Sacerdotisa es la esencia femenina en todos nosotros que encuentra a Dios en su interior. Es el arquetipo que describe el camino personal que cada uno de nosotros tenemos trazado desde que nacimos. Sólo en la medida que nos vayamos hacia dentro y nos vaciemos de toda personalidad, conoceremos nuestra verdadera esencia. La Sacerdotisa es el camino de la Voz Interior, de la intuición, del conocimiento de la verdadera identidad, del conocimiento de sí.

En el camino del buscador llega un momento en que éste se encuentra en la antesala del encuentro con el Mago. En ese lugar lo recibe la Isis Velada, esta esencia femenina que tiene una sola pregunta que hacerle. En función de la respuesta, esta Guardiana del Templo permitirá al iniciado atravesar el Umbral y recibir el Bautismo del Espíritu Santo. La respuesta está inscrita en el libro que sostiene, y cuando coincide con lo que brota del corazón del buscador, éste se convierte en el Gran Mago de su vida.

La Sacerdotisa es el sendero de la INTUICIÓN y la AUTOESTIMA. La mayor valoración de uno mismo es la defensa de la propia verdad a ultranza. La conexión con la verdad interior y la aceptación en el corazón de esta verdad hace que nos volvamos inmunes a la crítica despiadada y a la ironía. Aceptar quienes somos en realidad nos permite acceder a la dimensión de la verdadera Humildad, que reside en La Templanza, y conocer nuestras luces y nuestras sombras.

CERATO Y LA SACERDOTISA

"Cada vez que no sigues tu guía interior,
sientes una pérdida de energía, una pérdida de poder,
una sensación de muerte espiritual"
Shakti Gawain

La descripción de Cerato del Dr. Bach es tanto un estado pasajero del alma como de una personalidad tipo. Vemos en Cerato a una Sacerdotisa bloqueada, que duda de su propio criterio: rechaza la información intuitiva que le llega de su Yo Superior, por lo que se convierte en un gran acumulador de información. Busca respuestas en el exterior, lo que le hace influenciable y dependiente de los demás, como apunta el Dr. Bach.

Puede ser el eterno estudiante que finaliza su carrera, pero continúa buscando la forma de aumentar sus conocimientos con la dificultad de poder ponerlos en práctica. Son las personas que necesitan que la información les llegue desde diferentes vías: leen varios periódicos, oyen varios programas de radio a la misma hora, ven varios canales de televisión de forma simultánea, o acuden a varios cursos de formación sobre el mismo tema.

El problema que define a Cerato es la duda: la persona duda de todo, porque duda de sí misma. Esto habla de la falta de conexión con su propia verdad interior. La duda es propia de una persona que no tiene integrada su dualidad, y vive todo como separado y diferente: lo bueno y lo malo, lo fácil y lo difícil, lo agradable y lo desagradable.

La duda es una creación de la personalidad, que vive bajo la égida del Príncipe de este Mundo de Ilusión o Maya. La realidad que nos presenta los sentidos es siempre parcial e ilusoria, ya que nos muestran un mundo dividido y separado entre sí. Los sentidos no perciben la infinita red de conexiones energéticas que unen todas las cosas y todos los acontecimientos de nuestra vida. Esta red es parte del Velo que queda por encima de La Sacerdotisa. Cuando la persona sólo cree en lo que ve, oye, toca, huele y prueba, una inmensa parte de la Realidad queda velada para él, y vive los acontecimientos por paquetes de información inconexos entre sí. La falta de relación entre las partes genera dudas, ya que no somos capaces de comprender en muchos casos las relaciones entre causa y efecto.

Este estado de duda e inseguridad es propio del segundo septenio de la vida de la persona, cuando el niño despierta su curiosidad por el mundo que le rodea, y necesita crear unos criterios para relacionarse con los demás y manejarse con su entorno. Es la etapa del *porqué*, y el niño está continua e insistentemente preguntando a los padres por todo, al tiempo que no bastándole con una explicación, muchas veces hay que repetirle varias veces la idea ya que vuelve sobre el tema hasta que logra comprenderlo. Quiere entender porque el agua está caliente, porqué es malo tirar basura al suelo, porqué cuando pinta la pared le riñen o porqué se ha muerto la mascota. Necesita establecer relaciones entre los acontecimientos que suceden en su vida, y en función del lugar desde donde los padres conciben el Universo (su metafísica), así será su respuesta.

Aún cuando los padres le propongan al niño una visión holística, éste debe atravesar de forma natural el tercer septenio donde, como adolescente, rechazará los criterios paternos y buscará en las amistades su verdadera identidad. Luego llegará el cuarto septenio, con todas las decisiones de vida, y ya en el quinto septenio comenzará a sentir la necesidad de volver su mirada hacia el interior. La sociedad occidental neoliberal propone un ritmo de vida y unas costumbres que no favorecen el desarrollo interior por lo que, a la edad de los 33-35 años la persona se encuentra en medio de situaciones que ha decidido sin un profundo convencimiento y sobre las que tiene que seguir dando respuestas día a día a un ritmo desenfrenado. Este es el estado negativo que describe Bach sobre la esencia Cerato.

Cerato ayuda a la persona a calmar el estado de inquietud interior que le supone estar asediado por las dudas. El ego no soporta el vacio. La necesidad de control continua sobre cada situación hace que sea muy complicado acceder a un silencio interior. Esto lo saben bien quienes comienzan con una práctica meditativa: al principio nos asaltan pensamientos que no nos dejan parar la cabeza un momento, y es sólo a través de mucha práctica y de concentrarse en la respiración, que la actividad psíquica va cediendo. Pero otros ejemplos más cercanos son los momentos de vacaciones que nos proponemos para descansar y donde, paradójicamente programamos libros para leer, diarios para escribir o lugares a visitar. ¡Agenda llena! La mayor parte de las veces volvemos con los libros por abrir, las libretas por estrenar y sin apenas haber tenido un momento. Eso genera mucha frustración y agotamiento.

Es muy importante estar atentos a las pulsiones del ego, y ser prudentes en nuestras expectativas. Cuando la persona no aprende, desde pequeño, a tener momentos de silencio y vaciado interior, no sabe acudir a la fuente de la intuición y le resultará muy complicado conectar con su voz interior. Es el caso de personas que han tenido unos padres autoritarios, y no han aprendido a tomar sus propias decisiones o a reconocer sus propios gustos. También hablamos de las personas que de pequeños crearon complejos respecto a su físico o su nivel intelectual -gordos, feos, lentos, malos resultados en la escuela, etc.- Son personas que suelen expresar una baja autoestima y siguen dependiendo mucho del criterio exterior o del líder del grupo social al que pertenecen.

En el sistema floral existen varias esencias que tienen un comportamiento afín a las dudas y la inseguridad de Cerato: Scleranthus, que se debate entre dos opciones; Chestnut Bud que es inmaduro y tiene dificultad para el aprendizaje, que tropieza varias veces con la misma piedra y no avanza; Centaury con su dependencia del medio; Larch con su baja autoestima y el "no puedo", la verborrea de Heather, la influenciabilidad de Walnut y la dispersión de Wild Oat.

Cuando vemos todo esto, entendemos que hay senderos en el árbol que son claves en la evolución de la persona. Es el caso del sendero de La Sacerdotisa, el sendero más largo de todo el árbol, sendero que además cruza a dos vigas y contiene la esfera oculta de Daat.

Cuando una persona atraviesa momentos de bloqueo del sendero de la Sacerdotisa, le sobrevienen las dudas, la baja autoestima y la incapacidad para tomar decisiones por sí sola. Es cuando acuden a un terapeuta, a un maestro, a un curso de formación, a un oráculo o a una consulta de Tarot. Buscan fuera una palabra que les indique cual es el mejor camino. Como bien sabemos, la única respuesta a estos estados es volver la mirada hacia el interior, y buscar la propia verdad, la luz que brota del corazón, y que de forma intuitiva nos muestra el camino. No hay otra respuesta, y el resto de herramientas no dejan de ser muletas en el camino que vienen siempre como una verdad parcial, que nunca será la verdadera solución.

Es justo decir que cuando la persona está muy desorientada y angustiada, es siempre un acto de amor la escucha atenta y el consejo desinteresado, pero siempre recordándole que antes o después necesitará volver su mirada hacia el interior para encontrar su propia respuesta. La toma de la esencia Cerato durante los procesos terapéuticos permitirá no sólo que las palabras que vengan desde el afuera sean escuchadas por el corazón -activar el propio criterio interior-, sino que permitirá que brote en la persona la necesidad de silencio y escucha profunda de sí mismo. Cerato es un transformador de la escucha: cada vez dependo menos del afuera, y comienzo a escuchar el adentro.

Cerato es la esencia imprescindible en momentos de cambio en nuestra vida. Ahí nos acogemos de nuevo a las palabras de Santa Teresa de Jesús que advertía que *"en tiempo de dudas, no hacer mudanzas"*. Cuando hay dudas, es necesario hacer silencio, y no volcarse de forma impulsiva e inconsciente hacia tareas externas que nos tomen el poco tiempo que quizás tengamos para la meditación en medio de la ajetreada vida de esta sociedad occidental.

En el caso de la personalidad tipo Cerato, la persona vive muy alejada de su verdad, por lo que expresa como consecuencia, los procesos descritos con anterioridad. Lo habitual en las personas que son resolutivas en esta sociedad es que se conocen a sí mismas, tienen una escucha interior aunque sea de manera puntual, muestran una autoestima *razonable*, y aún cuando pasan por periodos de dudas, la persona suele encontrar una respuesta que le permite avanzar. Ahí es donde la toma de Cerato de forma temporal ayuda a esta persona en la búsqueda de nueva luz a través de herramientas de búsqueda personal y desarrollo espiritual, o sintiendo la necesidad de darse un tiempo de retiro, de quietud y de silencio para poder saber qué es lo que en realidad quiere y necesita.

Pero muy distinta es la situación de la persona que desde pequeño fue coartado en sus decisiones, estuvo bajo el mando de padres y profesores autoritarios, hermanos déspoticos, o sufrió en la etapa escolar situaciones de burlas, vejaciones, maltrato psicológico o acoso. En este caso la autoestima de la persona está muy dañada desde la infancia, y el estado Cerato no es transitorio en la persona, sino permanente. Aquí es evidente que la persona necesitará durante un tiempo el apoyo externo de un terapeuta o persona de referencia que le haga de contrapunto a todas las voces que ya tiene introyectadas y que anulan cualquier iniciativa de vida. Pero es imprescindible que este proceso vaya acompañado y dirigido hacia un desarrollo del ámbito espiritual o trascendente de la persona ya que, de no ser así, estas personas caerán en una dependencia insana del terapeuta.

Es por ello que consideramos a Cerato como un pilar fundamental del sistema floral, y no podía estar asociado a otro sendero que el de la Sacerdotisa.

Cerato es la esencia floral que permite silenciar todo el exterior, adentrándonos en el Templo Interior donde nuestra Sacerdotisa nos espera para hacernos conocer nuestra verdad.

AGRIMONY
AGRIMONIA
EL MAGO

*"¡El arte genuino –
exclamó entonces el maestro –
no conoce fin ni intención!
Cuanto más obstinadamente
se empeñe usted en aprender
A disparar la flecha para acertar en el blanco, tanto menos conseguirá
lo primero y tanto más se alejará de lo segundo. Lo que le obstruye el camino es su voluntad demasiado activa.
Usted cree que lo que usted no haga, no se hará"*
Eugen Herrigel

Número: I
Letra: א Álef
Esferas: Keter a Binah
Correspondencia corporal: Cerebro; hemisferio izquierdo. Ojo, oído y lado facial izquierdo.

AGRIMONY (Agrimonia euphatoria)

"Para las personas alegres, joviales y de buen humor, que aman la paz y se afligen por las discusiones o peleas y para evitarlas consienten a renunciar a muchas cosas. Aunque generalmente tienen problemas y están atormentados, preocupados e inquietos en la mente o en el cuerpo, ocultan sus inquietudes detrás de su buen humor y de sus bromas y son considerados muy buenos amigos para frecuentar. A menudo toman alcohol o drogas en exceso para estimularse y ayudarse a soportar alegremente sus aflicciones"

E. Bach. Los Doce Sanadores y otros remedios.

Palabras Clave: Ansiedad y tormento enmascarado por alegría y cortesía.

EL MAGO

La figura del Mago representa al hombre que despierta, y expande su conciencia hacia dimensiones que hasta ahora ni podía imaginar. La conexión con la Esfera de Keter -mano que sostiene la barita mágica- le permite acceder a la conciencia de su verdadera naturaleza: hijo de Dios. Su Yo Espiritual es ilimitado y absoluto, como lo demuestra su gorro con el símbolo del infinito. En él se encuentran concentrados todos los dones de Dios, que le ayudarán a lo largo del camino de realización de su misión en la Tierra.

En la otra mano aparece una moneda de oro o esfera dorada, simbolizando la esfera de Binah que da forma a todo ese potencial infinito para la realización en la materia. Binah, como principio femenino de Dios, es el Entendimiento que permite poner límites para que la creación pueda tener lugar.

El Mago toma conciencia de que posee en sí mismo los cuatro elementos: tiene ante él una mesa de trabajo con todos los objetos necesarios para hacer su magia. El vaso rojo representa al fuego, el cubilete amarillo y los dados representan el agua, los cuchillos a las espadas y, las monedas y la bolsa, son la tierra. Además posee la barita mágica que, como Quinto Elemento, le abrirá todas las puertas que desee.

Este personaje medio humano, medio divino, como nos sugieren sus ropajes y su cabello, es alguien que hace cosas extraordinarias para el resto de los humanos. Dirige su mirada hacia la izquierda y hacia abajo, donde está la esfera de Binah, pero la barita la dirige hacia Keter. Esta actitud es el secreto de su poder: confía plenamente en su Señor, y comprende que viene a ser un colaborador del Creador, por lo que no necesita mirarle de frente, sino utilizar la barita a modo de antena, y sin comprender bien porqué ni para qué, actúa.

El Mago no cuestiona, actúa. El mago no duda, realiza. Su estado interior es de paz y aceptación absoluta, tal y como refleja su rostro. Sabe que hay todavía mucho conocimiento que se escapa a su entendimiento, pero sabe lo necesario: sólo tiene que abrir su corazón a la infinita energía que fluye a través de sí mismo, y dejar hacer.

El arquetipo del Mago concede a la persona la conciencia de que TODO ES POSIBLE. Es como romper un techo que nos aprisiona y no nos deja crecer. Desde esa nueva dimensión brota la creatividad, la originalidad, las nuevas ideas, el trabajo con el arte así como proponerse proyectos futuristas que otros ni siquiera pueden imaginar. El Mago es un visionario, un futurista, un inventor, un ilusionista y un ilusionado, y a nadie le dice como maneja su barita para hacer sus "trucos", a no ser que sea un verdadero discípulo.

El buscador que entra en la esencia del Mago quiere y desea ser fiel a su voz interior, ser íntegro (Integridad= Unidad). La personalidad se fusiona, aunque sea por momentos, con el Espíritu, siendo uno en cuerpo y alma. Esa integración perfecta de espíritu, alma y cuerpo -las tres patas de la mesa-, permiten a este personaje crear su propia realidad y tener la suerte entre sus manos.

Esta unificación de todos nuestros cuerpos ocurre en la mayoría de los casos de forma temporal y lo experimentamos como expansiones de conciencia o vivencia de sucesos extraordinarios en nuestra vida -a los que los creyentes llamamos milagros-. En esos momentos de "lucidez" nos sentimos inspirados a imaginar proyectos, a crear algo nuevo en nuestra vida, a componer una pieza musical, a pintar un nuevo cuadro, a comenzar a escribir sobre una hoja en blanco. Nuevas ideas brotan desde nuestro interior como una fuente viva, y nos vemos con la fuerza y el ánimo para llevarlas a cabo. Lo que antes veíamos como impedimentos, se nos presenta ahora fácil de resolver. No le ponemos duda a la posibilidad. Nos hacemos gigantes frente a las pequeñeces que el ego nos presenta, y nos parecemos cada vez más a esa gran figura que es nuestra verdadera naturaleza: SOMOS HIJOS DE DIOS.

Cuando la persona está dormida, el tránsito por el sendero del Mago detona en el ser una sensación de impaciencia y de querer que las cosas se manifiesten en su vida de forma milagrosa e inmediata. No sabe cómo, pero quiere que las cosas sean, a pesar de lo ilógico o irracional de su petición. En general son personas atrapadas en el estadio mágico del desarrollo infantil (ver sendero X), que viven en un mundo ilusorio donde todo ocurre por arte de magia. Sus peticiones son acordes a los placeres más mundanos: vacaciones pagadas, viajes inesperados, relaciones excitantes y románticas, ofertas de trabajo por encima de su status laboral, coches, casas, etc. Lo paradójico de estas personas es que, al tener una fe ciega en lo milagroso y estar abiertas a la posibilidad, por momentos aparecen sucesos extraordinarios que vienen a reforzar su creencia egóica, por lo que todavía es más complicado sacarles de su neurosis.

El buscador aprende del Mago a abrirse a la potencialidad pura y, no perdiendo esa fe que ya no es ciega sino plena, se desapega de los resultados, sabiendo que el Universo es siempre mucho más abundante de lo que podemos imaginar.

AGRIMONY Y EL MAGO.

> *"En la cima de la risa*
> *el universo se lanza a un caleidoscopio*
> *de nuevas posibilidades"*
> Jean Houston

El estado Agrimony describe a una persona encantadora. Siempre alegre, cariñosa, reconciliadora y amante de la alegría. Nunca quiere el conflicto. Prefiere guardarse para sí sus problemas y lo que piensa, con tal de no romper ese ambiente de alegría y armonía.

El paciente Agrimony es una persona sensible al entorno, que percibe una realidad amplificada, ya que es un Mago. Es pues un Niño Eterno: siempre ilusionado e ilusionante, fantasioso, imaginativo, atraído por lo mágico y lo sensacional, busca siempre esa magia en todo lo que hace.

Desde niño, Agrimony percibe con intensidad las emociones más sutiles en su entorno como el amor, la armonía, la belleza, la alegría, la integridad y la unidad. Cree en el mundo mágico e invisible de hadas, duendes y unicornios. Su imaginación es poderosa, y con frecuencia se ve rodeado de sus amigos imaginarios con los que habla y se divierte.

Entonces: ¿Dónde está el problema? Porque ¡todos querríamos una persona así a nuestro lado como amigo, pareja, jefe o compañero! Pues el problema viene en la segunda parte de la definición que hace el Dr. Bach del estado asociado a esta esencia floral: la ADICCIÓN.

La esencia Agrimony define, ante todo, a una persona que tiene una alta dependencia del entorno. Necesita que su alrededor esté bien: que la gente se quiera y le quiera, que haya diversión, alegría, compañerismo y generosidad, amor, armonía y magia. En parte esta necesidad nos recuerda también al arquetipo del rey bueno y misericordioso que quiere que su reino esté en paz y armonía, tal y como describíamos en el Emperador (ver en capítulo del Emperador la relación entre el 1 y el 4).

En Agrimony, esa necesidad de armonía la genera con su encanto, con sus bromas, sus chistes, con su buen carácter, su capacidad para ceder en las situaciones, y su incapacidad para decir que no. Es una persona que

Agrimony- El Mago

calla muchas cosas, y, como describe Bach, se las traga y le atormentan en silencio, no dejando que trasluzcan para evitar crear problemas o romper ese ambiente *feliz*.

Para su entorno, el paciente Agrimony es una persona carismática y magnética: el rey de las fiestas, la alegría de las reuniones, el socio positivo de la empresa, el empleado servicial y risueño, el amigo siempre pronto para organizar una fiesta, el niño payaso de la clase, la persona siempre dispuesta a reír, etc., todo el mundo le quiere; a todo el mundo le cae bien. Es encantador.

El problema sobreviene cuando ese mundo perfecto que Agrimony quiere crear se quiebra; y se quiebra porque hay cuestiones que escapan a sus posibilidades, ya que nadie puede recorrer el camino por otro. Así que antes o después a su alrededor aparecen desencuentros, riñas, engaños, cinismos, críticas o abusos. Cuando llega ese momento, la persona todavía no suele tener el suficiente conocimiento interior para saber poner una distancia con lo que está sucediendo con el entorno. Así que por un momento su ánimo desaparece pero, lo significativo del suceso que marca el comienzo de la disarmonía es que nadie viene a rescatarle.

A partir de ese momento pueden ocurrir dos cosas: o la persona se da cuenta que está solo y que nadie le rescata de su tristeza, por lo que comienza un replanteamiento de su relación con los demás (crisis personal), o comienza a poner excusas y a ponerse excusas a sí mismo. Ahí comienza la adicción.

La persona adicta es aquella que escusa a los demás y se escusa a sí mismo. Tiene que excusar a sus padres si le maltrataron; tiene que excusar a sus amigos si le ignoraron; tiene que excusar a su jefe si le explota; tiene que excusar a su pareja si le ha sido infiel; tiene que excusar al adulto que abusó sexualmente de él o ella. Tiene que excusarlo todo para poder seguir sosteniendo ese tono de alegría. Tiene que ser capaz de olvidarlo todo y seguir adelante, como si no hubiera pasado.

Pero sabemos que toda vivencia queda registrada en la psique de la persona, y si no queremos ser conscientes de ello, pasa a ocupar un lugar en el inconsciente donde antes o después querrá salir para pedir cuentas.

Es entonces, en esos momentos donde parece que el equilibrio emocional quiere quebrarse, que la persona acude a alguna substancia como el alcohol o las drogas para poder seguir mandando al inconsciente toda esa información. El alcohol y las drogas son sustancias psico-moduladoras. El alcohol, la marihuana y la heroína deprimen las funciones psíquicas, mientras que la cocaína y la mayoría de las drogas de síntesis las estimulan.

De esta manera, la psique no puede actuar con claridad, por modificación del estado intelectual y emocional basal: euforia, calma, evasión, agresividad, excitación sexual, valentía, paroxismo, abulia, etc.

Las drogas y el alcohol modifican el estado de conciencia, nos hacen sentir todo poderosos, o nos permiten modificar la sensación que recibimos del entorno. Todo ello habla de características del Mago, solo que en un estado inarmónico. El Mago elige la adicción a las sustancias porque necesita sentir que puede crear el ambiente que imagina, y la sensación de poder que le otorgan las sustancias adictivas le recuerdan algo que hay en el fondo de su esencia arquetípica.

Como vimos en el sendero 10, La Rueda de la Fortuna -que, como vemos, es de la familia del 1 ya que 10→1+0=1-, Clematis es una persona que se evade de la realidad. Ante una realidad dolorosa, en otro nivel de conciencia, Clematis se evade; pero Agrimony, regido por el Mago, cree que puede cambiarlo, cosa que Clematis claudica, por lo que Agrimony se intoxica con tal de llevarse al extremo que haga falta para sentirse poderoso, especial y único una vez más.

El arquetipo del Mago está muy presente en los artistas -pintores, escultores, escritores, músicos, compositores, actores de teatro, danzarines, presentadores de televisión, etc.- que necesitan incluir de forma permanente un ánimo en su trabajo. Es por ello que es tan frecuente encontrar en este colectivo la adicción al alcohol y las drogas. Necesitan inspiración, necesitan ánimo, necesitan creatividad, necesitan ocurrencia, necesitan seguir tragando situaciones con tal de seguir adelante con el show. En realidad, lo que necesitan es Agrimony.

Es fundamental, para acabar de entender la esencia arquetípica, que entendamos porqué Agrimony es tan sensible al ambiente emocional. Recordar que, tanto en el 1º como el 2º septenio de vida, el niño cree en un mundo mágico, que le sirve de tránsito entre el mundo espiritual del que proviene, y el mundo de la realidad al que se va habituando. El niño cree en los Reyes Magos, en Papá Noel, en el Ratoncito Perez, y en la intervención mágica de seres en este mundo. Poco a poco el niño va dejando de acudir a ese mundo mágico, y por lo general entre los 9 y 12 años, con el despertar de la sexualidad, este universo imaginario pasa a otro plano del ser.

Agrimony- El Mago

Las personas que vienen con un arquetipo del Mago muy marcado en su personalidad no cierran nunca esa puerta que les lleva de vuelta al mundo de la magia y de las posibilidades. Son las personas que juegan de manera habitual a la lotería, los que se ilusionan casi tanto como sus hijos con los Reyes Magos, los que disfrutan con películas épicas de dragones, magos, brujas y malvados. Son personas que sostienen la creencia de que su vida cambiará de la noche a la mañana porque algún acontecimiento mágico sucederá.

Agrimony viene a ayudar a esta persona a madurar, ya que vuelve la mirada hacia donde está la verdadera magia: en la conexión con nuestro interior.

Si el paciente está muy comprometido con el proceso de curación, la toma de Agrimony va a hacerle entrar en un periodo de profunda tristeza y de sensación de agotamiento. Es una crisis curativa propia de una *desintoxicación*. La persona comienza a sentirse más calmada, y, en la medida que puede ir pensando con más claridad, le surgen, primero de forma difusa y luego con más certeza, sueños que tenía arrinconados, y que nunca había tenido la fuerza de ánimo para abordarlos. Esos proyectos nuevos son un contrapunto a su adicción: empieza a sentir interés en otro tipo de cosas, y pone atención en ello. Huelga decir que la autoestima de la persona está muy deteriorada, sobre todo si tiene una gran adicción. El haber permanecido tanto tiempo fuera de sí, lejos de su esencia, y volcado en los demás, hace que no se conozca realmente, por lo que está desorientado en su vida -muchos adictos suelen acabar presa de sectas donde el líder re-orienta sus vidas-.

Agrimony es también un remedio que viene a rescatar a la persona que, a pesar de estar muy cansada y con un nivel de energía vital bajo, sigue adelante. La diferencia con otras esencias con Hornbeam, Olive u Oak es que en Agrimony la persona despliega a su alrededor una continua puesta en escena. Necesita crear un ambiente, un escenario donde todo es alegría y cordialidad. Agrimony está regido por el arquetipo del Mago, que sabe desde algún lugar de su ser, que tiene el poder de modular su vida y materializar situaciones. La toma de la esencia floral ayuda a la persona a conectar con ese agotamiento energético y permitirse estar en una reunión sin tener que ser el alma de la fiesta, o sostener momentos de conflicto en el entorno sin tener que imponer la alegría fingida.

El Mago se salva por su imaginación. Agrimony activa esta imaginación. Como a un niño pequeño, Agrimony le susurra al oído proyectos que le ilusionan, y el paciente se ve inundado por un ánimo que había perdido: tiene ganas de hacer cosas nuevas en las que cree, y que le llenan de esa sensación de alegría e ilusión que antes había depositado en la relación con los demás.

Agrimony invoca al Mago interior de cada uno para abrir el corazón a lo que nos ilusiona en realidad: SER NOSOTROS MISMOS.

Un primer paso es el estímulo que brota, de forma "mágica" a iniciar actividades en las que la persona se siente bien consigo misma: ejercicio físico, alguna práctica artística, cuidado de la casa, cocinar con esmero, adoptar una mascota, etc. Son actividades en las que se está implicado/a sólo en sí mismo/a, por lo que no depende del entorno para obtener un estado de satisfacción inmediata. Esta circunstancia restaura extraordinariamente el equilibrio psíquico, por lo que son herramientas instauradas en muchos protocolos de tratamientos psicológicos y psiquiátricos.

Poco a poco, la esencia floral ayuda al buscador a abrirse a metas que beneficien a más grupo de personas: su amor por los demás y su trato afable y alegre lo vuelca en acciones para el bien común, para el bien social y para el bien de la humanidad. Comienzan a llegar a su vida, también de forma milagrosa, oportunidades de crear nuevos horizontes, nuevas estructuras, nuevas formas de comunicación. Le visitará la inspiración, la musa, la creatividad y la imaginación. Su mundo se amplificará de tal manera que aquello que en su momento le parecía un territorio inmenso ahora aparecerá ante sus ojos como el simple patio de un colegio.

Agrimony es la esencia floral que nos devuelve la mirada hacia donde está la verdadera magia: ser nosotros mismos en cualquier circunstancia y, desde ahí, convertirnos en co-creadores de nuestra realidad.

FIGURAS

TRIADAS Y FIGURAS DEL TAROT

Una tríada es la configuración triangular que aparece en el Árbol de la Cábala cuando unimos tres esferas contiguas a través de sus tres senderos, que las unen dos a dos. En el Árbol cabalístico hay un total de 16 tríadas, que, por su disposición, se dividen en Activas, Pasivas y Estructurales. Las Triadas se corresponden con las 16 figuras del Tarot: Rey, Reina, Caballo o Caballero y Sota o Paje (4 figuras por 4 palos=16 figuras).

Las Triadas Activas son aquellas que se apoyan en los pilares del Equilibrio y la Misericordia, y son de naturaleza energética. Hay cinco que de abajo arriba son: Iniciativa, Impulso, Deseos, Innovación y Mística.

Las Triadas Pasivas son las que se apoyan en los pilares del Equilibrio y la Severidad, y son de naturaleza social o formal, es decir, de relación o receptividad del entorno. Son cinco y de abajo a arriba son: Lógica, Intuición, Miedos, Conservación y Ascética.

Las Tríadas Estructurales son 6 es están en contacto con los tres pilares de forma simultánea. Uno de los lados, por tanto, es siempre una de las tres vigas del Árbol. Son de abajo a arriba: Inserción en el Mundo, Temple de Ánimo, Memoria, Ética o Conciencia Moral, Fe y Raíces.

Las Triadas muestran aspectos relativos a la acción, y **relacionan el mundo objetivo de las esferas con el subjetivo de los 22 senderos**. Son equivalentes a los complejos definidos por Jung.

En psicología un complejo se define como la integración de vivencias o experiencias individuales en una experiencia de conjunto o totalizadora. Este concepto se atribuye a Jung, que definió un complejo como: *"aquel conjunto de conceptos o imágenes cargadas emocionalmente que actúa como una personalidad autónoma escindida. En su núcleo se encuentra un arquetipo revestido emocionalmente."*

A medida que crecemos, nos inundamos de ideas, actitudes, experiencias y reglas sobre la vida. Con el fin de desarrollar un sentido de autonomía, elegimos retener ciertas cosas en nuestro consciente, y otras las dejamos caer en el inconsciente. A medida que la reserva del inconsciente personal aumenta, la psique crea una especie de sistema de archivo en el que las similitudes se atraen y forman un campo alrededor de temas comunes; esto es lo que Jung denominó complejo.

Estos elementos asociados tienden a formar categorías, ya que lo similar atrae a lo similar. Por ejemplo: todo material psíquico relacionado con lo femenino es un complejo materno y todo lo relativo a lo masculino es un complejo paterno. Cuando algunas de las cosas que relegamos al inconsciente son demasiado amenazadoras para que el ego les permita volver al consciente, a menudo manifiestan su presencia volviendo disfrazadas con una carga emocional exagerada.

En este sentido, creemos importante el trabajo de descripción de las tríadas ya que consideramos que la psique es un cuerpo u organismo -como lo definía Jung- en sí mismo, tal y como relatan las tradiciones místicas budistas, taoístas, la Cábala así como la Gnosis cristiana. El alma, en su camino de encarnación en la Materia, va revistiéndose de diferentes cuerpos como si de vestiduras se tratara, hasta llegar a formar el cuerpo físico en el vientre materno. Así pues, el cuerpo psíquico se forma antes incluso de la concepción corporal del ser, y va desarrollándose al unísono de la formación del feto. Es por ello que hay experiencias intrauterinas que son recordadas en estados hipnóticos.

Cuando en bebe nace, tiene un cuerpo psíquico desarrollado en cuanto a *órganos* y *funciones* –órganos y funciones psíquicas-. Al igual que su cuerpecito tiene formados los pulmones, corazón o estómago, aunque su función es todavía inmadura y limitada, su psique también es funcional, aunque sólo es capaz de percibir sensaciones básicas que almacena en un estado muy difuso todavía.

Los complejos psicológicos se forman por experiencias que tengan una carga emocional. El ser humano vive a diario un sinfín de experiencias cotidianas que no incluyen ninguna carga emocional. Todo este material "intrascendente" pasa a almacenarse en el inconsciente. Sin embargo, también se suceden experiencias cargadas de emoción que suelen asociarse a un conjunto de experiencias anteriores y similares, por el principio de atracción de semejantes.

Ese *archivador* tiene, como decíamos, una matriz de origen ya establecida, y que nosotros la describimos sobre la estructura del Árbol de la Cábala porque es un esquema que nos permite explicarlo de forma sencilla.

Para dar una imagen más clara, podemos ver las esferas como los vórtices de energía que son. Al girar, generan un campo electro-magnético que trasmite ondas psíquicas –logica-emocion-. Entre dos esferas se produce una corriente de ondas en ambas direcciones que se ecualizan, creando lo que hemos denominado como sendero. Esta estructura electromagnética crea un campo cerrado entre estas tres esferas y los senderos que las acotan. En función de las esferas que participan en ese campo, la energía tiene una característica u otra.

Es en función de estas características específicas de cada triada, que las experiencias que la persona transita y necesita archivar, se van uniendo a una u otra tríada, como si fueran "grumos" suspendidos en un líquido. Estos grumos son asociaciones de partículas que forman una partícula mayor y que, como decía Jung, forman una personalidad escindida. En la Gnosis, a esta visión se le llama *pequeños yoes*, y se describen como las limaduras de hierro suspendidas en un líquido elemento. En la medida que un campo magnético externo aparece -un suceso emocional similar a ellas-, se aglomeran alrededor de esa energía creando una *personalidad escindida o pequeño yo*.

El conocimiento esquemático de estos complejos permite su estudio tanto en la personalidad tipo como luego en los casos individuales. Es interesante, por último, indicar que al ser el complejo un triángulo, tiene varias facetas o lados, por lo que un mismo complejo puede a veces expresarse psíquicamente desde un lado o, paradójicamente en otras ocasiones, en el lado opuesto, siendo que es parte de la misma estructura.

Nosotros encontramos más sencillo y pedagógico basar la clasificación de estos complejos en función de la Figura del Tarot que le rige, además de por seguir la misma coherencia de descripción al emplear las cartas de los Arcanos Mayores.

En este sentido, decir de forma general, que las Figuras del Tarot son una clasificación de la Realidad en función de los cuatro elementos. Esto nos recuerda al proceso de transformación referido en la Alquimia. Las cuatro figuras representan:

Las **Sotas** son tránsitos de aprendizaje. Representan nuestros aspectos niños. Son épocas de nosotros cuando jugábamos con nuestros amigos, aprendíamos en la escuela y experimentábamos el mundo. Representan así mismo aspectos en la psique que han quedado atrapados en un nivel de infancia y que necesitan ser madurados. De todas formas, recordar que cuando una etapa de aprendizaje se culmina en el Maestro o Rey, otra etapa sobreviene, ya que mientras estemos encarnados en esta Realidad, venimos a aprender. La Tierra es la escuela del Alma.

Todas las experiencias a atravesar desde las Sotas son regidas por Yesod, centro energético donde se asienta el Ego, al tiempo que su techo es

La Torre, es decir, la Ley General regida por el Príncipe de este Mundo. Es por ello que son todo experiencias egóicas, o dicho de otra forma: son patrones de conducta que se establecen al comienzo de nuestra vida, cuando necesitamos adaptarnos al medio en que vivimos -familia, sociedad, país, etc.- También aparecen estos procesos de sotas cuando la persona comienza un tránsito de crecimiento personal y tiene que retomar tránsitos allí donde quedaron paralizados. En ese sentido las sotas rescatan del pasado o inconsciente situaciones no resueltas para ser evaluadas desde la luz de la Individualidad del Corazón.

Los **Caballos** son la puesta en práctica del aprendizaje adquirido por la Sota. Coinciden con nuestra etapa de adolescencia. Todo lo experimentamos con una nueva libertad adquirida. Nos sentimos fuertes, poderosos, independientes e impulsivos. Es la función de la experimentación por nosotros mismos, desde la libertad de elección. El caballo como animal simboliza pasiones, libertad y fuerza. Simboliza, pues, la decisión propia e individual de transitar el propio camino.

Las **Reinas** son el aspecto materno, receptivo y femenino, que hace una evaluación de todo lo aprendido y experimentado, para quedarse con lo que considera válido. Simbolizan también la etapa adulta de la persona, de la evaluación de todo el aprendizaje y las experiencias adquiridas para elegir sólo aquello que nos conviene y nos hace ser nosotros mismos. Es una acción de límites, catabolismo, restricción, separación y eliminación.

Los **Reyes** serían el grado de expresión de la maestría sobre ese aspecto que necesitamos iluminar. Simbolizan la madurez y la ancianidad de la vida. Es la etapa donde ya manejamos todas las variables de un aspecto de nuestra vida -los amigos, el trabajo, los hijos, la familia, etc.- y podemos dar respuestas desde un grado amoroso, eficaz, creativo, misericordioso y transformador.

En los capítulos siguientes hemos continuado con la didáctica de plantear primero la imagen de la Figura y el significado arquetípico. Tras ello viene la definición de la flor y como la esencia y el arquetipo se corresponden.

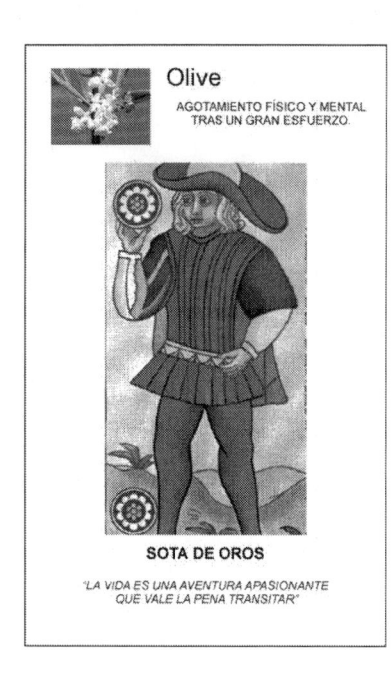

OLIVE
OLIVO
SOTA DE OROS

"Vivo en la Tierra y no sé lo que soy. Sé que no soy una categoría. No soy una cosa —un sustantivo-. Parece que soy un verbo, un proceso evolutivo -una función integral del Universo-.
Richard Buckminster.

TRIADA DE LA INSERCIÓN EN EL MUNDO
Esferas: Hod-Netzaj-Maljut
Senderos: La Torre-La Luna-La Resurrección
Correspondencia corporal: Piernas, pies, tobillos y rodillas. Caderas. Uretra y ano.

OLIVE (Olea europea)

"Para los que han sufrido mucho mental o físicamente y están tan agotados y cansados que se sienten sin fuerzas para hacer el mínimo esfuerzo. Para ellos el diario vivir representa un duro trabajo que carece de placer".
E. Bach. *Los Doce Curadores y otros remedios.*

Palabras clave: Cansancio y agotamiento físico y psicológico. Claudicación física.

SOTA DE OROS

La Sota de Oros habla, al igual que la Tríada que representa, de la inserción en la materia. El objetivo básico de este personaje es ENCONTRAR SU LUGAR EN EL MUNDO, y para ello, está dispuesto a aprender lo que haga falta para poder alcanzarlo. La pregunta que se formula este personaje es: *¿Cual es mi talento en la vida y como lo puedo materializar?*

El paje de Oros es un joven que vive bajo el techo de las estructuras creadas por la llamada Ley General (La Torre), o poderes fácticos que gobiernan este mundo. El joven acepta estas estructuras, que son los títulos que hay que obtener, los exámenes que hay que aprobar, los grados que hay que superar, los puestos que hay que escalar o las influencias que hay que mover para insertarse en las administraciones públicas, las universidades o las empresas. Está dispuesto al esfuerzo, tal y como nos muestra por su mano sujetando el cinto, indicándonos que no le moverán ni las bajas pasiones, ni los placeres mundanos, ni las emociones impulsivas.

Esta carta simboliza al joven que quiere comenzar un camino de realización en la materia. Está buscando su lugar en el mundo, y sabe que tiene que aprender una serie de habilidades para ello. Deberá estudiar o aprender un oficio, lo que le permitirá conocer cuáles son sus talentos y sus fortalezas, para hacerlos valer más adelante. Pero para saber cuál es su valor -como el Oro-, necesita experimentarse a sí mismo en diferentes escenarios. Así que prueba una o varias cosas a la vez. Estudia, trabaja, es voluntario, viaja, etc. La Sota de Oros es el momento en la vida de la persona en el que se le presentan muchas oportunidades, porque todas estas facetas de sí pugnan por expresarse, y la persona **quiere experimentar**, en una búsqueda de aquello en lo que destaca y es talentoso, para poder hacer de ello su profesión y conseguir su oro.

Cuando la tríada se expresa con armonía, el joven está bajo la influencia de unos personajes que le van a proponer experiencias de vida que **le hablarán de sí mismo y de cuáles son sus talentos para el desarrollo en la materia**. Cuando esto ocurre, la persona va encontrando afinidades con lo que transita, y va sintiendo en su interior que tiene un lugar en el mundo. Ejemplos de ello son el estudiante que va aprobando las materias de la carrera que se ha planteado; el joven aprendiz que va ganando en valoración en la pequeña empresa en la que se ha empleado. El deportista que alcanza nuevas metas que le indican que tiene aptitudes para ese deporte. El joven músico que puede interpretar piezas cada vez de mayor dificultad, lo cual le habla de que tiene aptitudes para la música. Y así un largo etcétera de ejemplos.

Cuando aparece un maestro en el camino espiritual, al buscador se le está proponiendo un nuevo tránsito en la vida, donde tendrá que volver a ser un niño. En el Tarot de Osho se le llama a esta figura **Aventura**, ya que la persona deberá estar dispuesta, como un niño pequeño, a aventurarse a una nueva empresa vital. De manera habitual ocurre que en el camino espiritual, hay partes de nosotros que quedaron atrapadas bajo capas de lodo (inconsciente) y que, al rescatarlas en el sendero XX de la Resurrección, nos piden con justicia su momento de tránsito y experimentación en la materia -sendero XVIII de La Luna-. En lo laboral sería, por ejemplo, comenzar a estudiar nuevas áreas que complementan el trabajo ya emprendido; en lo personal podría ser aprender nuevas habilidades que siempre quisimos y nunca tuvimos tiempo para desarrollar. En general es un momento en nuestra vida en el que, con independencia de la edad que tengamos, nuestra alma nos propone aprender una habilidad o tener una experiencia que nos permita acceder al recuerdo de nuestros talentos.

Esta Sota es la única que tiene doble palo, es decir, dos monedas de oro en la carta. Esta imagen simboliza la máxima hermética de LO QUE ES ARRIBA, ES ABAJO. El oro es una moneda de cambio en la materia, un metal. Pero también es el metal más incorruptible o puro que existe en la tierra. Ello simboliza que las experiencias en la materia son lo único que puede hacernos obtener el verdadero oro que es nuestra incorruptibilidad, nuestra iluminación, nuestra conexión plena con nuestro Yo Soy. Es sólo a través del tránsito por la Realidad que logramos trasformar el plomo (la Sota) en Oro (el Rey).

Estos dos oros también simbolizan un momento en que la persona tiene ante sí dos vías, dos oportunidades: la de servir a Dios o al dios dinero. El oro de la tierra simboliza el dinero que se consigue a través de las leyes de la materia, bajo el gobierno del Príncipe de este Mundo. Sin embargo el oro que sostiene en la mano es el verdadero oro, aquel del que nos habla el Evangelio cuando dice: "*No os hagáis tesoros en la tierra, donde la polilla y el orín corrompen, y donde ladrones minan y hurtan; sino haceos tesoros en el cielo, donde ni la polilla ni el orín corrompen, y donde ladrones no minan ni hurtan. Porque donde esté vuestro tesoro, allí estará también vuestro corazón*" (Mt 6, 19-21). La Sota de Oros propone emprender el camino de aquel que busca el verdadero oro para su vida.

OLIVE y LA SOTA DE OROS

*"Dios no se te muestra en persona,
sino en acción"*
Gandhi

Olive- Sota de Oros

El olivo es un árbol mediterráneo que crece en condiciones muy extremas. Su resistencia a las adversidades y su fortaleza antes los ataques de plagas le permiten llegar a ser un árbol milenario. Esta fortaleza es la que le orientó al Dr. Bach en 1934 a crear la esencia floral Olive. El Dr. Bach la pautó para personas en un cansancio físico y psicológico extremo. Eran pacientes que habían sufrido durante largos periodos desgracias personales o laborales, con enfermedades propias o de familiares, pero todo ello durante largo tiempo -que es una de las claves del estado Olive-. Por ello Bach la englobó dentro del grupo de las flores para los que han perdido el interés por las circunstancias actuales.

Olive es una esencia que habla de agotamiento y de sufrimiento, ambos estados asociados a la experiencia en el Mundo. En el relato bíblico de Noé, la paloma trajo en el pico una rama de olivo, simbolizando el final de un tránsito de sufrimiento, desesperanza, pruebas extremas y situaciones límite. Al igual que entonces, Olive se propone como un remedio que devuelve las fuerzas y las ganas de seguir viviendo las actuales circunstancias. Según el grado de conciencia de la persona, la situación será una u otra.

Olive viene a dar un impulso, un choque en un momento de debilidad y claudicación. Es muy clara la imagen en el niño pequeño: decide comenzar un dibujo y al poco rato lo deja porque es mucho esfuerzo colorear toda la figura que ha trazado. O quizá cuando comienza a aprender a tocar un instrumento, y se cansa a los pocos minutos cuando la lectura de la partitura le requiere esfuerzo, o las notas no fluyen tan fácilmente. Este sería el estado Olive que describe el Dr. Bach en la esencia floral. Así pues, la flor propone sostener la acción a pesar de que resulte tediosa o en extremo exigente. En el caso de la didáctica del niño, es sabido que la capacidad del niño de superar los retos propuestos es fundamental para cultivar la autoestima (siempre que sean unas metas sanas y acordes a la capacidad del infante). Es por ello que el adulto debe convertirse en Olive, e impulsar al niño a seguir adelante para el logro del objetivo propuesto.

En el caso del adulto, Olive viene a ser ese impulso que ayuda a la persona a seguir adelante con la meta que se ha propuesto. Es importante definir aquí que en el estado de la Sota de Oros la persona no está en una actitud de replanteamiento de los objetivos. El camino se ha tomado, la aventura se ha comenzado (Inserción en la Materia), y las dificultades comienzan a aparecer. Es un tránsito de resistencia, de sostén, de tensión, de soportar y de mantener. Son momentos de ir adelante a pesar de las circunstancias, momento muy acorde con uno de los senderos que rige la Tríada, el sendero de La Luna.

Olive ayuda en esos momentos en la vida en que estamos realizando un tránsito que nos requiere un esfuerzo continuado: mudanzas, cambio de trabajo, traslados de ciudad, la vendimia, la siega o la recolección; exámenes de oposiciones, proyecto final de carrera, tesis doctorales, libros, proyectos arquitectónicos, etc. También los políticos en época de campaña electoral, o los deportistas ante una competición. Son momentos de agotamiento, de sufrimiento corporal en muchas ocasiones, que han sido aceptados por la persona para un mejor estatus social y económico, al tiempo que abre las puertas a una mayor inserción en el mundo. De todas estas experiencias se obtendrá dinero, prestigio, poder, influencia, mejor puesto de trabajo, etc. En estos tránsitos entramos por momentos en un estado de agotamiento tal que nos dificulta mucho la consecución de la meta. Son momentos donde la esencia Olive actúa de una forma eficaz y precisa, ya que nos reconecta con el ánimo de seguir.

Olive activa el arquetipo de la Sota de Oros, que restablece la tríada de inserción en el Mundo de forma armónica. Esa Sota vuelve a encontrar la iniciativa y la lógica para seguir con el proyecto que se había trazado y, a pesar de las circunstancias, sigue adelante. La persona vuelve a recordar el motivo que le hizo tomar la decisión del tránsito ya que se pone delante ese gran oro que le motiva a continuar a pesar del cansancio. Como vemos en el paje, tiene su mirada puesta en la moneda, convirtiendo ésta en su único objetivo vital.

Cuando fruto del crecimiento interior tomamos la decisión de incluir en nuestra vida nuevos tránsitos que nos permitan experimentar partes de nosotros hasta ahora ocultas (sendero XX), ocurre que en general ya somos seres adultos con familia, hijos, hipoteca, coche, trabajo y un largo etcétera de obligaciones adquiridas con anterioridad. Es necesario volverse como un niño ilusionado y confiado a la Vida para, a pesar de todo lo que ya llevamos adelante, querer incluir un nuevo tránsito. Solo aquel que está dispuesto a la aventura de recordar quién es en realidad, emprende el Camino del Buscador. Suelen ser épocas de mucho trabajo, de mucho esfuerzo y de mucha exigencia hacia nosotros mismos en cuestiones materiales. Debemos estar dispuestos a trabajar más horas, a dedicar nuestro tiempo libre a actividades donde nos debemos esforzar, y por momentos nos inunda una sensación de cansancio y agotamiento, al punto de querer claudicar. Recordar de nuevo que en esta tríada está presente el sendero de La Luna, que no nos va a poner las cosas nada fáciles. Es entonces cuando Olive nos armoniza con la figura del paje de oros que nos recuerda que el verdadero aprendizaje consiste en elegir aquellos caminos que nos lleven al verdadero Oro que reside en el corazón (Tifaret). Aquí las palabras de Jesús se hacen vivas, y la persona tiene que decidir seguir caminando por el tesoro en la tierra que se apolilla y el orín corrompe o elegir el tesoro en el Cielo.

El olivo es un árbol de crecimiento lento y puede llegar a vivir más de mil años. Existe en la conciencia de ritmo de esta planta una inteligencia que ha aprendido cómo estar inserta en la materia y perdurar en el mundo. Esta conciencia Olive es la que se trasmite en la esencia floral a la persona para que persista en su caminar a pesar de lo duro de las circunstancias.

La fortaleza que surge de no rendirse, tal y como propone Olive, forjarán en el buscador el carácter de guerrero espiritual, verdadero tesoro en el Cielo y valor imprescindible en el Camino de la Autorrealización.

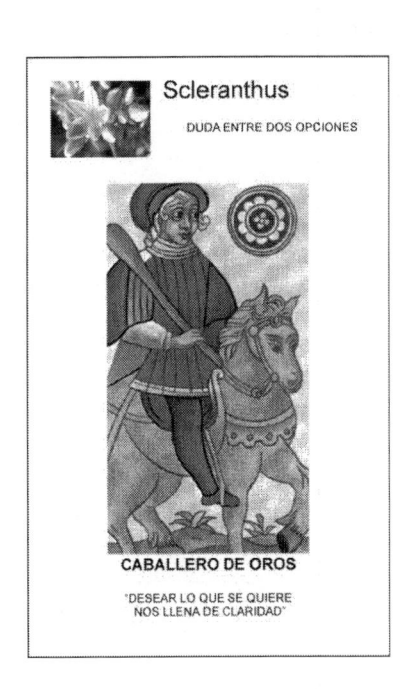

SCLERANTHUS

CABALLO DE OROS

"Una afirmación es una frase fuerte y positiva que indica que algo ya es".
Shakti Gawain

[Scleranthus — DUDA ENTRE DOS OPCIONES]

CABALLERO DE OROS
"DESEAR LO QUE SE QUIERE NOS LLENA DE CLARIDAD"

TRIADA DE LOS DESEOS
Esferas: Jesed-Tifaret-Netzaj
Senderos: El Ermitaño-La Rueda de la Fortuna-La Muerte
Correspondencia corporal: Hígado y vesícula biliar. Brazo y mano derecha. Costado derecho. Glándulas suprarrenales y riñones. Sistema circulatorio y corazón.

SCLERANTHUS (Scleranthus annus)

"Para quienes sufren mucho por ser incapaces de decidir entre dos cosas; primero les parece bien una, luego la otra. Generalmente son personas calladas que sobrellevan solas su dificultad, ya que no se sienten inclinadas a comentarla con otros."
E. Bach. *Los Doce Curadores y otros remedios.*

Palabras Clave: Indecisión entre dos cosas. Inestabilidad.

CABALLO DE OROS

Los caballos como Figuras del Tarot indican una puesta en marcha en función de la motivación del elemento que representan. En la

Scleranthus- Caballo de Oros

Sota de Oros la persona transita experiencias en la materia que le van otorgando grados, marcas, títulos y reconocimiento social. Desde el aprendizaje en la escuela, hasta la formación práctica profesional, las habilidades que se aprenden en los viajes o la primeras experiencias en cualquier aspecto de su vida.

Pero llega un momento en que el joven caballero toma conciencia -el basto que sujeta el Caballero- que hay experiencias para las que es más válido, está mejor dotado y tiene más habilidad. Es entonces cuando decide por sí mismo emprender caminos que le potencian esas habilidades de sí mismo, y que le permitirán obtener un lugar en la sociedad mejor pagado y valorado. Comienza a desear.

Los deseos y los miedos -como indicamos también en la Tríada de los Miedos-, son pulsiones de la psique que se experimentan de dos maneras: o se sucumbe a ellos, lo que desemboca en impulsarse hacia el deseo anhelado o paralizarse por el miedo, o se trascienden por un proceso de introspección, descubriendo el mensaje del alma simbolizado por ese miedo o deseo.

La Tríada de los Deseos moviliza una fuerza que impulsa a la persona a querer obtener en su vida algo de mayor valor de lo que tiene ahora. Recordemos que el inconsciente es aquella parte de nuestra psique donde están encerradas todas las situaciones inconclusas de nuestro pasado. Mantener todas estas pulsiones bajo llave tiene un alto precio energético y consume mucha de nuestra fuerza vital. El inconsciente se mueve por placer -no tiene ética-, por lo que cuando deseamos algo que nos va a suponer satisfacción, este deseo placentero nos moviliza gracias a la fuerza vital liberada desde el inconsciente.

Cuando la persona está dormida todavía, estos deseos suelen alinearse a bajas pasiones, a patrones de la sociedad en la que vive y a impulsos irracionales. En la actualidad, en este sistema neoliberal en la que vivimos, el deseo de *tener* -y no de *ser*- es lo que marca la mayor parte de las acciones de este Caballero. Tener más dinero, más influencia, más poder, más viajes, más experiencias, más relaciones románticas, más ropa, más joyas, más clientes, más electrodomésticos o más coches. Cada uno proyecta sus pulsiones inconscientes en un aspecto externo que, como zanahoria puesta delante del burro, hace que el animal se mueva.

Los senderos que conforman la Tríada de los Deseos vienen a movilizar la conciencia de la persona. En ocasiones sobreviene una Muerte, exterior o interior, que define un antes y un después. Esta Muerte activa en la persona un replanteamiento vital sobre qué es lo que en verdad es importante. La Dama Negra se convierte en consejera, y comenzamos a buscar lo que nos hace sentir vivos. Este replanteamiento vital hace que en la Rueda de la Fortuna, donde aparecen tanto circunstancias kármicas como nuevas oportunidades, el buscador se sitúen en su centro gracias a la acción del Ermitaño, y decida no caer en los viejos patrones que ya han muerto en él, y acceder a nuevas circunstancias que le lleva al avance y al logro en los aspectos externos.

También puede ocurrir que la persona entre en un proceso de Ermitaño por un tiempo de silencio, de aislamiento o de soledad. Puede tener que viajar muchas horas por motivos de trabajo, y esta circunstancia la aproveche para replantearse su vida desde la introspección del Sabio Anciano. Esto hará que no se deje arrastrar por el ritmo frenético de su vida y tome decisiones con prudencia, lo cual le ubican en el Centro de la Rueda. Este cambio de rumbo pone un punto y final a una etapa de su vida donde funcionaba de una manera (La Muerte), y da paso a otros horizontes.

Sea por donde sea que se active la Tríada, el Caballero de Oros es aquel que decide tomar la suerte (Rueda de la Fortuna) entre sus manos. Ya no espera que la ayuda le venga pautada por la jerarquía de la Torre. Esta vez es él quien marca el ritmo y el escenario. Sabe que tiene mucho que aprender todavía, porque en el nuevo camino que emprende o el nuevo nivel al que quiere acceder, hace falta tener unas aptitudes que sólo se logran con esfuerzo y determinación. Pero el ánimo del corazón está impreso en el basto que sostiene, y con la mirada puesta en el oro, camina hacia un futuro mejor.

Este caballero de Oros es un tiempo de **depuración de deseos**, ya que aquello que deseamos es lo que nos impulsa. Hay un proverbio chino que dice: *"Cuidado con lo que deseas porque se puede cumplir"*. La ley de semejanza del Universo atrae todo aquello con lo que nos sentimos afines y deseamos. Es por ello que nos podemos encontrar con circunstancias que queríamos con todas nuestras fuerzas y que luego, al aparecer en nuestra vida y transitarlas, se convierten en un verdadero infierno. Por ello no vemos la mano del Caballero en las riendas, sino sujetando bien ese basto que es el elemento de poder espiritual que le va a permitir no perder el rumbo de sus decisiones.

SCLERANTHUS y EL CABALLO DE OROS

> *"Cuando uno llega a la certidumbre experimenta*
> *una de las alegrías más grandes que pueda sentir*
> *el alma humana"*
> *Louis Pasteur*

La esencia Scleranthus está dentro del grupo que el Dr. Bach definió "para los que sufren incertidumbre". La preparó por primera vez en 1930 por el método de solarización. La planta es un arbusto que crece en cultivos de terrenos arenosos enzarzándose entre los tallos del trigo. Parecería que esta planta no puede crecer por sí misma, y tiene que enredarse en los tallos de otras para poder erguirse.

La incertidumbre o incapacidad de decidir entre dos opciones es la consecuencia de no conocer nuestra propia verdad y de estar cerrados a la voz interior de nuestro corazón.

Son múltiples los motivos que pueden llevar a la circunstancia de incertidumbre, pero en la sociedad en la que vivimos, con un altísimo grado de exigencia así como un ritmo de vida equiparable al de los robots, el ser humano tiene muy complicado volver la mirada hacia el interior y escuchar la sutil voz de su conciencia. Además somos a diario bombardeados por una ingente cantidad de imágenes desde diferentes pantallas: Internet, los teléfonos móviles, la televisión, las redes sociales todo pugna por poseer nuestro tiempo y otorgarles existencia. A todo lo anterior hay que añadir la sociedad de consumo y de bienestar en la que vivimos, donde existe una infinita posibilidad de elección de experiencias, posesiones, conocimiento, viajes, lecturas, espectáculos, etc., por lo que la decisión se torna todavía más complicada.

Es habitual que, en semejante circunstancias sea bastante complicado que este Caballero, que necesita tener clara su dirección de cabalgadura, pueda iniciar si quiera su elegante paso.

Scleranthus aparece como un estado bien distinto a otras esencias de su grupo, como sería la incertidumbre de Wild Oat, que corresponde al sendero del Sol y donde se propone a la persona conocerse a través de la relación con los demás, o Cerato, donde la apertura es a la Voz Interior de la Sacerdotisa.

Hay momentos en los que la vida, nos guste o no nos guste, nos invita a tomar elecciones. Y este es el caso del estado transitorio de Scleranthus.

199

Puede aparecer por una cadena de acontecimientos fortuitos que nos presentan nuevas oportunidades (La Rueda) y que nos plantearán dos posibles caminos a seguir, ambos deseables, ambos con sus pros y sus contras, y que nos generarán dudas e incertidumbre.

En un estado Scleranthus negativo, tal y como vemos en la descripción del Dr. Bach, la persona ve ante sí dos caminos, dos posibilidades, dos Ruedas de la Fortuna que por igual le atraen. Son tan parecidas en "pros" y "contras", son quizá tan óptimas las dos, tan adecuadas, tan afines a uno, que es difícil elegir. Esto ocurre con mucha más frecuencia de lo que parecería a simple vista: de repente nos llega una oferta de trabajo y, justo ¡qué casualidad!, en la misma semana nos llega otra oferta parecida. O quizá estemos buscando casa y para cuando aparece la que queremos, también aparece otra oferta igual de interesante.

La toma de la esencia floral permite, de una forma fluida, que el Caballo de Oros se ponga en marcha en nuestra vida, y vaya a visitar al Anciano Sabio, que le hará volver la mirada hacia el corazón, donde reside la respuesta a su pregunta: "*¿Qué debo desear?*"

El Caballo de Oros avanza gracias a Scleranthus, y no se queda en la incertidumbre. Decide lanzarse hacia la posibilidad que más se acerca a su verdad interior, aun cuando la mayor parte de las veces no tenga la certeza absoluta, y en el momento en que toma la decisión, la Rueda comienza a rodar, y las circunstancias se alinean de forma mágica para la consecución de sus objetivos: el dinero, los socios, la casa, el colegio, el trabajo, la persona adecuada, el coche adecuado Algo elige y algo suelta (La Muerte), y comienza un tránsito impulsado por aquello que desea.

Hay una máxima esotérica que dice que no es más valiente el que no tiene miedo, sino aquel que teniéndolo, decide avanzar. Al igual con la duda: no es más osado el que no duda, sino el que dudando, decide lanzarse hacia donde le dirige su corazón.

El estado de incertidumbre de Scleranthus es menos difuso que en Wild Oat. Aquí las opciones son más claras y concisas, cosa que en el Sol hay muchos caminos abiertos y todos son interesantes. Ello es porque a Scleranthus le rige el grado de Caballo y no de Sota. En el estado Scleranthus la persona ya ha transitado muchas de las experiencias en el Sol de Wild Oat, y descarta la mayoría por no ser afines a su ideal de vida. Pero como dice Jesús: "*A todo el que se le ha dado mucho, se le exigirá mucho; y al que se le ha confiado mucho, se le pedirá aun más.*" (Lc 12:48). Al tener este caballero mayor grado de conciencia que el paje, le acontece que las diferencias entre dos posibles opciones comienzan a ser escasas, por lo que las decisiones se tornan más complejas de tomar. Si la persona no escucha su voz interior, vivirá en un estado de incertidumbre continua y, además, las diferencias entre las opciones serán tan sutiles que se paralizará.

Ocurre a veces que, ante una encrucijada de vida, si no reflexionamos sobre ello y actuamos de modo impulsivo, elegimos un camino desde el deseo egóico y, al poco tiempo, nos damos cuenta que quizá era la otra opción la que debíamos haber elegido. Entonces decidimos cambiar el rumbo, pero el tiempo -Chronos de la Rueda de la Fortuna- y la energía que nos toma reubicar toda nuestra vida nos puede suponer decenas de años o incluso vidas enteras. El estado Scleranthus bloqueado puede llevar a la persona a un verdadero atolladero vital donde, además, la persona no está paralizada, como pudiera estar en la Tríada de los Miedos, sino que se ve arrastrada por circunstancias que le suben en el tiovivo de la Rueda de la Fortuna y que no le permiten apenas pensar.

La esencia florar Scleranthus es vital en momentos de incertidumbre frente a dos caminos que parecen semejantes pero que, en realidad, no lo son. La toma de esta esencia siempre nos ayudará a tomar conciencia que en uno de los dos caminos hay una dinámica que hay que dejar marchar, y un aspecto de nosotros que debe morir, y que no nos podemos llevar en el camino que lleva a la realización. Scleranthus abre la puerta a nuestra sabiduría interior y permite que escuchemos la voz de la conciencia que sabe perfectamente qué es lo que más nos conviene.

Es importante hacer notar en la descripción de Scleranthus del Dr. Bach el que las personas en este estado no comentan con los demás sus dudas. Son calladas y discretas al respecto. Esto habla del arquetipo del Ermitaño, uno de los senderos que componen la Tríada de los Deseos. Scleranthus permite a la persona ser más consciente de lo que significa decidir hoy una cosa y mañana otra. El tránsito por la Sota de Oros (Olive) le ha hecho transitar muchas situaciones y, junto con la experiencia, también viene en muchos casos el cansancio, la frustración y la decepción. El lema *"experimentar por experimentar o hacer las cosas porque me apetece"* comienza a encontrar una respuesta más madura en el interior de la persona. Esta respuesta viene desde el Ermitaño, que con su Sabiduría incluye en la situación la vibración de la prudencia.

Scleranthus frena el impulso del deseo egóico -el caballo desbocado del placer por el placer-, e inunda a la persona de una necesidad de profundidad. El buscador se retira a su cueva y, desde ahí, comenzamos a vislumbrar que las dos circunstancias que se nos presentan no son iguales, sino que hay una que nos lleva a repetir patrones y otra que nos saca de la Rueda del Karma. Esta acción de Scleranthus permite que nos ubiquemos en el centro de La Rueda de la Fortuna. Esta vez las situaciones no nos arrastran, sino que somos nosotros los que elegimos que desear. **Ya no vivo lo que deseo, sino que deseo lo que vivo**. Unifico deseo y propósito, y tomo la decisión de un camino de avance hacia mi realización en la materia.

SWEET CHESTNUT
CASTAÑO COMÚN
REINA DE OROS

"De la conciencia de las verdaderas condiciones de nuestras vidas, es de donde debemos extraer la fuerza, y las razones para vivir"
Simone de Beauvoir

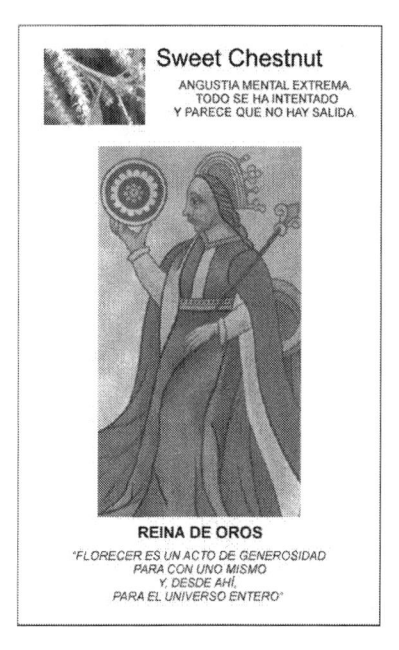

Sweet Chestnut
ANGUSTIA MENTAL EXTREMA. TODO SE HA INTENTADO Y PARECE QUE NO HAY SALIDA

REINA DE OROS
"FLORECER ES UN ACTO DE GENEROSIDAD PARA CON UNO MISMO Y, DESDE AHÍ, PARA EL UNIVERSO ENTERO"

TRIADA DE LA CONSERVACIÓN
Esferas: Binah, Tifaret y Geburah
Senderos: Los Enamorados, El Carro y La Fuerza
Correspondencia corporal: Brazo y hombro izquierdo. Cara (rostro). Oreja y oído izquierdo. Vista y oído. Bazo y estómago.

SWEET CHESTNUT (Castanea sativa)

"Para esos momentos que sufren algunas personas en que la angustia es tan grande que parece insoportable. Cuando la mente o el cuerpo sienten que han llegado al límite de su resistencia y que ya no dan más. Cuando parece que sólo queda por enfrentar la destrucción y el aniquilamiento"

E. Bach. *Los Doce Sanadores y otros remedios.*

Palabras clave: Angustia, desesperación, claudicación.

REINA DE OROS

La Reina de Oros habla de la parte de todos nosotros que, fuera de toda lógica, intuye aquello que es necesario para el equilibrio y florecimiento de las situaciones en nuestra realidad. Es por ello que la mirada de esta dama es casi absorta y centrada en su sentir interior. Como Reina, establece un proceso psíquico de evaluación sobre las situaciones materiales, pero lo hace desde un proceso de introspección e intuición. Aquí la lógica no tiene cabida, por ello no blande una espada sino un cetro adornado con un motivo vegetal, recodándonos que son momentos de sencillez y naturalidad.

Se dice que la Reina de Oros ha atravesado el desierto y está en disposición de poder crear aquello que quiere para su vida. Es ella quien maneja las condiciones en el afuera, y no las condiciones externas las que le manejan. Ella define su mundo e impone sus condiciones. Reinar sobre los aspectos de la realidad material que se sostienen desde lo intangible: pactos, palabras dadas, energías que llegan, límites a poner, etc. Gobernar todos estos aspectos es el territorio de la Reina de Oros.

Cuando esta dama viene a visitarnos, nos inunda la sensación de poder, gozo, abundancia, capacidad, florecimiento y compartir. Nos sentimos reinando sobre las circunstancias y conectamos con nuestros talentos de tal forma que sentimos el poder para transformar nuestra realidad.

Esta sabiduría y creatividad no se emplean para avanzar y engrosar los mismos proyectos que hasta ahora eran su proyección terrena, sino que la Reina de Oros intuye que son otras las metas que hay que perseguir y otros los horizontes que hay que descubrir. Es por ello que comienza un proceso de evaluación de las circunstancias, sabiendo lo que cada una le da y le pide a cambio.

Este proceso de evaluación de proyectos está gobernado por la intuición, ya que desde la lógica muchas veces tendríamos miles de razones para no movernos de donde estamos, o no cambiar nada en nuestras vidas. Pero esta reina está de pie, lista para el avance, y con su gran moneda de oro sujetada de forma dinámica en su mano derecha, esta lista para usarla en trasformar el proyecto.

La Reina de Oros representa la Tríada de la Conservación, que está formada por los senderos del Carro (sendero VII), Los Enamorados (sendero VI) y La Fuerza (sendero XI).

Esta tríada comienza en el sendero del Carro, cuando el movimiento del alma propone un avance, un *no volver a pasar por el mismo lugar*. La sensación del alma de estar en unas condiciones no favorables para su grado de conciencia hace que comience un movimiento interior que proyecta

204

energía hacia dos direcciones: hacia el sendero VI de la toma de decisiones y hacia el sendero XI, de reposicionamiento en el ámbito social.

Esta tríada es pasiva ya que el movimiento es interior: la persona hace una evaluación de su lugar en el mundo y de sus condiciones vitales, tras lo cual decide qué es lo que conserva en su vida y qué es aquello que debe dejar marchar. Es un movimiento de selección. Ello le llevará, irremediablemente, a una decisión de caminos fundamental (sendero VI de Los Enamorados).

En lo cotidiano se corresponde con épocas en las que la persona se propone un descanso, unas merecidas vacaciones o un tiempo de tranquilidad y sosiego: todo ello tránsitos necesarios para poder escuchar nuestra voz interior. Cuando somos capaces de darnos un respiro aún sabiendo que podríamos seguir trabajando y, con seguridad, si siguiéramos en la oficina lograríamos algún negocio o captar algún cliente nuevo, la **Reina de Oros** está conquistando su lugar en nuestro corazón.

Esta Dama también aparece en nuestra vida cuando, tras un tiempo de avance poderoso en el terreno de lo material, a la persona le toca florecer y dar frutos. La Reina de Oros nos permite florecer, y el Rey de Oros es la acción de dar frutos. Florecer es dar de sí lo más bello y armónico, para que el propósito de nuestra manifestación pase de ser ético a estético. ¿Cuál es la diferencia? En las acciones éticas hay unas normas internas por las cuales yo defino mis proyectos según un código personal, y mi fiel de balanza es la Justicia interna con la que me identifico. La relación estética es una relación de Creatividad: ya no hago las cosas por deber y responsabilidad, sino por amor a lo bello. La belleza se basa en la armonía, y ésta habla de incluir los elementos necesarios para un equilibrio que abre la puerta a la creación de algo nuevo.

La persona se auto restringe en pro de la Armonía.

LA REINA DE OROS Y SWEET CHESTNUT

"No puedo creer que el inescrutable universo
gire sobre un eje de sufrimiento;
¡la extraña belleza del mundo tiene
forzosamente que reposar, en alguna parte, en la pura alegría!"
Louise Bogan

El Dr. Bach asoció esta esencia floral a un momento de angustia profunda, propia de los estados descritos por los místicos como noches oscuras del alma. Bach define aquí la angustia como emoción clave. Describe una imposibilidad de digerir determinadas circunstancias que nos están ocurriendo en la vida y para las que no encontramos solución. Parece que la única opción posible es aceptar la destrucción y el aniquilamiento de todo aquello por lo que uno ha estado luchando, ya que no quedan fuerzas para sostener la posición vital.

Es una sensación de angustia vital ante la sensación de no tener futuro, ni tierra, ni un lugar en el mundo. La persona siente que no es nada para nadie, y que el proyecto vital que propone a su entorno no es valorado ni aceptado. Es una emoción tan profunda y oscura, tan insistente y aguda, que lleva a la persona hasta grados de desesperación muy extremos.

Es importante definir aquí porqué ante una situación de desolación, la emoción que aparece es angustia y no miedo, duda, o impaciencia. La angustia fisiológica se produce cuando hay algo del entorno que ingerimos y no podemos digerirlo: el alimento está en mal estado, o nuestro sistema digestivo está irritado, cansado o debilitado. Como vemos, son dos posibilidades: o que lo que viene de fuera está en mal estado o somos nosotros los que no podemos aceptar lo que viene de fuera, aunque esté en buen estado. En ambos casos, aparece la sensación de angustia ya que hay una incapacidad de digerir algo, así como la necesidad del cuerpo de devolver al entorno aquello que ingirió y no puede procesar.

Hay información y valoraciones que provienen del entorno que son difícilmente digeribles: crítica, desvalorización, celos, envidia, resentimiento, etc. Cuando lo que el entorno nos ofrece es una información de disconformidad con lo que somos y defendemos, ingresa en nuestro sistema energético como un alimento psíquico de difícil digestión ya que por patrones sociales imperantes, a todos nos gustan los halagos, los piropos y los agasajos, siendo que no recibimos con mucha alegría las críticas, los despechos y el rechazo. Esta última situación nos suele retrotraer a recuerdos de la infancia más temprana donde todos hemos necesitado ser reconocidos y tener un lugar y un acometido en el clan. Este patrón egóico descrito de gusto por el halago y disgusto por la crítica es más propio de personalidades infantiles, que necesitan ser atravesadas, cual desierto, para cultivar una personalidad madura y equilibrada.

La ley de Equilibrio Universal propone la alternancia de situaciones de bonanza con momentos de aridez. Ambos extremos aportan su característica al equilibrio del TAO. Es por ello que al igual que hay momentos de aceptación en el entorno de aquello que somos, también hay momentos en los que aparece la crítica y el rechazo. Esta alternancia, cuando ocurre de forma equilibrada y natural, permite una maduración sana de la personalidad, que se reafirma en su identidad cuando viene el agasajo, pero que se sostiene en la fuerza de la fe cuando aparece la crítica.

Esta situación cíclica de falta de aceptación de aquello que somos por parte del entorno es algo natural que otorga un equilibrio en las circunstancias que se presentan en la vida de una persona. Al igual que existe el día y la noche, también existen personas que nos reconocerán y otras para las que aquello que somos les parecerá insulso, inútil o ridículo.

Cuando en la familia y en la escuela al niño se le enseña a aceptar la frustración y a saber encontrar fórmulas creativas para atravesarla y salir de esa emoción, la personalidad se desarrolla de forma equilibrada y sana. Pero en la sociedad actual, basada en la competitividad, en el logro de status social, académico y económico, se necesita un alto grado de conciencia para aceptar estas circunstancias de rechazo como forma de evolución, sobre todo en los primeros años de vida, ya que esto supone un proyecto personal en busca de la individuación, la libertad y el amor.

También indicar que muchas veces el entorno nos proporciona alimentos extraordinarios, pero somos nosotros los que no estamos preparados para poder digerirlos, como los bebés que tiene que adaptarse poco a poco al alimento sólido. En este sentido, recordar las palabras de San Pablo: *"De manera que yo, hermanos, no pude hablaros como a espirituales, sino como a carnales, como a niños en Cristo. Os di a beber leche, y no alimento sólido; porque aún no erais capaces, ni aún lo sois ahora"* (1 Cor 3). Suele ocurrir que en muchas ocasiones acudimos a cursos de crecimiento personal y a retiros espirituales donde se nos dan claves para avanzar en nuestro proyecto personal y, siendo incapaces de digerirlas, nos provocan estados de angustia vital como los que describe el Dr. Bach con la esencia floral Sweet Chestnut.

Esto nos lleva, pues, a plantearnos como cada uno de nosotros catalogamos la información que viene desde el exterior. Como en tantas otras ocasiones, en función de cómo juzguemos aquello que la vida nos trae, lo podemos ver como un impedimento o como una posibilidad para la evolución. El rechazo y la crítica nos retrotraen al miedo temprano a quedarnos sin el sostén alimenticio materno, así como la protección del clan familiar; al mismo tiempo, una palabra dada por un maestro espiritual puede movilizarnos de tal manera que entremos en un estado de bloqueo por lo que ello supone para el ego como amenaza a su reinado. Es por ello que las circunstancias vitales donde la información que nos llega desde el exterior nos resulta tóxica, evocan en nosotros una emoción asociada con el aparato digestivo, con el alimento y con la supervivencia. Todo ello nos habla de forma analógica sobre la conexión con la Madre Tierra y con nuestro lugar en el mundo.

El estado emocional tan angustiante descrito por el Dr. Bach obedece a una falta de visión más global de la situación, a una necesidad de horizontes más amplios y, sobre todo, a una maduración en la fe, como ahora veremos.

Cuando en el ciclo vital de la persona se activa la Reina de Oros (la tríada de la Conservación), las circunstancias nos plantean un momento de evaluación de lo terrenal: de aquello que ofrecemos como alimento a la sociedad, así como aquello que se nos ofrece desde el entorno y que viene a sostener nuestras necesidades básicas materiales tanto para nuestro cuerpo como para nuestro hábitat.

Si la persona está acorde con su proyecto vital, el momento se vive como una revisión y voluntad de mejora y avance. Pero si la persona está dormida, se proyectarán en su vida circunstancias de crítica y rechazo desde el entorno, por lo que vivirá el momento de forma angustiosa y desesperanzada.

La Dama de Oros viene a plantear que la persona siempre tiene cosas para ofrecer a los demás y que son válidas en la materia. La conciencia que se abre es a DEFENDER con FE aquello que hemos venido a dar, siendo que para ello nos deberemos sostener con fuerza frente al rechazo, la indiferencia y el desprecio del entorno.

Veamos el ejemplo del FLORECIMIENTO: hay circunstancias en la vida que no se producen si no existe cierto grado de belleza y armonía. El florecimiento es el mayor grado de expresión de perfección y armonía en el mundo vegetal y siempre aparece en situaciones benignas, cuando hay una máxima adaptación al terreno y las condiciones se sostienen con estabilidad.

Hay momentos en los que la situación del entorno es, desgraciadamente, muy dura para la mayoría de personas de una sociedad: una guerra, una situación de crisis económica, un desastre natural como inundaciones, terremotos, etc. En estas circunstancias las consecuencias son tan devastadoras que sus secuelas perduran por generaciones.

Pero sin llegar a estos extremos, hay situaciones en las que siendo que las cosas están más o menos "equilibradas" en la sociedad, para la persona el entorno social se vuelve un desierto: caer en desgracia para la directiva de la empresa, ser perseguido o ridiculizado por las ideas que uno expresa, ser repudiado por no acatar las normas del círculo social en el que uno se encuentra, por ejemplo.

Y en esos momentos hay dos opciones: o nos abandonarnos a una noche oscura de descorazonamiento, angustia y falta de motivación, o sostenemos con la fuerza de la Fe el envite que la vida nos está trayendo (sendero XI) y darnos cuenta que hay cosas que necesitan cambiar en nuestra vida (sendero VI) para no volver a pasar por lo mismo (sendero VII).

La Reina de Oros no permite el desaliento, ya que es la Reina de la Materia. Ella sabe que tiene un lugar en el mundo, una herencia por derecho de nacimiento, y reclama con justicia aquello que le corresponde. Pero sabe que para ello debe prescindir de todo lo superfluo, de lo innecesario y de lo errático.

Sweet Chestnut es la esencia floral para los momentos en los que necesitamos evaluar nuestro lugar en el mundo en los aspectos materiales. Es un momento de auditoría interna: ante nuestros ojos se abre una realidad que quizá hasta ahora no hemos querido ver, y que necesita revisión: decisiones erróneas, acuerdos injustos, horarios desproporcionados, exceso de requerimientos, abuso de poder, falta de recursos, etc. Todo ello aparece ante la mirada atenta de la Reina de Oros, al ser invocada por la esencia floral.

Como consecuencia, no caemos en la angustia de no tener un lugar en el mundo, sino que de nosotros brota la fuerza necesaria para ser un duro juez para con nosotros mismos y aplicarnos la crítica necesaria sin necesidad de que la tengamos que proyectar en el afuera. Entonces ya no nos engañamos mas, y ocultas bajo escusas baratas, aparecen los viejos miedos de la infancia que, disfrazados de impedimentos, fracasos y rechazo, modulaban nuestro presente para seguir aposentados en nuestra actitud de víctima.

La dama de la materia viene a que nos replanteemos nuestras exigencias, nuestras metas y nuestras ambiciones. Quizá gracias a su acción ya no necesitemos ganar el premio Novel, o no queramos ya ser famosos y conocidos, o tener reconocimiento social. Quizá ante su presencia, nos demos cuenta que en nuestra vida hay elementos más que suficientes para

Sweet Chestnut- Reina de Oros

dar gracias por lo que somos y tenemos, y nos dediquemos mucho más a sacar rendimiento a lo que YA TENEMOS en vez de anhelar aquello que NO TENEMOS.

La Reina de Oros florece con fuerza y decisión, como la fuerza que imprime la primavera a todo el reino vegetal. Echa raíces más profundas que penetran más y más en la materia, a pesar de la dureza del suelo, y con determinación alza su mirada al cielo y permite que florezca el brote.

Sweet Chestnut nos saca de la angustia ante las circunstancias actuales no porque las circunstancias cambien, sino porque somos nosotros los que cambiamos la percepción de las circunstancias. La angustia ante la imposibilidad de aceptar las circunstancias presentes se transforma en una evaluación inquisitiva en pro de obtener del presente lo mejor para construir un futuro lleno de belleza y abundancia.

Sweet Chestnut activa la Reina de Oros que todos llevamos dentro, y la visita de esta Dama no permite ya lamentos ni angustia sino que, sentándose en su trono, se sabe moduladora de sus circunstancias actuales, y poseedora del poder para cambiarlas. Sostiene el Oro en su mano de forma cómoda y segura, ya que su decisión es eliminar todo resquicio de duda y negatividad, sabiéndose dueña de su vida y responsable de sus acciones.

Sweet Chestnut aporta pues la fuerza necesaria para no caer en la complacencia de la angustia y la desesperación. La esencia floral nos reconecta con *aquella que ya sabe*, esto es, aquella parte de nosotros que ya sabe cómo son los ciclos en la materia y como son las leyes que la gobiernan. Esa esencia femenina terrenal y práctica en todos nosotros nos reconecta con la fuerza vital necesaria para atravesar toda influencia interna o externa que es tóxica para nosotros, y emplea toda su creatividad en encontrar nuevas vías para su expresión en la realidad.

VERVAIN
VERBENA
REY DE OROS

*"Donde el filósofo reflexiona,
el artista intuye
y el místico experimenta".*
Evelyn Underhill

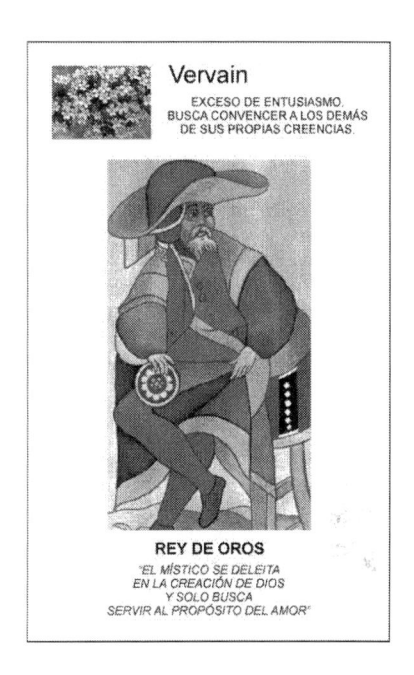

TRIADA DE LA MISTICA
Esferas: Keter, Jokmah y Tifaret
Senderos: El Loco, La Sacerdotisa y El Emperador.
Correspondencia corporal: Hemisferio derecho y lado derecho de la cara -ojo, oído, dientes, etc. -. Brazo y hombro derecho. Visión.

VERVAIN (Verbena officinalis)

"Aquellos con ideas y principios fijos, que están seguros son los correctos, y que rara vez cambian. Tienen un gran deseo de convertir a todos a su alrededor a sus propios puntos de vista sobre la vida.

Tienen fuerza de voluntad y mucho valor cuando están convencidos de las cosas que quieren enseñar. En la enfermedad continúan luchando aun cuando la mayoría ya habría renunciado a sus deberes".

E. Bach. Los Doce Sanadores y otros remedios.

Palabras clave: Irritable, fanático y sectario. Exceso de fervor.

REY DE OROS

El Rey de Oros simboliza lo que en la actualidad sería un hombre de negocios, un empresario, un emprendedor, un encargado de finanzas, un administrador o un cargo de poder gestor en una empresa o entidad. Es todo aquel que gestiona, que organiza, que gobierna y da directrices para que los objetivos se cumplan en la materia y se obtengan resultados. Por todos los elementos descritos en la carta vemos que a estas alturas, el buscador debe poseer ya en su interior una actitud de confianza y dominio sobre la materia, y que su conocimiento de las leyes de la realidad le permite definir su vida para poder llegar a la consecución de las metas que se establece.

La tríada que corresponde a esta figura es la Tríada de la Mística. Definimos Mística como la capacidad de ver lo Bueno, lo Bello y lo Verdadero que hay en el mundo. El místico es aquel que es capaz de ver a Dios en todas sus manifestaciones materiales, y reconoce su Mano en la Gran Obra de la Realidad. El místico es el buscador que decide insertarse en la materia, y hacer de ella su Camino de Realización. Por ello que la máxima esotérica que gobierna todos los actos del místico es: *"Cambia tu y todo cambiará"*, de manera que si no ve a Dios en una realidad concreta, lo que se propone como meta es cambiar todo lo que sea necesario para limpiar su visión del mundo, y no cambiar el mundo. Es él quien debe cambiar para ser capaz de apreciar a Dios en todas las cosas. Como decía el pensador francés Arnaud Desjardins: *"Si mi mundo -es decir, mi visión del mundo- no coincide con el mundo, y la infelicidad consiste en la falta de concordancia entre mi mundo y el mundo, trabajo para que sea mi mundo el que coincida con el mundo, y no al revés"*.

La Tríada de la Mística, de naturaleza activa por su posición en el Árbol en la parte de la derecha, promueve una acción sobre el mundo basada sobre todo en el dejarse fluir del Loco, en la escucha de la voz interior de La Sacerdotisa, y en la obediencia a esta voz y a este fluir, al tiempo que ser capaz de organizarlo y protocolizarlo en el Emperador. Es por ello que esta tríada es la acción mística en la materia, ya que como vemos por los senderos que la conforman, la inteligencia superior que proviene de nuestro Espíritu impacta sobre la acción del buscador mediante El Loco y La Sacerdotisa. Ambos senderos son muy transformadores, ya que no dejan lugar a la duda: la conciencia de la conexión con el estado de potencialidad pura como fuente inagotable de posibilidades da al Rey de Oros la conciencia de que su acción sobre la materia es posible. La información que llega desde el Espíritu no queda en un estado inconsciente, sino que la acción del Emperador es categórica: su impecable obediencia y su necesidad imperiosa de orden y gobierno hace que toda la verdad interior que llega como conciencia visionaria la valore y tenga en cuenta a la hora de tomar decisiones respecto a su lugar en el mundo y los asuntos materiales.

Este monarca tiene el oro ubicado en el regazo, y no dirige su mirada hacia él. Este oro se sitúa en el abdomen, zona corporal que se corresponde con la abundancia económica. La conciencia de abundancia económica guarda total relación con la conciencia de la abundancia del Universo -conciencia que llega a través del Loco y La Sacerdotisa-. La actitud de despreocupación del monarca es en realidad una conciencia profundamente sabia respecto a las riquezas materiales: por mucho dinero que tengamos en el banco, vivir esta situación abundante sin una actitud de caridad y despreocupación, es un estado de pobreza. Por definición, la conciencia de la abundancia económica es un estado del ser cuyo máximo exponente se expresa en el complejo creado en el Rey de Oros. Cuando este complejo está bloqueado por patrones y experiencias del pasado, da igual cuánto dinero tengamos, si estamos preocupados por el dinero, nada nos diferencia del estado de conciencia de un pobre. **La conciencia de riqueza lleva a la ausencia de preocupación monetaria**.

El Rey de Oros ha aprendido que la verdadera riqueza está en compartir ya que la fuente de donde proviene la abundancia es infinita e inagotable. Cuando damos, se crea un vacío energético que es llenado por el Universo incluso con mucho más de lo que dimos. Como dice Emerson: *"Sin un corazón rico, la riqueza es un espantoso pordiosero"*. Así pues, este Maestro Místico se propone ver a Dios en todo lo creado, y adopta una actitud de agradecimiento y generosidad por todo acontecimiento en su realidad. Su mirada está puesta en ver la forma de dar, de agradecer, de compartir y de aportar el diezmo, de manera que su generosidad atrae más y más abundancia a su vida. La gente verdaderamente rica jamás se preocupa de quedarse sin dinero ya que sabe que su origen es una fuente inagotable en el Universo. La cuestión que viene a enseñarnos el Rey de Oros no es a cómo ganar más dinero, sino a tener una relación de abundancia respecto a las riquezas materiales.

El Rey de Oros se conforma solo con lo bueno y lo mejor. La evolución consiste en pasar de lo bueno a lo mejor en todos los aspectos. Este monarca ya sabe que elegir primero lo mejor hace que el Universo responda dándonos lo de *primera clase*. El Místico busca lo Bueno, lo Bello y lo Verdadero en la Realidad. Es por ello que elige siempre lo mejor en cada situación, sabiendo que de esta manera está atrayendo esa energía a la materia. Para este rey, el dinero físico es una energía que debe fluir, como la sangre. Si la sangre se estanca produce enfermedad y podredumbre. De la misma forma, el dinero es una energía que debe mantenerse en movimiento, fluyendo hacia donde sea necesario para cumplir con los objetivos de Bello, Bueno y Verdadero. De lo contrario, también producirá enfermedad y dolor.

La Tríada de la Mística y el Rey de Oros que la representan son el máximo exponente del buscador en asuntos materiales. Simboliza pues el ánimo de que el Reino de Dios se realice en la materia, por lo que todas las decisiones que tomará este monarca irán dirigidas a que la Humanidad entera conozca el Propósito del Amor gracias a organizaciones, fundaciones, asociaciones, etc. Todas las acciones y empresas que emprenda tendrán el mismo objetivo: que lo Bello, lo Bueno y lo Verdadero se expresen en la Realidad.

El místico no es un utópico. Para poder conocer lo que es Bello, Bueno y Verdadero antes ha tenido que transitar lo que es Feo, Malo y Falso, solo que el tránsito por esta realidad proyectada desde su ego no sólo no le ha privado de su Fe, sino que le ha afianzado en su visión del Propósito de Dios para con su creación. Por ello su voluntad y su determinación son férreas, y no se permite ya la duda.

EL REY DE OROS Y VERVAIN

"Piensa en ti como en un poder incandescente, iluminado y tal vez en conversación permanente con Dios y con sus mensajeros"
Brenda Ueland

Una vez leído el simbolismo de la carta del Rey de Oros y la descripción de la esencia floral de Bach Vervain, es automática la relación en su estado disarmónico.

El estado Vervain negativo nos habla de un manipulador bienintencionado. Y todos tenemos ese personaje en nuestro interior.

Vemos numerosos ejemplos de este Vervain en los vendedores de seguros, tele operadores que nos insisten con las ofertas insuperables en telefonía, o en los dietistas que han encontrado la fórmula para adelgazar. También reconocemos en este grupo al financiero que no entiende cómo no contratas productos que van a hacer que tus ahorros se multipliquen, o aquellos que te proponen negocios redondos. También están los colaboradores de ONGs que nos convencen con sus buenas obras, los políticos que van a cambiar el país o los publicistas que prometen fama y prestigio. En todos estos casos hay transacciones en el terreno de lo material, sea por poder o por dinero.

El arquetipo del monarca de oros vienen representado así mismo en todos aquellos que comienzan un camino de crecimiento interior y van descubriendo verdades que les amplían su visión del mundo de tal forma que sienten en su interior una necesidad imperiosa de que todo su alrededor también lo sepa y actúe en consecuencia.

Estos grupos descritos son sólo un pequeño ejemplo de la cantidad de circunstancias en las que el Rey de Oros viene a llamar a nuestra puerta. En el Tarot de Crowley se representa a un caballero montado en un caballo, con su armadura y mirando a un gran sol que simboliza al oro. La imagen nos habla de acción, de dinamismo y de determinación.

Bach recomendaba Vervain en estados de irritación, de inflamación y procesos febriles. Todo ello habla de momentos en los que el organismo se inflama, se llena de calor, de energía, de transformación. Esta inflamación, cuando se presenta en el plano psíquico habla de esa persona que cree con firmeza y voluntad en un proyecto y quiere que todo el alrededor le secunde y le apoye. Está tan convencido de sus beneficios para el entorno que no duda en captar a todo el que se ponga a su alcance para convencerle de su gesta, y ahí es donde aparece la disarmonía de Vervain.

Vervain necesita convocar a la gente de su alrededor y convencerles para poder llevar adelante su empresa: no confía en la ley de atracción del Universo que con precisión y exactitud le traería todo aquello que necesita en el momento adecuado. Este monarca distorsionado tiene que convencer a base de argumentos contundentes y de un ánimo fogoso rallando en lo paroxístico. El complejo psíquico que engloba esta figura hablaría de una persona que ha aprendido como patrón a conseguir las cosas a base de estrategias de venta, protocolos de liderazgo y herramientas de psicología de empresa. Y no sólo estamos hablando del área laboral. Este Rey de Oros también intenta convencer de su propuesta para realizar viajes, para comprar un nuevo coche, para mudarse a otra ciudad, para cambiar de trabajo, para tener una mascota o para crear una asociación cultural.

Un ejemplo muy claro de esta situación son los llamados *sistemas empresariales piramidales* creados en Estados Unidos, donde en la medida que consigues colegas que se unan a tu empresa, tú te llevas parte de los beneficios de sus ventas, así como de las ventas de los que a su vez ellos puedan captar. Llega un momento en que los que están más arriba en la pirámide obtienen miles de beneficios de personas que ni siquiera conocen, pero que, de una forma u otra, llegaron a la empresa gracias a su acción. Este sistema piramidal está basado en la acción Vervain de aquel que con su fuerza de convicción y sus estrategias de liderazgo consigue convencer a los demás de su visión; su prioridad no es el beneficio del consumidor o la calidad del producto, sino tener al máximo número de colaboradores bajo su mando para obtener mayores beneficios con el mínimo esfuerzo. Con este propósito en la base, es normal que este Rey aparezca como la definición de Vervain: *"aquellos con ideas y principios fijos, que están seguros que son correctos y que rara vez cambian"*.

Vervain se asienta sobre la Tríada de la Mística. El místico es aquel que busca lo Bueno, lo Bello y lo Verdadero en la Realidad. Es por ello que su concepto de lo que busca y la claridad de su propósito son firmes. Pero es fina la línea que separa esta descripción del místico, de aquel que es déspota (El Emperador) o loco (El Loco). Porque si nos damos cuenta, también el déspota es alguien de ideas fijas que no piensa cambiar porque está por completo convencido de estar en posesión de la verdad. También el loco -depresivo, neurótico, etc. - está seguro de que su visión del mundo es la correcta, y no está dispuesto a abrirse a otras visiones.

Es por ello que la esencia floral Vervain es tan eficaz en estos casos, ya que logra que estos estados de cerrazón psicológica y férreo convencimiento en la visión personal de mundo puedan abrirse a través de la acción del Loco y la Sacerdotisa a una visión más amplia y más amorosa del mundo. Recordar de nuevo las palabras de Desjardins: si la visión del mundo y la mía no coinciden, y esto me trae infelicidad, soy yo el que cambia para que esta sensación se trasforme.

En personas con un grado de contención intelectual suficiente, la acción de Vervain activa la obediencia y la sumisión del Emperador a los designios de su Señor: este monarca gobierna sobre su mundo, **pero reconoce que sobre él hay alguien más grande** *"a quien no soy digno ni de desatarle la correa de sus sandalias"* (Juan 1:27). Cuando el Emperador se desequilibra y cree que él es máximo exponente de su vida y su destino, y no se siente parte de un cosmos mayor, cierra su corazón a la voz interior que le plantea como prioridad lo Bello, lo Bueno y lo Verdadero.

El problema en el estado Vervain negativo es que la persona no escucha. Recordemos que la zona corporal con la que se corresponde el Rey de Oros en el cuerpo humano con los oídos y los ojos, y que bloqueos en este sentido producen sordera y ceguera. No es más ciego el que no ve, sino el que no quiere ver. Así mismo, no es más sordo el que no oye, sino el que no quiere oír. Cerrar los ojos y los oídos a la realidad que nos está llegando es encerrarse en la propia verdad personal, y hacer de ella un frágil pilar. Porque lo cierto es que la Verdad debe ser puesta a prueba en la Realidad, y sólo aquello que subsiste y no cae a pesar del paso del tiempo y de los envites de la vida, es lo que podemos considerar como Verdadero.

Este proceso de puesta a prueba en la realidad lo conoce muy bien el Místico, es decir, el Rey de Oros. Como el resto de Reyes, es un proceso psíquico donde la persona ya despliega su maestría en ese elemento. Y el Místico sabe que la Realidad responde. Sabe que el Universo es abundante, que Dios es la Fuente inagotable de posibilidades y ve la Voluntad de su Propósito en cada cosa que sucede. Es por ello que no ve nada separado ni desconectado del Todo, y utiliza con maestría esa visión para ordenar la materia de manera que sirva de forma eficaz al Propósito.

Vervain activa el Rey de Oros, lo que permite a la persona entrar en un estado de escucha interior (La Sacerdotisa) y de fluidez (El Loco). La toma de la esencia le imprime un estado de apertura que le permite no aferrarse a su proceder habitual, ya que sabe que los designios de Dios son muchas veces misteriosos, y nos sorprenden cuando menos te lo esperas. Por ello, como buen Loco de Dios, fluye con los acontecimientos de la vida, y se adapta a lo que la realidad le va dictando, teniendo siempre el corazón abierto a través de la Sacerdotisa a la Voz Interior de su Yo Soy. Vive con absoluto desapego todas y cada una de sus intenciones y acciones, en la confianza de que el Universo traerá a su vida aquello que sea afín a lo que propone su corazón.

La prueba de su verdad y su nobleza interior está en la veracidad de sus palabras y en la coherencia de sus hechos. Por ello cuando las cosas no salen cómo lo esperaba, asume la responsabilidad como buen regente, y se retira a su Templo interior a evaluar los resultados. Ya no necesita ningún maestro ni guía externo que le diga lo que tiene que hacer. Él ha emprendido su propio camino, como el Loco que sale de las estructuras conocidas y se lanza al Abismo. Sabe que ya no tiene a nadie a quien culpar o a quien responsabilizar de lo que le acontezca en su realidad. Ha tomado la suerte entre sus manos, y es dueño de su propia empresa vital.

Por ello **Vervain en estado armónico nos representa a una persona sabia, con un gran nivel de escucha,** y una gran capacidad para dar buenos consejos, siempre y cuando se los pidamos, ya que se cuidará mucho de dárnoslos. Vervain es alguien enfocado en su propio camino, en su propia empresa. Por eso la esencia es una gran ayuda en periodos de toma de decisiones en empresas y en proyectos que comienzan.

Como bien indicaba el Dr. Bach, los temperamentos Vervain tienen una gran fuerza de voluntad que, bien orientada, enfocan en proyectos personales que llevan a la consecución de las metas en el terreno de lo práctico. Vervain ayuda a enfocar y a centrarse, a proyectar y a obedecer a los plazos que nos definimos. Es el gran arquitecto de los proyectos materiales.

WILD ROSE
ROSA SILVESTRE
SOTA DE ESPADAS

*"Saber lo que prefieres,
en lugar de decir "amén" a lo que
el mundo te dice que debieras preferir,
significa que has mantenido t
u alma con vida"*
Robert Louis Stevenson

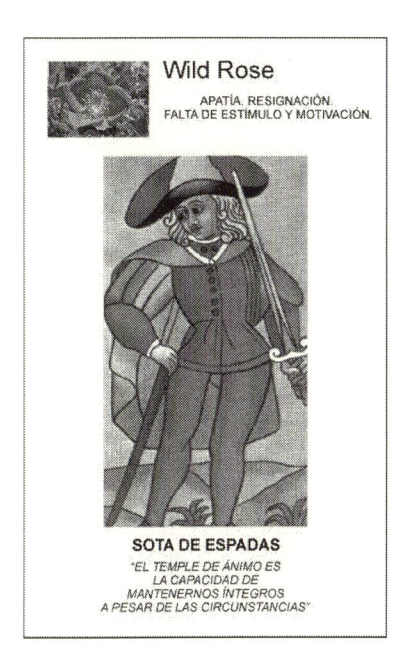

TRIADA DEL TEMPLE DE ÁNIMO
Esferas: Hod-Netzaj-Yesod
Senderos: La Torre, El Sol y La Estrella.
Correspondencia corporal: Intestinos delgado y grueso. Caderas. Zona lumbar.

WILD ROSE (Rosa caninae)

"Para quienes sin razón aparentemente suficiente, se resignan a todo lo que pasa, y apenas se deslizan por la vida tomándola como viene, sin hacer el menor esfuerzo por mejorar las cosas y encontrar un poco de felicidad. Han abandonado la lucha por la vida sin quejas".

E. Bach. Los doce Sanadores y otros remedios.

Palabras clave: Apatía, desánimo, falta de motivación.

SOTA DE ESPADAS

La Sota de Espadas es una función psíquica que viene a transitar experiencias que provocan en la persona una sensación de **callejón sin salida**. A este paje se le presentan un sinfín de situaciones en las que le asaltan pensamientos y recuerdos sobre enjuiciamientos, prejuicios, críticas y burlas. Todo ello le hace sentir incapaz de afrontar la experiencia que la vida le está proponiendo y afloran los complejos, las inseguridades y la falta de autoestima.

Aclarar aquí que utilizamos el término complejo como todo pensamiento que nos lleva a una sensación de baja autoestima y de inferioridad frente al entorno, y diferenciarlo del término junguiano complejo como conjunto de información asociada por el inconsciente en función de un mismo patrón común.

La Sota de Espadas habla de un estado del ser en el que transitamos experiencias donde nos van a asaltar pensamientos negativos: desde la tortura psicológica de la culpa, la subestimación de los complejos, la sobreestimación desde la crítica, el cinismo, la burla y la ironía, o el desprecio a las circunstancias, a los demás o a uno mismo. La Sota de Espadas es un proceso de aprendizaje en aspectos racionales, por lo que se presenta como pruebas y experiencias que hacen que en la razón de este joven guerrero aparezcan todo ese tipo de pensamientos.

Esta experiencia es relatada en el mito del Minotauro, una bestia hija de Pasifae y el Toro de Creta, con cuerpo de hombre y cabeza de Toro. Fue encerrado en un laberinto -la mente- por Dédalo, y era alimentado por 7 jóvenes de ambos sexos -total de 14, como La Templanza-Temple de Ánimo- a los que se les sacrificaba para calmar su hambre. Estos jóvenes eran abandonados a las puertas del laberinto, por donde vagaban durante días hasta que se encontraban con el monstruo, que los devoraba. Solo Teseo, héroe y rey de Atenas, fue capaz de vencerle.

La experiencia del laberinto es la experiencia de enfrentarse a la mente inferior que habita en todos nosotros. ¿Qué simboliza el laberinto? Cuando uno se enfrenta a un laberinto, tan frecuente como juego en los parques de atracciones actuales, uno sabe que hay una entrada por lo que, por lógica, también habrá una salida -ya que, al menos, podemos salir por donde entramos-. Esto es algo lógico. Lo lógico es aquello fundamentado en un razonamiento que no puede ser refutado: se fundamenta en una evidencia basada en la experiencia.

La prueba del laberinto es ser capaz de encontrar la propia respuesta a una situación que se nos presenta sin resolución aparente. El laberinto tiene la característica de que todo parece lo mismo o similar, de manera que encontrar la salida resulta complicado si sólo nos guiamos por los sentidos. En el laberinto la persona no puede entrar en pánico, ya que esto le nublaría la razón y le haría perderse hasta morir exhausto. Es por ello que necesita asirse a una lógica y una claridad que le recuerde que hay una salida. La Sota busca el patrón lógico con el que se ha construido ese laberinto, sabiendo que éste le permitirá encontrar la salida. A veces son pequeños detalles, a veces son señales de huellas, a veces es la memoria de haber pasado ya por ahí.

El gran aprendizaje de este joven paje es que a pesar de que en su interior aparecen muchas voces negativas: "no puedes, no vas a conseguirlo, ¿porqué te has metido en semejante sitio?, ¡qué inútil!, ¡vaya tontería de juego!", junto a esas voces, aparece una voz que le dice: "hay un patrón coherente que ha creado todo esto y yo puedo descifrarlo". La Sota confía en su capacidad intelectual para encontrar el patrón lógico, ordenado y coherente que le permitirá salir del lugar donde se encuentra dando vueltas y perdido. Buscar ese patrón que nos ordene y nos permita salir del lugar en el que estábamos es lo que moviliza esta figura.

La Tríada correspondiente es la del Temple de Ánimo, formada por los senderos de La Estrella, El Sol y La Torre. Esta tríada está reconocida como una experiencia de pruebas muy fuertes para el alma. Se asemeja a una formación militar en la que el cadete es llevado a extremos para fortalecer su cuerpo, su intelecto y sus emociones. El sentido de estas pruebas es que la Tríada del Temple de Ánimo se encuentra en las puertas del acceso a la Tríada de la Memoria, la tríada inmediatamente superior. La Tríada de la Memoria permite el acceso a recuerdos que, en muchas ocasiones, si no estamos templados, nos pueden llevar a desequilibrar nuestra vida. Es por ello que antes de poder abrir la puerta al recuerdo, el alma debe forjarse como el acero.

El Temple de Ánimo habla de un proceso de sostener con fortaleza y templanza situaciones difíciles en nuestra vida, como si en el Laberinto del Minotauro nos encontráramos. Parecería que no hay salida, y que hagamos lo que hagamos, nos encontramos con el muro de la Torre de las estructuras psicológicas establecidas. Pero la perseverancia -ser duro como el acero- y la templanza -sostener la espada con equilibrio- permite encontrar la salida a todas las situaciones.

WILD ROSE y LA SOTA DE ESPADAS

"Todo niño es un artista.
El problema es cómo seguir siendo artista una vez que se crece"
Pablo Picasso

El niño no es apático. La motivación del pequeño es amar, jugar, experimentar, aprender, gozar y vivir. Pero todos tenemos un papa y una mama que, estando o no presentes por las circunstancias que sean, nos han traído a este mundo, con lo que significa en cuanto a herencia biológica y psicológica. Todos nosotros venimos a esta Tierra a aprender una lección, tal y como afirmaba incansablemente el Dr. Bach en sus escritos, y hemos de entender que aun cuando hayamos comenzado con un camino de desarrollo personal previo a nuestra paternidad y maternidad, salvo casos excepcionales, la mayoría de nosotros trasladamos nuestros patrones mentales disarmónicos a nuestros hijos. Y esta trasferencia se realiza antes incluso del nacimiento del bebe, es decir, se van implantando durante la etapa de gestación.

Hay, en concreto, en todos nosotros, una serie de patrones mentales que nos llevan en las relaciones, sean de pareja, laborales, amistades, vecinos, etc. a un estado de enfrentamiento que nosotros denominamos estado de emoción negativa. Éste es un estado de malestar emocional, donde se entra en vibración con la otra persona y comienza una dinámica psicológica muy negativa: reproches, enfado, insultos, manipulación, desautorización, desprecio, crítica y comparación. Por la ley de atracción de semejantes, las parejas suelen tener un complejo psíquico disarmónico semejante, de manera que la emoción negativa que expresan tiene siempre un mismo origen psíquico, solo que expresa desde diferentes ángulos de la personalidad. Las uniones de pareja están descritas esotéricamente como una excelente oportunidad para resolver dicho complejo psíquico, que tiene raíces profundas y ancestrales. En ese sentido animamos al lector a interesarse por la obra de B. Mouravieff *Gnosis del Cristianismo Esotérico*, donde se describe el Quinto Camino o Camino de los Complementarios (Almas Gemelas), así como en los trabajos del maestro taoísta Mantak Chia.

En el caso concreto del niño, donde sus progenitores constituyen el pequeño-gran-universo donde-todo-ocurre, estos patrones disarmónicos no resueltos le llevan a entrar en estados emocionales de angustia, rabia o culpa. El niño no entiende qué está pasando para que en su Universo haya disarmonía y sus padres se enfaden, discutan, se entristezcan, se digan cosas desagradables o se dejen de hablar. A veces ocurre que estas dinámicas no se expresan exteriormente, pero el estado anímico de los padres se trasforma a una emoción de negatividad, pesimismo, angustia, rabia o pasividad.

El niño percibe todo ello de una forma sobre todo inconsciente, y siente el impulso de hacer algo para resolverlo, ya que la familia es su único Universo conocido, y necesita que todo esté bien. Esto le lleva a diferentes respuestas, según los temperamentos: hay niños que llaman la atención de sus padres haciendo muchas travesuras, para que caiga sobre él la ira y la rabia que se pone de manifiesto en la emoción negativa de sus padres. Otros niños expresan torpeza en el colegio y en el aprendizaje, como escusa para que los padres vuelquen en él la frustración. También hay niños que somatizan estos estados anímicos, y a través de la enfermedad evitan que los padres discutan al estar muy focalizados en el tratamiento médico y en la angustia por la vida de su hijo. Estos son algunos ejemplos de cómo los niños pequeños intentan evitar la terrible situación de que su padre y su madre discutan y que la Torre que supone la estructura de la familia y el matrimonio acabe cayendo y disolviéndose.

Queremos aclarar aquí que lo indicado antes en los ejemplos son síntomas que pueden tener muchas causas y la trasferencia de la emoción negativa de los progenitores es una de ellas. Por ejemplo: existen muchas causas por las que un niño puede expresar dificultad en los estudios, y la trasferencia de la emoción negativa de sus padres es sólo una de ellas.

Llega un momento en que si los padres no resuelven el conflicto, y las emociones negativas se perpetúan en el tiempo año tras año, el niño crece con el convencimiento de que da igual lo que haga, nada va a cambiar. Este es el origen y la raíz del estado Wild Rose.

La descripción del Dr. Bach de la esencia Wild Rose habla de alguien que se ha resignado. Es aquel que, estando en el laberinto del Minotauro, se abandona a su suerte porque considera que no hay posibilidad de encontrar una salida. Y es que encontrar una solución forma parte de esa gimnasia racional que propone como experiencia la Sota de Espadas. El estado negativo de Wild Rose habla de alguien que ha tirado la toalla.

Es muy habitual hoy en día ver este cuadro en niños de padres separados, que siguen perpetuando sus discusiones a pesar del divorcio, y cuyos hijos juegan distraídamente con su dispositivo electrónico mientras ellos se enzarzan en desencuentros y gritos. Parecería que a ese niño nada le importa, pero es ya la coraza que se ha puesto para no sufrir mas por una situación que se repite de forma errática, sin motivo aparente, y que ha llegado a destruir aquello que era lo más importante de su vida y más quería: su familia y su clan.

Sin clan, sin un lugar al que pertenecer, sólo queda vagar errante por el mundo, sintiendo que nada ni nadie son en realidad lo suficientemente estimulantes e interesantes. Aparece entonces en la psique del infante el complejo de la apatía, de la desgana, de la desmotivación. En su interior se establece un laberinto sin salida: "si ya no voy a tener nunca más aquello que es más importante para mí, es decir, mi familia, para qué seguir intentando nada". La frase aquí sería: "**A** tal **pa**lo, tal as**tilla**" = A-pa-ti-a.

En general, en familias con una dinámica equilibrada (en mayor o menor medida), donde los padres sufren desencuentros pero éstos se van resolviendo, y la estructura de clan no se rompe, los niños llegan a la edad de la adolescencia, donde comienzan a dirigir sus intereses hacia otros ámbitos, abriendo su existencia a un círculo mayor que la familia cercana. Esto hace que dejen de proyectar todo su Universo en papá y mama, lo que permite que trasciendan en parte la emoción negativa de sus padres (aunque posteriormente, si no la trabajan conscientemente, la perpetuarán en sus relaciones de pareja).

Es en aquellos casos donde la estructura familiar ha estado muy dañada desde la edad temprana del niño es donde la descripción del estado Wild Rose se observa con mayor frecuencia.

Wild Rose activa este arquetipo de la Sota de Espadas y la Tríada que representa. La esencia puede movilizar el sendero del Sol, la persona buscará el encuentro con los demás: se despertarán las ganas de actividades que le supongan un gozo, o conocer gente nueva, retomar viejas amistades, etc. Quizá Wild Rose lleve a la persona a darse cuenta que declina muchas invitaciones de gente de su alrededor, y que evitaba el encuentro con los otros. Quizá al tomar la esencia sienta la necesidad de apuntarse a un grupo que realice actividades que le motiven, le gusten, o que le diviertan: bailar, montañismo, correr, ciclismo, coser, meditar, etc. El encuentro con otros aporta nuevos patrones, nuevas visiones sobre uno mismo y son un gran impulso para salir del estado apático (El Sol).

También la esencia floral puede activar el arquetipo de La Estrella, y la persona siente la necesidad de comenzar un camino de conocimiento interior que le hable de sí misma y de su misión en esta vida -cursos de conocimiento personal, formación esotérica, etc. -.

La barrera de La Torre que preside esta tríada del Temple de Ánimo simboliza la emoción negativa no resuelta entre los progenitores, que recae sobre el niño. Es como un techo a romper o una barrera a traspasar, y la única forma de hacerlo es desde la Templanza. Esta Torre es una estructura psíquica creada por reflejo de la relación entre papa y mama, donde la mente lógica se situaría en la esfera de Hod y los sentimientos en la esfera de Netzaj. Cada progenitor tuvo un rol: uno fue el fuerte y otro el débil; uno el dependiente y el otro el que tomaba las decisiones; uno era el soñador y el otro el que tenía los pies en la tierra. Esta complementariedad, si no es bien vivida por los cónyuges, lleva a muchos desencuentros y reproches que el niño incorpora como parte de su psique. Si la disociación entre ambos opuestos es muy extrema, se observan en ocasiones las temibles depresiones bipolares, donde el sujeto es "raptado" por una y otra personalidad en función de los estímulos externos.

Wild Rose está indicado en los casos de niños y jóvenes que viven en familias con una alta tensión emocional. Es muy común ver a éstos en las consultas, acompañados de sus padres, preocupados por la falta de motivación e iniciativa de sus hijos. Son niños apáticos, adolescentes desmotivados y jóvenes sin carrera ni oficio. La apatía parece no tener un motivo lógico, ya que los padres les ofrecen todo tipo de estímulos y posibilidades, a los que ellos responden levantando los hombros y diciendo: "me da igual".

Aquel que no tiene salida del laberinto se entrega al Minotauro. Aquel que no tiene una estrategia mental que le permita salir del malestar emocional que se genera en su hogar suele caer en una apatía y resignación propia del estado Wild Rose negativo.

Es por ello que la esencia está indicada en estos casos de desmotivación. Y no nos extrañe que, en la medida que la persona tome la flor, aparezcan episodios de mucha rabia y resentimiento, anunciando que se está abriendo la Tríada contigua, la Tríada de la Memoria.

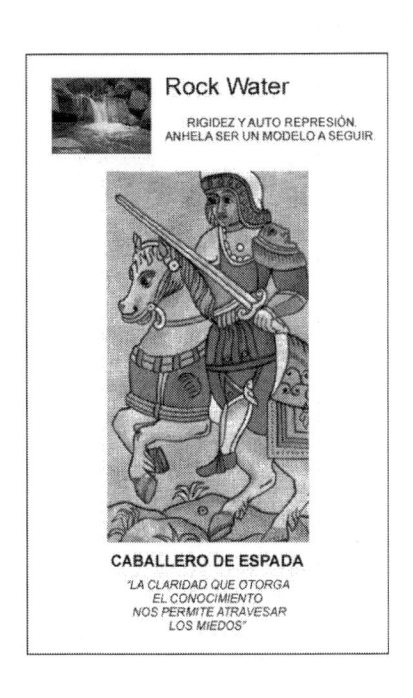

ROCK WATER

AGUA de ROCA

CABALLO DE ESPADAS

"Para vivir una vida creativa debemos perder el miedo a estar equivocados"
Joseph Chilton Pearce

CABALLERO DE ESPADA
"LA CLARIDAD QUE OTORGA EL CONOCIMIENTO NOS PERMITE ATRAVESAR LOS MIEDOS"

TRIADA DE LOS MIEDOS
Esferas: Geburah-Tifaret-Hod
Senderos: La Fuerza-El Diablo-El Colgado.
Correspondencia corporal: Estructura ósea. Estómago, bazo y páncreas. Brazo izquierdo. Costado izquierdo. Intestino grueso. Sistema inmunológico.

ROCK WATER

"Para quienes son muy estrictos en su forma de vivir. Se niegan a sí mismos muchas de las alegrías y placeres de la vida porque consideran que podrían interferir con su trabajo. Son severos maestros de ellos mismos. Desean estar bien, fuertes y activos y harán cualquier cosa que crean que los puede mantener así. Esperan ser ejemplos para atraer a otros que, siguiendo sus ideas, resultarán mejores."
E. Bach. Los Doce Sanadores y otros remedios.

Palabras Clave: Auto represión. Deseo de ser tomado como ejemplo. Rigidez física y psicológica, miedo, inadaptación, inseguridad, cansancio, auto martirio, perfeccionismo, autocontrol, ideas fijas, terquedad, intransigencia, poca imaginación.

CABALLO DE ESPADAS

El Caballero de Espadas representa el camino del filósofo o el pensador. Este arquetipo se pone en marcha en los momentos en nuestra vida en los que tomamos un camino concreto, marcado y bien delineado, para poder aclarar situaciones de nuestra vida. Lo lineal de la espada, como si de una lanza se tratara, así como lo rígido del casco, hablan de elección de caminos lineales, claros, establecidos, con normas precisas, con protocolos, con pasos, grados, jerarquías y niveles. Todo muy bien establecido para poder llegar a los objetivos propuestos.

Estos momentos acontecen en nuestra vida por ejemplo, cuando la persona toma la decisión de estudiar una carrera universitaria. Es un camino fijado, establecido, con cursos, grados, asignaturas y exámenes. Al final de ese tránsito, la persona adquirirá unos conocimientos con los que dominar un aspecto profesional sobre el que ya no tendrá dudas, ya que lo habrá estudiado en profundidad. Eso le otorga un título, una capacitación y un conocimiento que le permitirá, en cualquier caso y ante todo, evitar cualquier juicio o crítica debido al grado al que ha llegado, al tiempo que podrá dispersar cualquier duda que tenga sobre el tema gracias a su preparación y formación.

Cuando las personas estudian, sea lo que sea, lo más importante no solo es el contenido que se adquiere, sino la capacidad de poder obtener la información que se necesita para resolver los problemas que se presenten. De esta manera el colegio y, más tarde la universidad, son lugares donde se enseña a las personas a solucionar los conflictos que la vida nos trae.

Cada persona tiene su *caballo de batalla*, en función del guión de vida establecido. Hay personas que hacen de la enfermedad su caballo de batalla, y se forman como médicos, enfermeros, sanitarios, etc. Hay personas que hacen de los desequilibrios e injusticias sociales su motivo de batalla, y se convierten en abogados, jueces, políticos, asistentes sociales, soldados, bomberos, etc. Hay personas que ven alrededor posibilidades de mejora en las estructuras creadas, y se hacen empresarios, arquitectos, ingenieros, economistas, etc. También hay quien ve a su alrededor mucha hambre espiritual, y se convierte en filósofo, sanador espiritual o religioso. Cada uno toma su propio camino y hace de ello su caballo de batalla.

Pero para poder ser un buen guerrero, y dar estocadas justas, necesita criterios que le permitan avanzar. Aquí su gran enemigo es el miedo basado en la ignorancia, tanto la suya como de la sociedad a la que quiere rescatar.

El Caballo de Espadas es la voluntad de transformar nuestra realidad desde el conocimiento para dar soluciones a las situaciones que nos han estado atormentando en el pasado. La adquisición de conocimiento, tanto exotérico como esotérico, es siempre un puente que nos permite acceder a otros territorios de nosotros mismos. El conocimiento es la luz que llega al inconsciente para poder rescatar su contenido inconcluso y liberar así la Fuerza Vital secuestrada por los miedos.

Este Caballero está asociado a la Triada de los Miedos, formada por los senderos de El Colgado (XII), La Fuerza (IX) y El Diablo (XV). El miedo es la primera emoción que aparece en el ser humano, y su origen es la sensación de separación. Venimos a este planeta como seres espirituales con una conciencia de unidad plena, y vamos encarnándonos en un cuerpo físico al tiempo que sobreviene el velo del olvido de nuestro origen. Al comienzo de la vida intrauterina la conciencia de unidad sigue siendo total, aunque durante esta etapa ya comienzan a experimentarse experiencias traumáticas que son evidenciables en procesos de regresión.

Trascender los miedos y los deseos es la labor de los Caballos de Espadas y Oros respectivamente. En el caso de los miedos, esta Figura y la Tríada que le corresponde representan la función psíquica en todos nosotros por la que tomamos la decisión de atravesar y trasformar nuestros miedos. Recordemos aquí que mientras estemos en la Tierra, tras alcanzar un grado de maestría de Rey en uno de los aspectos de nuestra vida, otros retos vendrán a proponernos ser Sotas de nuevo. Cada vez los miedos serán más sutiles y cada vez nuestras acciones serán con mayor grado de responsabilidad y conciencia.

El Caballero de Espadas necesita formación, necesita conocimiento, necesita tener respuestas en su psique. Por ello esta carta siempre impulsa hacia la búsqueda de respuestas y hacia ponernos en marcha en un camino de conocimiento y sabiduría.

ROCK WATER y EL CABALLO DE ESPADAS

"El poder pone siempre al alcance del guerrero un centímetro cúbico de suerte. El arte del guerrero consiste en ser permanentemente fluido para poderlo atrapar"
Carlos Castaneda

Rock Water- Caballo de Espadas

Rock Water está representado por la imagen de "la Rigidez", que se vincula con lo duro, fijo e igual a sí mismo. Estas características son las causantes de la imposibilidad de crecimiento y evolución. Como tal se opone a lo móvil y flexible, y así como el riesgo de lo flexible es la falta de límites, el peligro de rigidez es la parálisis psíquica.

El Dr. Bach sintió en esta flor la necesidad de llevarse al máximo de fluidez en sí mismo, creando un remedio que era la captura de un momento, de un instante, de una característica del elemento agua. Ya ni siquiera hay otra sustancia con la que interaccionar y de la que tomar sus configuraciones geométricas. En esta esencia nosotros vemos como el Dr. Bach rompió su techo incluso de las creencias homeopáticas sobre las que estaba basada su metodología floral, y llevó con esta flor el sistema a un grado mucho más agudo, al atravesar el miedo a la crítica, a la incredulidad y al desprecio cuando muestra un remedio que es, *en teoría*, solo agua.

Y el remedio habla a aquellos que son rígidos, que se encorsetan en líneas de pensamiento estructuradas, protocolizadas y jerarquizadas, y se llevan a sí mismos a extremos antinaturales, sin escuchar el cuerpo o las necesidades de su alma, en un ánimo de ser perfectos, de conservar la salud y de servir como ejemplo.

Vemos muchas extensiones de los tres miedos básicos en la actitud del paciente Rock Water que describe el Dr. Bach y se expresa de forma habitual en gente que sigue caminos basados en principio loables y que, además, los transitan con tal nivel de exigencia y perfeccionismo, que parecería que nada se les pudiera reprochar. Es más, cuando intentas plantear alguna acepción, estas personas son cortantes con sus razonamientos y sus justificaciones lógicas al respecto de su comportamiento.

Esta actitud Rock Water negativa se da en todos los ámbitos: salud, deporte, alimentación, cultura, educación, crecimiento personal, empresa, investigación, etc.

En la alimentación se le denomina ortorexia, y se expresa como una obsesión por la dieta sana tanto en las dietas para deportistas, las dietas adelgazantes, los seguidores de la macrobiótica, los veganos, los consumidores de productos ecológicos o los exquisitos gourmets. En general a todos aquellos que hacen de la alimentación un propósito de vida, sea por salud, por herramienta o por placer. Le otorgan a los alimentos un poder que en realidad reside en ellos mismos, y focalizan toda su atención en la calidad, la procedencia, el cultivo, el procesado, la composición, la estación del año, la textura, el color, el olor y un largo etcétera de factores.

Con ello no queremos decir que no haya que cuidarse y alimentarse bien, al tiempo que hay que ser activos en crear un consumo responsable y ecológico para cuidar el planeta. Pero todas estas acciones, llevadas al extremo de hacer de ello el centro de la vida de la persona, y el propósito de logro vital, es quedarse en una etapa del camino.

De todas formas, el indicador de si una persona está siendo un inflexible Rock Water o realmente está en equilibrio con su destino es el grado de felicidad y paz con el que vive cualquier aspecto de su vida. Si el gusto por la alimentación en cualquiera de los aspectos descrito antes lleva a la persona a vivir la vida con alegría, con flexibilidad, con gozo, con transigencia, con creatividad, imaginación, adaptabilidad, tolerancia y generosidad, entonces está en su propio *Tikkun*.

Otros campos donde se suele detectar la necesidad de Rock Water son en mundo del deporte, o en los practicantes de disciplinas como el Yoga o las Artes Marciales. También en el mundo del crecimiento espiritual es habitual ver personas que toman un camino de forma tan rígida y tajante, que su cuerpo o su psique no puede digerir los cambios que se producen, y con frecuencia aparecen síntomas físicos ante esta actitud rígida.

En relación a la salud encontramos personas en estado Rock Water negativo que adoptan dos o más de los caminos indicados con anterioridad: hacen deporte como el que más, se alimentan de forma extraordinaria, practican algún método de meditación, están en algún curso o formación de crecimiento personal y acuden a todos los seminarios o cursos relacionados con su trabajo o profesión. También en el mundo científico abundan los Rock Water: profesionales que están estudiando sin descanso las últimas publicaciones en revistas especializadas, acuden a todos los congresos, participan en grupos de investigación y publican artículos de forma continua.

Semejante despliegue de actividad requiere un alto grado de control psíquico, una capacidad de organización importante, una fuerza de voluntad de guerrero, un buen nivel económico y un gran grado de tolerancia por parte de los que le rodean. Y es que no sólo Rock Water se impone a sí mismo su disciplina, sino que, convencido de que es el mejor y único camino posible, intenta convencer a los demás para que también lo hagan.

En las reuniones es aquella persona que habla de lo bien que se encuentra, de los grandes beneficios de las disciplinas que practica, de cómo estaba antes y lo bien que está ahora, y de cómo su vida es ahora perfecta. Y pobre de aquel que se le ocurra contradecirle o intentar hacerle ver cualquier mínima fisura en su teoría de la perfección, pues caerá con todo el peso de la lógica, de los múltiples libros que avalan su comportamiento, de los cursos y seminarios a los que ha acudido, y de los personajes de éxito que practican, al igual que él, estas disciplinas. Y si el Rock Water está en un grado algo denso de conciencia, además arremeterá contra el detractor haciéndole ver sus múltiples falencias de vida: que si está obeso, que si tiene tal o cual defecto, que si sufre determinados síntomas o que su vida o sus relaciones están es un estado deplorable.

Este duro juez y poseedor de la verdad es un Caballero de Espadas con un casco demasiado rígido y con una espada que, más que espada, es lanza. Este arquetipo inarmónico habla de procesos en los que, ante la puesta en marcha de la función psíquica de la Tríada de los Miedos, la persona no es consciente del proceso, y confunde la búsqueda de respuestas lógicas con su propósito de vida. Es decir: confunde LA HERRAMIENTA con EL FIN u OBJETIVO.

Cualquier proceso de formación, de adquisición de habilidades, de aprendizaje y de estudio de un área de la realidad es una herramienta que nos permite transitar esa área de la realidad desde un comienzo en el que somos Sotas inexpertas hasta poder atravesar territorios hasta ahora inexplorados y que quedaban muy lejos de nuestras posibilidades porque el miedo a alejarnos de lo conocido siempre nos hacía volver.

El Caballo de Espadas nos permite ampliar nuestros horizontes intelectuales, descubrir formas de pensamiento y maneras de hacer las cosas que nunca antes habíamos pensado. Esta apertura y ampliación de miras nos permite atravesar miedos y complejos, nos afianza en nuestra autoestima y nos abre la puesta a nuevos potenciales de nosotros hasta ahora desconocidos.

Rock Water activa este arquetipo del Caballo de Espadas, y consigue la fluidez que este guerrero necesita para no quedarse estancado en la herramienta. Cuando la Tríada se desbloquea, la persona abandona la sed de conocimiento extremo que a veces acompaña a esta desarmonía, sintiendo a través del sendero del Colgado la necesidad de parar la dinámica que hasta ahora está llevando, e ir hacia una profundidad mayor.

Rock Water ayuda también a liberar el exceso de exigencia de fuerza de voluntad que estaba aportando la Fuerza, y la persona se recuesta más en la blandura del sendero del Diablo y en un ritmo más lento y calmo del Colgado. Cuando es el Colgado el que está bloqueado, la persona se vuelve hiperdetallista, y se lleva a extremos de contemplar todas y cada una de las facetas y posibilidades del método o la técnica, paralizándose en ese exceso de descripción.

Rock Water también ayuda a trasformar esa necesidad de estar justificándolo todo y teniendo que poner argumentos lógicos a todo lo que ocurre, típico de un exceso de mente inferior que aporta el sendero del Diablo inarmónico. Gracias a la esencia floral, la persona comienza a relajarse porque El Colgado no permite que el intelecto esté tan activo.

Sea como sea que esta función psíquica esté bloqueada y exacerbada en uno de sus lados o facetas, la esencia floral viene a traer fluidez gracias a compensar la híper expresión de uno de los senderos de la tríada por la compensación de los otros dos. Los pensamientos se acallan, la híper exigencia se relaja y el exceso de detalle se diluye. La persona empieza a aflojar su exigencia, su sed de conocimiento, su obsesión por el detalle.

Es entonces cuando el miedo que reside en la base de toda esta actitud da la cara y muestra su verdadera naturaleza. Los obsesionados por la alimentación verán que, en realidad están movidos por un miedo a la falta económica y al hambre. Los obsesionados con el deporte y con las prácticas corporales reconocerán su miedo a la muerte, y los místicos y buscadores de causas últimas, reconocerán que tienen miedo a la soledad y/o a las relaciones personales (el sexo).

Aparece un aspecto más fluido del proceso de la mano del Observador (el corazón), abriéndose así la siguiente etapa de evolución, que obedece a la Reina de Espadas.

WATER VIOLET
VIOLETA DE AGUA
REINA DE ESPADAS

"Debemos aceptar que el pulso creativo
de nuestro interior,
es el pulso creativo de Dios mismo"
Joseph Chilton Pearce

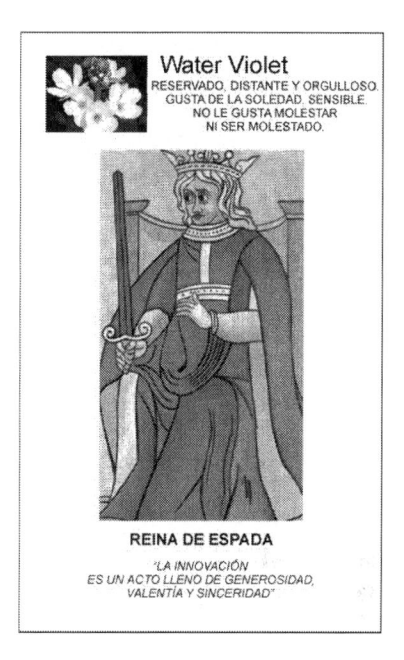

TRIADA DE LA INNOVACIÓN
Esferas: Jokmah, Jesed y Tifaret.
Senderos: El Emperador, El Papa y El Ermitaño.
Correspondencia corporal: Rostro, hombro y brazo derecho. Garganta y hombros. Pulmones.

WATER VIOLET (Hottonia palustris)

"Para quienes, tanto en la enfermedad como en la salud, prefieren estar solos. Son sujetos muy tranquilos que se desplazan sin hacer ruido, hablan poco y suavemente. Son muy independientes, capaces y confiados de sí mismos. Son casi libres de las opiniones de los demás. Se mantienen apartados, dejan sola a la gente y siguen su propio camino. Con frecuencia son inteligentes y talentosos. Su paz y serenidad resultan una bendición para quienes los rodean."

E. Bach. *Los Doce Sanadores y otros remedios.*

Palabras Clave: Orgullo. Reserva. Soledad. Enfermedades de tipo reumático, dolores articulares, mutismo, tristeza, pena.

REINA DE ESPADAS

Esta Dama de Espadas viene a poner límites y practicidad a las estructuras racionales creadas. En el Tarot de Crowley se define su acción como *quitar caretas*, y con ello encontramos una buena frase para resumir la acción psíquica que propone esta fémina.

Llega un momento en la vida y en el tránsito de todas las personas, que hace falta una evaluación de creencias. A veces ocurre que se caen las caretas de gente que hasta ahora veíamos de una forma determinada. También puede ser que se nos caigan del pedestal personalidades y maestros. Ocurre quizá que metodologías o doctrinas en las que creíamos a pies juntillas descubrimos que presentan errores, fallos o limitaciones. O tal vez nuestros hábitos y protocolos ya no sean adecuados para nuestro momento vital.

En cualquier caso, llega un momento en que la vida nos plantea de forma sutil o a través de circunstancias externas contundentes, que los patrones psicológicos que hasta ahora nos sustentaban no son tan absolutos, ni tan exactos, ni tan confiables, ni tan exitosos, ni nos conducen de forma tan fluida y directa a la felicidad.

Esto se corresponde también con la Tríada a la que la Reina de Espadas representa: la Triada de la Innovación, formada por las esferas de Jokmah, Jesed y Tifaret, así como por los senderos del Emperador (IV), el Papa (V) y el Ermitaño (IX).

En esta Tríada se moviliza la acción de vaciado que permite el avance hacia algo nuevo. Cuando alguien innova, propone un nuevo orden sobre lo que hasta ahora estaba establecido como creencia. Por ejemplo, Galileo Galilei innovó al establecer su teoría del sistema solar; también Albert Einstein con la teoría de la relatividad. La innovación viene de la mano de los inventores, de los científicos que tienen nuevas ideas y de los visionarios como Julio Verne.

En los procesos internos de crecimiento personal la Reina de Espadas aparece cuando, con o sin motivo aparente, se nos cae un velo. Las circunstancias siguen siendo las de siempre, pero nosotros empezamos a verlas desde otra perspectiva. Sin que sean circunstancias excepcionales como las descritas antes, en la cotidianeidad ocurre que, por ejemplo, formamos parte de un grupo de amistades, o de una asociación cultural, agrupaciones deportivas, etc. y, de repente, sin motivo aparente, empezamos a ver situaciones y respuestas con las que ya no nos sentimos identificamos.

Esta acción de innovación es un abrirse a una nueva forma de pensar. Todavía no hemos establecido las metas, los horizontes; por ahora es una energía femenina que precede al Rey. Hay una acción de vaciado, de liberación de viejas creencias y viejos patrones. Hay una apertura a algo nuevo que todavía no se sabe que será, pero que primero pasa por limpiar la casa y vaciarnos de lo que ya no nos sirve.

La Reina de Espadas, cuando está bloqueada, muestra la faceta que se describe en el Tarot de Osho, que la denomina MORALIDAD. Aparece en la carta una dama rígida, vieja, arrugada, con unas grandes manos huesudas y una vestimenta rígida y sobria, como si de una institutriz se tratara. La figura se encuadra entre rejas, todo cuadrado y estructurado. Esta imagen nos habla del otro lado de la Reina de Espadas, es decir, aquella actitud que no permite que lo nuevo o diferente llegue a nuestra vida.

Y es que en los procesos ideativos –correspondiente al arquetipo masculino-, si no hay un momento en que hay una actitud femenina de receptividad y aceptación, haciendo hueco a eso nuevo que está llegando a base de defender este espacio con espada si hace falta, nada nuevo llegará nunca a un mundo cuadrado y estructurado donde reina un emperador oscuro.

La Reina de Espadas es el proceso psíquico de apertura a la innovación, ya que con su esencia femenina genera una actitud interior de juicio que restringe y libera de todo el contenido que ya no es necesario en nuestra vida y que obstaculiza la llegada de una conciencia más aguda, más creativa, más novedosa pero, sobre todo, más amorosa.

WATER VIOLET y LA REINA DE ESPADAS

"No toméis por espejo el cristal del agua,
tomad a los hombres"
El Chu King

Bach habla de aflicción -o pesar- para definir esta exclusivista flor tipo. La virtud a desarrollar es la alegría. Añade que, con frecuencia, las personas Water Violet son inteligentes y talentosas, hecho muy a tener en cuenta a la hora del diagnóstico.

Water Violet- Reina de Espadas

La violeta de agua es una planta delicada y de un tallo que se alza rígido y altivo. El hábitat de esta planta dice mucho del carácter Water Violet: vive en el agua y resulta inaccesible para los animales del bosque y aún para el observador, ya que es, en comparación, más escasa que la mayoría de flores del sistema. Su vulnerabilidad a la contaminación la obliga a restringirse aún más.

Bach reparó en ella cuando buscaba una planta con la que curar a una amiga rígida, orgullosa y de talante aristocrático. Fue un feliz sincronismo del que posteriormente se ha beneficiado mucha gente.

Water Violet está en el grupo de la soledad por iniciativa propia, ya que la persona de esta tipología se encuentra cómoda de esta manera. Los niños Water Violet suelen jugar solos, aprenden con facilidad pero tienen verdaderos problemas a la hora de trabajar en equipo. Nos recordaría, en algún aspecto, al rasgo autista que describe la psicología.

Katz & Kaminski indican al respecto: «Muchas de estas almas han elegido encarnar en familias con una buena posición socio-económica, por lo que han recibido una educación e instrucción importantes».

Desde siempre se ha considerado la postura del Water Violet como aristocrática, orgullosa y distante. Los adjetivos que lo definen sería: autosuficiencia y aislamiento. La rigidez en Water Violet está dada por la dificultad o imposibilidad de amoldarse a variables que impone la vida en sociedad. El exceso de celo que tiene Water Violet en preservar el coto cerrado de su vida, hace que pongan muchas barreras.

Más allá de una postura vital, muchos estados ocasionales de búsqueda de soledad, reserva interior así como actitudes puntuales de autoexclusión del ambiente, requieren también de Water Violet. Aunque estos *retiros* puedan ser en ocasiones provechosos y necesarios para la persona, la esencia va a rescatarnos cuando este aislamiento esté siendo excesivo, así como va a ayudar a fijar en nosotros los aspectos positivos que hemos adquirido con nuestra actitud introspectiva.

Desde fuera se puede percibir la actitud de esta esencia de distinta manera. En cierto modo, la solvencia, el altruismo, la inteligencia y el buen criterio de Water Violet despiertan la admiración del entorno. Por otra parte, las distancias que establece, unido a su autosuficiencia, pueden despertar antipatías. En cualquier caso, la persona parece no necesitar nada de nadie.

Water Violet- Reina de Espadas

La vida afectiva de Water Violet es difícil, ya que suele tener bloqueos a la hora de compartir y ceder territorialidad, ya que es muy celoso de su independencia: no quiere dominar ni ser dominado.

El Water Violet busca la soledad. Como el Ermitaño, separado de todos, metido en la cueva de su profundidad en busca de sabiduría, puede pasarse la vida entera en esas circunstancias de aislamiento y exclusión.

Hemos visto en la descripción de la esencia las características de bloqueo de los tres senderos que conforman la Tríada a la que corresponde: la soledad y el aislamiento del Ermitaño, el bloqueo a la hora de compartir y ceder territorialidad del Emperador en su aspecto mandón, y su elitismo y sectarismo aristocrático en el aspecto del Papa.

El estado Water Violet suele presentarse de forma tipológica, es decir, que es muy habitual encontrarlo como una forma de personalidad estable, aunque todos pasamos también por estados y momentos Water Violet. En el caso de la tipología base, son personas inteligentes y reservadas, que poseen un gran mundo interior, lleno de imágenes, ideas y posibilidades, que produce que en los niños Water Violet no necesiten tanto el juego con otros niños, tan beneficiosa en la infancia y que conforma un carácter sociable y tolerante.

La inteligencia del Water Violet, su autosuficiencia (El Ermitaño) y su capacidad de motivarse a sí mismo (El Papa), hace de esta persona un solitario: educado, distante, capaz, y respetuoso. Podría, pues, parecer que la personalidad de esta esencia posee muchas virtudes a cultivar como el distante respeto al espacio personal de los demás, la autosuficiencia, la capacidad de estar sólo y la auto motivación.

Pero hay algo en la base de esta esencia que habla del bloqueo de la personalidad, y que describe Julián Barnard: «Aunque pueda parecer penoso no es por medio de la retirada sino a través del compromiso con la vida que encontramos nuestro verdadero ser y completamos el propósito de nuestra alma en la vida. Pero la tendencia de Water Violet es buscar la retirada ante la embestida del materialismo burdo de nuestra sociedad.»

Lo que está claro es que Water Violet representa a una persona con una *calidad* interior: personas que de forma innata son cuidadosas, respetuosas, sensibles, autosuficientes, y que poseen un inmenso mundo interior. Son personalidades que vienen con un sendero del Ermitaño muy desarrollado, lo que se conoce como *almas viejas*. Esto significa que ya han encarnado muchas veces en este plano de la realidad, y que quizá están ya en sus últimos ciclos de reencarnaciones. Es por ello que su alma está ya impregnada de las características del Viejo Anciano Sabio.

Pero en su componente negativo, ese arquetipo del Ermitaño, en exceso expresado, priva al niño de la voluntad de compartir con los demás, lo cual le aportaría la sabiduría necesaria en esta vida y este tránsito en concreto.

El peligro que corre Water Violet, con su gran capacidad de introspección, su talento, su respetuosa inteligencia y su sensibilidad, es que pase su vida en su cómodo aislamiento, inmerso en su rico mundo interior, y que muera sin haber experimentado lo que vino a transitar.

Además, cuando el arquetipo del Viejo Anciano Sabio se enquista, la persona se vuelve rígida, como las articulaciones de los ancianos, y antes o después desencadena un proceso de intolerancia regido por Beech, que se representa por La Luna. Recordemos que El Ermitaño tiene valor numérico 9 y la Luna valor numérico 18→1+8=9. Ambos senderos de la misma familia.

En la tipología Water Violet la persona no innova. Está inmersa en su propio mundo interior, de manera que nada nuevo le acontece. Es su propio gurú, su propio maestro, su propio jefe y su propio consejero. Pero de lo que no se da cuenta es que vive en un sistema de creencias cerrado, el suyo propio, por lo que en realidad está dando vueltas sobre lo mismo una y otra vez, lo cual no le permite la evolución.

La Reina de Espadas bloqueada en Water Violet no puede cortar de raíz procesos psicológicos, ya que precisamente este mundo interior es lo único que tiene esta personalidad. Tampoco quita caretas, porque nunca las ha puesto, ya que jamás prestó atención a los demás. Así que su mente egóica es como un bunker cerrado, inaccesible a los demás. Como dice el Dr. Bach: *"tanto en la enfermedad como en la salud, prefieren estar solos"*. No se abren a nuevas ideas que provengan de experiencias ajenas. No se abren a la innovación.

Tal y como describíamos al comienzo, en el Tarot de Osho a esta carta se le llama *Moralidad*, donde aparece una vieja institutriz en medio de una cuadrícula perfecta. Esta imagen resume con precisión la actitud bloqueada de la Reina de Espadas. Sentada en su trono de moralidad, se considera de distinta naturaleza que el resto de la sociedad, por lo que siente que nadie tiene nada que ofrecerle. Ella está por encima de todos, ya que sus formas son exquisitas, nunca se le sale un pelo de su perfecto moño, y puede pasar horas enteras deleitada en la lectura de su libro. Su vida es perfecta, ella es perfecta, y los demás no.

Cuando la Reina de Espadas hace su aparición en la vida del paciente Water Violet, a la persona se le caen muchas caretas personales, que son las que más cuestan de quitar. El ser contacta con el corazón y escucha en su interior la voz que le dice que está perdiendo su vida y todas las oportunidades que ésta le envía para poder crecer y evolucionar.

El Emperador activa un nuevo orden de prioridades, y la persona se inunda del inmenso amor que este arquetipo siente por la materia y su conquista. El Emperador le recuerda que hay cuestiones en el Reino que sólo le corresponden a él, y que si no realiza la tarea de ser el rey de su propio reino, otros lo conquistarán y en esta u otra existencia tendrá que volver para recuperarlo.

Ese inmenso amor a la materia del Emperador se ecualiza con el sentido, con la orientación, con el *porqué* lo hago, de manera que la persona se llena de propósito y sale de su aislamiento para mostrarse al mundo como el gran maestro que es.

Water Violet activa la voluntad y el deseo de la persona de volcar todo su talento al mundo, y de aportar su granito de arena a esta sociedad. Como persona talentosa e inteligente, trae ideas nuevas y revolucionarias, que defiende con fuerza gracias al gran guerrero que es. Trae innovación que justifica plenamente gracias al orden interior de su Emperador, a la sabiduría del Ermitaño y a la didáctica del Papa. En todo ello, el corazón es el pulso que moviliza la acción.

Water Violet devuelve a la persona el interés por conectarse con la sociedad. El Ermitaño le avisa que aquello que trae como innovación es un camino a transitar en solitario, ya que no lo va a encontrar ya instaurado en el mundo, al ser su propio proyecto personal, el que viene a ser manifestado a través del mismo. Salvar ese impedimento es un gran avance para la exquisita sensibilidad de Water Violet, que suele evitar sentirse rechazado.

La esencia floral transforma una actitud de aislamiento y reclusión en una actitud de servicio, de vitalidad y de amor a la humanidad y al Propósito del Yo Soy.

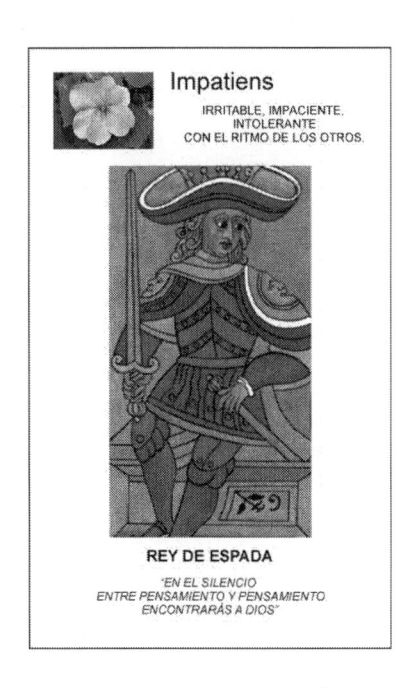

IMPATIENS
IMPATIENS
REY DE ESPADAS

"Nadie ve realmente una flor (
es tan pequeña
que lleva su tiempo,
no tenemos ese tiempo),
pues mirar lleva su tiempo,
como lleva su tiempo tener un amigo"
Georgia O'Keeffe

TRIADA DE LA ASCÉTICA
Esferas: Keter-Binah-Tifaret
Senderos: El Mago-La Sacerdotisa y Los Enamorados.
Correspondencia corporal: Hemisferio izquierdo. Lado izquierdo de la cara. Ojos y oídos. Cuello y hombros. Brazo izquierdo. Glándulas hipotálamo, hipófisis y tiroides.

IMPATIENS (Impatiens glandulifera)

"Aquellos que son rápidos de pensamiento y acción y que desean que todas las cosas se hagan sin vacilación ni demora. Cuando se enferman están ansiosos por recuperarse rápidamente.

Les resulta muy difícil ser pacientes con las personas que son lentas, ya que lo consideran erróneo y una pérdida de tiempo, y pondrán todo su empeño en lograr que esa gente sea más rápida en todos los sentidos. A menudo prefieren trabajar y pensar solos, para que puedan hacer todo a su propio ritmo".

E. Bach. *Los Doce Sanadores y otros remedios.*

Palabras clave: Impaciencia, irritabilidad, perdida de los estribos. Falta de metas claras.

REY DE ESPADAS

El Rey de Espadas es el Maestro de la Mente Lógico-Racional. Gobernar la Razón no es tarea fácil, ya que la sociedad moderna, desde el Renacimiento, ha exalzado la razón por encima de otras funciones psíquicas y físicas, al punto de considerar al cuerpo como una máquina y a la psique como un ordenador que acumula datos. En la actualidad existe tanta primacía del racionalismo científico y tanta oferta exterior de imágenes e información a través de los dispositivos electrónicos y la televisión, que la psique no tiene descanso. Esta circunstancia de híper activación se acepta ya como el estado normal en la persona, y no se toma conciencia de lo distorsionados que estamos hasta que nos vemos obligados a parar por una circunstancia externa.

El Rey de Espadas no necesita que le fuercen a parar su acción intelectual desde el exterior. Conoce perfectamente que el exceso de pensamientos lleva a la enfermedad y a la locura. Por ello blande una gran espada en modo de alerta, preparado para, en cualquier momento, asestar un golpe a cualquier pensamiento que quiera entrar en su reino.

En el tránsito desde la Sota hasta el Rey, el buscador ha recorrido El Rey de Espadas es un traductor de la Mente de Dios. Su espada, a modo de antena, recepta de forma magnífica los principios universales en los cuales se asienta toda esta creación, y escruta en las leyes cósmicas el propósito y el funcionamiento de la Mente Divina. El Rey de Espadas quiere comprender a Dios. Por ello no se deja inundar ya por pensamientos mundanos ni por razonamientos egóicos. Tampoco es un encarecido científico, sino un buscador espiritual. Vemos el ejemplo de ello en el momento en que Albert Einstein o Carl Jung hicieron un salto desde las descripciones científicas en cada uno de sus campos de conocimiento, a una búsqueda de trascendencia y del propósito último de sus descubrimientos. En ambos ejemplos, el Rey de Espadas actuó con fuerza, elevando el nivel de sus pensamientos al rango de la Esfera de Keter.

La tríada que representa esta figura es la Triada de la Ascética. El asceta es aquel buscador espiritual que encuentra su camino en la renuncia a todo estímulo externo. Vemos como ejemplo los religiosos y monjas de clausura, los cartujos, los yoguis, los lamas budistas o los chamanes americanos. Todos ellos buscan la soledad y la quietud del mundo externo para poder ensalzar el mundo interior.

El alma, en este punto de evolución, es llamada a un proceso de renuncia a todo lo conocido con anterioridad, al tiempo que alinearse a una

Impatiens- Rey de Espadas

dimensión mayor. El Rey de Espadas sabe que cada pensamiento que entra en su psique es una energía a procesar y algo a lo que poner atención. El Mago, convertido aquí en el Gran Mago de la vida del buscador, está en contacto pleno con Keter, y sabe que es el artífice de su propio destino. La suerte está en sus manos, y ya aprendió en la Reina de Espadas que aquello que ha venido a plasmar en el mundo no puede hacerlo más que él mismo. Esa conciencia de ser co-creador de su propio destino hace que no pueda permitirse incluir en su film vital elementos que no le corresponden, ya que le distraerían de su propia meta, al tiempo que sabe que en el punto en el que se encuentra, con dificultad va a encontrar personas con las que compartir sus ideas y pensamientos. Se sabe solo en su labor frente a la humanidad, pero en plenitud unido y acompañado por Dios en todo su proceso de búsqueda del conocimiento.

La Sacerdotisa habla al corazón abierto del monarca, y le indica cual es su verdad, su destino y su misión o *Tikkun*. Ya no hay duda, sino claridad. A partir de ahí la responsabilidad es inmensa, ya que al saber que tiene la suerte en sus manos, y conocer su verdad, sólo le queda aceptar su camino, que es un camino en soledad, en el sentido de que nadie puede recorrerlo por él, y no puede culpar a nadie de cada retraso, impedimento o caída.

Este estado de impecabilidad y coherencia requiere de mucha quietud psicológica, de mucho acecho -como dirían los nahuales-, y estar muy atento al presente individual. En este sentido, en la medida que te aíslas del mundo -ya no necesitas aceptación ni comprensión- y reduces al mínimo las variables diarias -todo es rutinario y ordenado-, puedes ver con claridad los pensamientos más íntimos y ocultos que llegan, como luces en el camino.

El Rey de Espadas en el proceso del buscador es un momento en el que la persona conecta con una conciencia y una comprensión mayor de toda su vida y sus circunstancias. Son momentos de mucha lucidez y claridad de pensamiento, donde incluso se puede hacer una gran recapitulación de la vida actual y de vidas anteriores. La conciencia a la que accede el Rey de Espadas permite trascender muchos patrones psicológicos, ya que la comprensión que llega es tan completa y global que integra al unísono todas las facetas del complejo psicológico que hasta el momento, a los ojos del buscador, se presentaban como parciales e incompletas.

El Rey de Espadas puede activarse en momentos en los que estamos realizando experiencias espirituales intensas y fuera de nuestro contexto habitual: retiros, viajes a lugares sagrados, rituales chamánicos, experiencia con plantas sagradas, etc. Son momentos de ampliación de la conciencia y requiere quietud, serenidad y mucha meditación. Por ello sólo una actitud ascética permite el acceso a la iluminación sin que esta perturbe la mente inferior y hemos de ser muy prudentes respecto a ello, al tiempo que definir bien la forma de reubicar toda esa experiencia en nuestra cotidianeidad.

IMPATIENS y EL REY DE ESPADAS

> *"Echa el freno y disfruta de la vida. Al ir demasiado deprisa no sólo te pierdes el paisaje, también pierdes el sentido de adónde vas y porqué"*
> Eddie Cantor

Impatiens es una persona impaciente, con verdadera incapacidad para adaptarse al fluir del tiempo y al ritmo que se le propone desde el afuera.

El Dr. Bach describe a una persona inteligente, ya que posee una gran rapidez de pensamiento. Esta capacidad intelectual, en su expresión negativa, la tiene enfocada hacia los logros en el afuera, por lo que: *"desean que todas las cosas se hagan sin vacilación ni demora.* Esta descripción habla de las metas y los logros a obtener, un gran error para aquel que ha sido bendecido con una inteligencia privilegiada.

Cuando una persona es muy inteligente, esto es, posee una función psíquica lógico-racional muy dotada, la adquisición, asimilación e integración de conocimiento así como la aplicación de éste en una acción concreta, es algo que no le requiere mucho esfuerzo. Esta gran facilidad hace que la persona tienda a enfocarse en su vida en procesos de aprendizaje intelectual y adquisición de conocimientos, así como en su aplicación en campos como la ciencia, la filosofía, la economía, la teología, la ingeniería o la medicina. Sin llegar a pensar en personas con carreras universitarias, también hablamos de aquellos que por su rapidez de razonamiento pueden hacer muchas cosas a lo largo del día: su intelecto se organiza de tal manera que son capaces de ejecutar varias cosas con precisión, y poner los límites necesarios para no extravasarse de los tiempos. Un ejemplo claro lo vemos en el personaje de Spock, en la saga de Star Treck: Spock es un ser procedente del planeta Vulcano y que tiene la propiedad de que su psique es exclusivamente lógico-racional, sin atisbo de emociones. Desde ahí es capaz de tomar decisiones sin dudar, ya que todo lo que decide lo hace como un cálculo de probabilidades.

Estas personas tan inteligentes están acostumbradas a moldear su vida en función de su pensamiento, y además lo corroboran porque consiguen en mucho menos tiempo que los demás todo lo que se proponen. El problema surge cuando estas personas tienen que trabajar en equipo, o cuando se enfrentan a situaciones vitales como, por ejemplo, enfermedades o viajes, y hay cuestiones que no dependen de ellos. Es entonces cuando aparece la patología Impatiens.

A Impatiens le resulta difícil trabajar en equipo, y tolerar los ritmos de los demás. Desde ahí busca cada vez más la soledad y el aislamiento, y empleos donde pueda desarrollar por sí mismo el trabajo. Impatiens, al igual que Heather -asociada al Rey de Copas-, son dos de las tres esencias que el Dr. Bach incluyó como remedios para la soledad.

Hay que reconocer, pues, que Impatiens es una persona muy inteligente, a la que la cabeza le va muy rápido, y es capaz de saltar de un tema a otro sin problemas. Tiene la mirada puesta en el futuro, como buen Mago, y ya ve los proyectos finalizados antes incluso de que empiecen. Su intelecto va más rápido que su cuerpo, por lo que se desespera ante la enfermedad y sus ritmos. Y ni que decir tiene con los ritmos de los niños, los ancianos y todos aquellos que no son tan inteligentes como él.

Si la persona se niega a entrar en el silencio interior, se desarrolla un cuadro de personalidad impaciente, exigente, hiperactivo a nivel intelectual, intransigente y hasta despótico -como cualquier monarca degenerado-. En el estado Impatiens disarmónico la persona quiere que todos y todo vaya a su ritmo, y el silencio que le está proponiendo su alma no llega por las miles de cosas que hacer y millones de proyectos que cumplir.

Además, el Impatiens proyecta en los demás a inútiles, ineptos e incapaces de llegar a las irreales expectativas que su ego le crea. No tiene contacto con los ritmos y los ciclos de la materia, y se cree dueño y señor de su mundo -como buen ego que es-. Pero esta actitud, a la corta o a la larga lleva a desarmonías en el estado intelectual, emocional y corporal, tal y como vemos en las contracturas musculares de la espalda, úlceras de estómago o tendencias a las adicciones como el alcohol o las drogas.

La soledad es un estado normal y necesario en el camino del buscador. Aquel que no quiera o no le guste estar sólo, tendrá en ello un gran impedimento para el avance en el camino esotérico. La soledad es un estado que permite al alma procesos imprescindibles como la asimilación de experiencias, la toma de decisiones, la evaluación de procesos y el vaciado incomprendido frente a ellas. Estas decisiones pueden ser voluntariamente aceptadas o pueden *venir impuestas por el destino*. Cuando la persona está dormida, los acontecimientos le asaltarán, y las decisiones que tome estarán cargadas de dudas. Retomando un ejemplo anterior, el Rey de Copas bloqueado sería la persona que ha llevado a su padre a una residencia de ancianos porque no podía cuidarle en casa. Si la decisión no ha sido tomada como un acto de conciencia de que es lo mejor y más armónico para todas las partes, la persona comenzará a buscar en el afuera personas a las que contar la situación, lo cual le proveerá de tres beneficios: volcará en el otro toda la tensión emocional que siente; también logrará estar con la atención puesta en otro lado, por lo que evitará pensar y que le vuelvan los pensamientos recurrentes de culpa; y por último, podrá encontrar aliados en todos aquellos que piensen como él -a los que discrepan no les escuchará-.

En general la persona dormida se ve asaltada por circunstancias complicadas emocionalmente sobre las que tiene que tomar una decisión, y no quiere cargar con toda esa tensión. Así que busca aliados, busca orejas, busca descargar tensión, busca lo que sea con tal de no enfrentarse a su propia responsabilidad. Heather en este caso ayuda a la persona a silenciar toda la verborrea tanto interior como exterior. Esta esencia acalla todas las sensaciones internas de malestar, tensión, culpa, incertidumbre y miedo: Heather abre a la persona a la dimensión del Rey de Copas, y el pecho de la persona se abre para acoger un emocional superior. Este silencio y esta apertura hacen que Heather se calle y que ya no busque orejas. En muchos casos vemos a pacientes Heather que pasan de la verborrea a un silencio introspectivo pero no analítico. La persona refiere una psique en blanco. No tiene ganas de hablar del tema que le tortura y sobre el que ha hablado hasta la saciedad, pero tampoco puede pensar sobre ello.

El silencio psico-emocional es el paso previo para que la Voz Interior impacte en el sendero de la Emperatriz, y la persona pueda vislumbrar otras posibilidades de vivir la misma situación, o quizá encuentre nuevas soluciones que descongestionen todo el sistema.

Si la persona está ya caminando en una búsqueda de sí, comprenderá que no debe esperar ya del entorno comprensión y complacencia. En estos casos la esencia Heather ayudará a la toma de decisión de aquella faceta a la que se siente decir ¡SI QUIERO!, al tiempo que la actitud de silencio interior que imprime también Heather permitirá que ese *si* sea maduro, sólido y fundamentado. En la medida que vamos avanzando en el Camino del Buscador, ocurre que debemos ir dejando atrás todo lo conocido. Esta verdad esotérica la encontramos muy bien expresada en de pensamientos y emociones. La soledad no tiene nada que ver con sentirse solo -como vemos en Heather-. Cuando el buscador está solo, entra en un estado ascético, ya que silencia todo el afuera, permitiendo que el adentro se ensalce y se magnifique. Todos sabemos que mientras en el afuera haya estímulos, la mente inferior difícilmente va a permitir que se perciban los mensajes de la voz interior.

Impatiens es alguien que, en realidad, no quiere parar su dinámica intelectual. Esta esencia habla de alguien que está en una huída hacia adelante (el Mago), alguien que no quiere silenciar sus pensamientos para poder escuchar su Voz Interior (la Sacerdotisa), porque quizá esto le hará darse cuenta que hay partes de sí mismo apartadas y olvidadas que le supondrían un nuevo reto en su vida mucho más profundo y amoroso (Los Enamorados).

Impatiens es la resistencia a acceder a un grado de comprensión mayor de la Mente de Dios y del propósito de vida de cada uno. Entre pensamiento y pensamiento existe un vacío, un intervalo, un silencio, un hueco por donde acceder a otro plano de conciencia. Cuando los silencios se acortan y los pensamientos son continuos, apenas hay posibilidad para acceder a otro grado de conciencia.

Pero ¿para qué querría Impatiens acceder a otro grado de conciencia? La respuesta está en que la persona Impatiens nunca tendrá bastante. Su inteligencia devoradora de conocimiento y aniquiladora de silencios, le llevará a un extremo de tortura interior, inflexibilidad, incapacidad de convivir con los demás e incluso locura. Su impaciencia y su prisa por alcanzar logros que cada vez están más vacíos de propósito le secarán el alma y acabará presa de la depresión. El ser bendecido por un intelecto brillante es una gran responsabilidad, y si la persona no maneja el don, el don manejará a la persona.

Impatiens se corresponde con el Rey de Espadas, el asceta por excelencia. El asceta es aquel que silencia todo aspecto externo en búsqueda del mundo interior. Este giro radical es la sanación armónica que propone esta esencia floral. El impaciente Impatiens recibe la visita de La Sacerdotisa que le hace la pregunta: "*¿Es esta tu verdad?*". Esta pregunta genera una reacción en cadena por la que muchas de las situaciones que la persona se estaba proponiendo como metas y anhelos en su vida dejan de tener sentido. Los logros y ambiciones se redimensionan, y la comprensión del momento que está viviendo se amplía. Es como recibir una bofetada de realidad, como un despertar a otro plano de existencia.

Impatiens- Rey de Espadas

La toma de la esencia floral despierta el arquetipo armónico del Rey de Espadas, y la persona entra en la calma interior. Comienza a limpiar en sí mismo todas las falsas expectativas y las metas irreales que hasta ahora se había auto impuesto. Busca una vida más sencilla, una cotidianeidad y un ritmo propio del asceta. Comienza a liberarse de cargas innecesarias como logros a conseguir, y pone en el centro de su voluntad el ser cada día más humilde y más amoroso. Su única meta se trasforma en ser una perfecta vasija vacía a ser llenada por la Mente del Altísimo, y poder contener en sí mismo la magnífica visión de la Voluntad de Dios para con la Humanidad. Vemos en el relato antes descrito de la biografía del compositor J. S. Bach a un hombre que solo ansiaba ser un humilde y honesto servidor del Cristo, y como esta actitud de apertura al Gran Rostro, le llevó a poder describir la Belleza que entraña la Visión de Dios a través de su música. Sus melodías son universales y todo ser humano siente como su alma se eleva y se aliviana cuando escucha su obra. La actitud de Bach trasluce la acción de la esencia floral Impatiens: Bach fue un hombre con una capacidad intelectual prodigiosa, capaz de componer obras de una complejidad extraordinaria y que, sin embargo, tuvo la claridad de poner todo ese potencial al servicio de una Voluntad mayor, lo cual le permitió, a través de la búsqueda de la paz y la sencillez, ser una verdadero Maestro de la Mente y un compositor magistral.

Indicar, por último, que esta esencia es de gran ayuda para aquellos que comienzan por primera vez con una terapia holística. La psique occidental acostumbrada a la inmediatez tiene en el sistema médico alopático a su mejor aliado: la toma de una pastilla silencia en pocos minutos el molesto síntoma. Sin embargo, la terapia holística propone ir a la raíz del conflicto, que se sitúa en el territorio del alma. Para ello hace falta limpiar muchos procesos psicológicos, y hacer mucho silencio en busca de esa Voz Interior de La Sacerdotisa. Nadie mejor que el Rey de Espadas para este proceso, y nada más indicado que Impatiens para calmar la ansiedad por el resultado.

Impatiens silencia la psique parloteante y activa en la persona la búsqueda de la paz, la quietud y la sencillez de vida. Impatiens despierta al Asceta que todos llevamos dentro.

ASPEN
ALAMO TEMBLÓN
SOTA DE COPAS

"El verdadero misterio del mundo es lo visible, no lo invisible"
Oscar Wilde

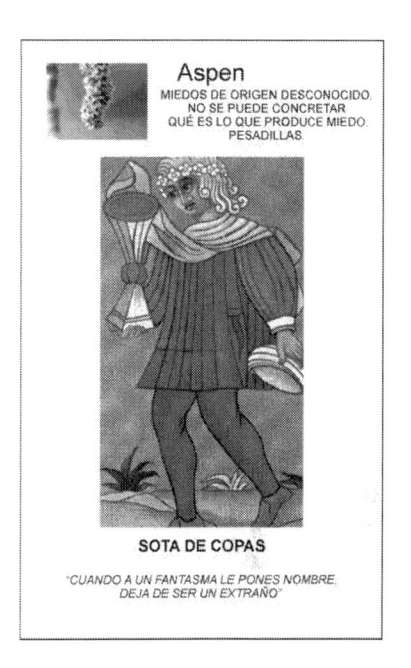

TRIADA DE LA LÓGICA
Esferas: Hod-Yesod-Maljut
Senderos: La Resurrección-El Sol-El Mundo
Correspondencia corporal: Sistema linfático. Colon. Pierna izquierda.

ASPEN (Populus tremula)

"Para quienes sufren de temores vagos y desconocidos para los cuales no hay explicación ni razón. No obstante el enfermo puede estar aterrorizado por algo terrible que va a suceder y que no sabe qué será. Estos terrores vagos e inexplicables pueden obsesionar de noche y día. Las personas que los padecen a menudo temen contar su preocupación a los demás."

E. Bach. Los Doce Sanadores y otros remedios.

Palabras clave: Miedo de origen desconocido. Aprehensión. Presagio.

SOTA DE COPAS

La Sota de Copas simboliza el paso por experiencias de aprendizaje emocional. Ese joven quiere -o tiene- que aprender a transitar determinadas vivencias desde otro tipo de emociones. Hay expe-

Aspen- Sota de Copas

riencias en su vida por las que tiene que pasar de forma obligada. No las dirige él, sino que la vida se las trae para que las transite. Esas experiencias le provocan unas emociones que pueden ser agradables o dolorosas, y con ellas va llenando la copa.

En la mano izquierda (inconsciente) lleva la tapa de la copa, situada a la altura de la cadera. Esto simboliza que, como Sota, todavía actúa desde un nivel muy instintivo e infantil, por lo que cuando no quiera pasar por determinadas situaciones, cerrará la copa con la tapa y se negará con empecinamiento, como cuando los niños se niegan irracionalmente a cuestiones o situaciones y no hay forma de convencerles de lo contrario.

La actitud de la tapa abierta es la voluntad de experimentar, de aprender, de dejar que la copa se llene: estar abiertos y receptivos.

La Sota de Copas es la voluntad del Yo Superior de transitar aspectos emocionales a la luz de una nueva conciencia. Algunas emociones quedaron en la memoria como algo positivo y, sin embargo, en la madurez lo sentimos como un aspecto apegante o manipulador. Otras vivencias emocionales quedaron en el inconsciente como traumas, y la Sota acude a recuperarlas en su copa para ser resueltas en todo un tránsito que comienza aquí, en la Sota, y que en el proceso de los cuatro niveles o figuras, llegará hasta el nivel de la Maestría del Rey de Copas sobre dicho aspecto de nuestra vida.

Cuando la persona está dormida, estas situaciones emocionales se presentan de forma ilógica y confusa, por lo que son vividas con angustia y miedo y la persona seguirá actuando de forma infantil, cerrando la tapa y no queriendo llenarla con la información que se le está brindando. Sin embargo, cuando la persona es un buscador de Sí, acepta estas sensaciones como parte del proceso de evolución.

Para entender cómo funciona el complejo psíquico al que corresponde esta Sota es esclarecedor analizar los senderos y las esferas que configuran la **Tríada de la Lógica**. Esta Triada está formada por las Esferas de Hod, Maljut y Yesod, y los senderos de La Resurrección, El Sol y El Mundo.

La lógica se define como un método o razonamiento en el que las ideas o la sucesión de los hechos se manifiestan o se desarrollan de forma coherente y sin que haya contradicciones entre ellas, y se basan siempre, en su origen, en un concepto sobre el que no se tiene duda -pero que no es susceptible de demostración previa-, por lo que se basa en un pensamiento **no lógico**. La lógica es la forma en cómo el pensamiento racional construye su estructura y acumula información para poder seguir comprendiendo aquello que le viene presentado por los sentidos y a lo que debe dar una respuesta. Como hemos indicado, todo razonamiento lógico se fundamenta, en última instancia, en un pensamiento no lógico. Pongamos un ejemplo sencillo: un pensamiento lógico es "Todos los días sale el sol". No tenemos posibilidad de asegurar al 100% que mañana vaya a salir el sol, pero como es un hecho que ocurre todos los días y de la misma forma, lo asumimos como una lógica irrefutable.

La lógica de la psique consciente es diferente a la lógica de la psique inconsciente. **La lógica del consciente** está basada en un conocimiento basado en lo fenoménico, es decir, en los hechos, y que permite establecer una coherencia en función de lo experimentado.

La lógica de la psique inconsciente está basada en información almacenada sin haber emitido sobre ella ningún juicio previo sobre su veracidad. El inconsciente no funciona por ética, sino por placer. Es por ello que los razonamientos del inconsciente no pueden ser movilizados desde el consciente, ya que el fiel de la balanza desde donde se emiten los juicios de uno y otro lado de la psique son diferentes. La Tríada de la Lógica viene a establecer nuestra propia lógica sobre aquellos sucesos que quedaron inacabados y que nos vuelven a visitar cíclicamente evocando miedo, incertidumbre y sufrimiento. Y **la lógica sólo se establece en base a los acontecimientos experimentados.**

Cuando la persona está dormida, la Sota de Copas le propone experiencias que suele vivir como difusas, confusas y que le provocan antes o después un conflicto. Estas experiencias no tienen porqué aparecer siempre de forma tortuosa desde el principio, sino que en muchas ocasiones son propuestas que vienen enmascaradas de situaciones felices: viajes, fiestas familiares, invitaciones, nuevos trabajos, etc. -esto es lo que simboliza la peluca de la figura, como si estuviera yendo a una fiesta-. La característica de esta situación es que la persona, no sabe porqué, pero siempre acaba sintiéndose culpable, enfadada, decepcionada o incluso incapaz de ponerle nombre a la sensación: "simplemente ... ¡mal!

El buscador sabe que nada es por casualidad, y que todos los procesos internos son un mensaje del alma que encierra un tesoro a descubrir. Por ello se lanzará a estas situaciones con la atención puesta en su interior, y la joven Sota le imprimirá esa inocencia de niño que quiere experimentarlo todo, de forma que transitará con valentía esas zonas de sí que en otras ocasiones le llevaron al sufrimiento, solo que con la conciencia de que todo sufrimiento se trasforma a la Luz de la Conciencia.

ASPEN Y LA SOTA DE COPAS

> *"Allá donde están tus pensamientos, estás tú.
> Procura que tus pensamientos estén
> donde tú quieres estar".*
> Rabbi Nachman de Breslau

Aspen -Álamo temblón en español- es un árbol de hoja caduca que crece en zonas húmedas y que no excede en general los 24 metros. Es originario de las zonas frías de Norteamérica, aunque ahora se encuentra repartido por todo el planeta. El apelativo *tremuloides* hace referencia al estremecimiento o temblor de sus hojas, aun con la más leve brisa. De hecho, este temblor produce un suave sonido que es característico de los bosques de álamos. También sus flores tienen un aspecto suave, como un plumero, muy simbólico de lo sensibles y perceptivos que son los pacientes Aspen.

Aspen habla de momentos en los que nos sumergimos en estados emocionales de miedo, angustia, y ansiedad, sin que exista una causa aparente para ello. Todo aparece súbitamente, sin que haya una razón lógica, al tiempo que no podemos pensar con claridad. Ejemplo de ello sería el niño que se despierta de una pesadilla, o la persona que relata una premonición o sensación de miedo por algo o por alguien sin que pueda demostrarlo. ¡Temblamos como tiembla el álamo!

Como las experiencias Aspen son muy vagas en su razonamiento, el Dr. Bach describió que estos pacientes son reacios a contar sus terrores, ya que esto les ha llevado, en el pasado, a recibir burlas o a sentirse juzgados como frágiles e inestables intelectual o emocionalmente.

La descripción del estado Aspen habla de la persona a la que se le moviliza algún contenido inconsciente y no sabe como contenerlo. Ese contenido es ilógico para la psique consciente, que no ve en la circunstancia razón alguna para la sensación de miedo y angustia que siente Aspen.

Como en otras esencias florales, es necesario hacer una distinción entre el estado Aspen transitorio y la tipología Aspen.

La persona en el estado transitorio Aspen está recibiendo la visita de la Sota de Copas. Se activa en su psique el sendero de La Resurrección que viene a desenterrar viejas experiencias inconclusas. Puede ser una palabra, una imagen, una situación: la lógica del inconsciente es la analogía, por lo que cualquier elemento que simboliza otro recuerdo incluido en su interior, hará que éste salga a la superficie para ser resuelto y llevado a su conclusión.

Si la persona no está en un camino de crecimiento interior, tendrá pocas herramientas para descifrar los mensajes del alma, y cerrará la copa con la tapa, de manera que la acción ya detonada en la psique se traducirá en una experiencia de miedo, angustia y sufrimiento. Es clave aquí la descripción del Dr. Bach, ya que indica que son personas que *temen contar su preocupación a los demás*. Esto significa que todavía agravan más el cuadro de Aspen, ya que tienden a querer volver a enterar las pulsiones que emergen desde la tumba para ser iluminadas desde una nueva conciencia. Encontrará ilógico estar sufriendo en el viaje programado durante meses, o querer salir corriendo de la fiesta de cumpleaños familiar; también le asustará el sueño vívido de la noche anterior, o no encontrará consuelo ante los miedos nocturnos y sensaciones de *presencias*.

Por ello, uno de los magníficos beneficios de Aspen es que impulsa a la persona a compartir su estado. A pesar del miedo al cruel juicio -sendero XX bloqueado-, Aspen ayuda al paciente a contar sus temores al terapeuta, o ayuda a compartir la situación con los amigos íntimos; también ayuda a la pareja a compartir esas ideas irracionales y esas sensaciones ilógicas que llevan a tantas emociones negativas.

A partir de que Aspen detona el compartir, el hablar o el expresar, la Sota de Copas pone en marcha toda la maquinaria necesaria para la descongestión del complejo psíquico. Nos ocurrirá que los amigos, la pareja o el terapeuta nos comprenderán, no nos juzgarán y nos darán respuestas que nos calmarán -encuentro gozoso en el Sol-, lo cual nos llenará de fuerza para seguir adelante con nuestra vida, dispuestos a seguir experimentándonos a pesar de todas esas emociones negativas, con la esperanza de poder vivirlas de otra manera -sendero del Mundo-.

El buscador encuentra en Aspen un armónico más sutil: este guerrero sabe que cuando aparecen sensaciones e imágenes conmovedoras, su alma está susurrando un mensaje. La persona ya no necesita a nadie en el afuera que le comprenda, ya que él mismo se convierte en el Sol que ilumina la situación. No descarta la información, al contrario, la agradece y siendo él mismo la Sota de Copas, abre la tapa para recibir el máximo de información posible. Con la copa a rebosar hace un autoanálisis gracias al conocimiento esotérico que ya posee, y que le permite dar nuevas respuestas a los recuerdos inconclusos. Esas nuevas respuestas liberarán mucha de la tensión emocional, y permitirán experimentar en la Realidad otro tipo de circunstancias más benignas y satisfactorias. Aquí Aspen trasforma la situación descrita por Bach que *sufren de temores vagos y desconocidos para los cuales no hay explicación ni razón,* ya que el buscador si sabe que hay una razón lógica para su estado. Aspen activa el autoanálisis y sostiene la capacidad de atravesar situaciones que nos hacen sufrir, sabiendo que son parte del proceso de crecimiento interior.

Aspen ayuda a la persona a encontrar su propia lógica: una de las características del estado Aspen negativo es que la persona se angustia ante las emociones que siente y que no tienen una lógica aparente. Esta falta de explicación racional es la base de la mayoría de la tensión emocional que sufre el paciente en estado Aspen negativo. Es por ello que la esencia floral ayuda a la persona a encontrar sus propias respuestas y a ponerle nombre a sus propios fantasmas. En la medida que esto sucede, la tensión emocional va desapareciendo y poco a poco el cuadro emocional se diluye.

La persona con tipología Aspen habla de un ser con un alto grado de sensibilidad. Sólo el sensitivo puede percibir lo sutil. Y es que esta persona siente como real el mundo astral en el que todos estamos inmersos. Las influencias energéticas, tanto positivas como negativas, que hay en su entorno, son para la persona con tipología Aspen, totalmente reales.

Para todo aquel que está a su alrededor y no percibe la realidad de la misma forma, lo que Aspen describe es irreal, ilusorio y sin fundamento. Aspen en estado negativo suele referir presagios, intuiciones, visiones, percepciones, sensaciones de presencias, *deja-vues*, etc. Todo se percibe muy vago, sutil e impreciso. Lo único conciso es su miedo, que es real y paralizante.

Presagia desgracias, quizá como recuerdo de otras vidas o de imágenes de películas, cuentos de la infancia que asocia a imágenes de su presente, etc. Siente la presencia de espíritus o entidades que le acechan. Tiene pesadillas y se despierta con terrores nocturnos. Todos estos miedos no tienen una causa aparente porque la gente de su alrededor no puede verlo, pero para él es totalmente real.

Las tipologías Aspen tienen especial sensibilidad por la oscuridad. Son los niños que no quieren dormir con la luz apagada por miedo a que venga "el coco", o los adultos que siguen sintiendo miedo en casa cuando las luces están apagadas. También el estado Aspen negativo habla de las personas que captan el astral más denso en los lugares donde están de manera que, aún en una fiesta o celebración donde parecería que todos se lo están pasando genial y disfrutando, el paciente Aspen puede, de un momento a otro, sentirse indispuesto porque ha entrado en contacto con energías astrales negativas del lugar, o de algunos de los asistentes o personal que allí se encuentre.

La existencia de esta dimensión astral es corroborada en todos los textos de la ciencia esotérica. En la obra de la Dra. Brennan *Hágase la Luz* hay una descripción muy detallada de cada uno de los cuerpos energéticos del ser humano, y como cada uno está conectado con un centro energético o chackra. Los pacientes Aspen son personas que tienen muy desarrollado el cuerpo astral; sería equivalente a hablar de las personas que viene con una dotación muscular privilegiada, que les permite realizar proezas físicas como malabaristas y acróbatas, deportistas de élite o excepcionales danzarines. En el caso del cuerpo astral, la persona conecta con el mundo astral: una dimensión o interfaz entre el plano terrenal y otros mundos más sutiles -también llamada cuarta dimensión-, donde cohabitan entidades desencarnadas e inmateriales que tienen la posibilidad de entrar en contacto con los seres humanos a través de los pensamientos y las emociones. Para mayor detalle de estos procesos ver el libro *Magia Blanca y Magia Negra* de F. Hartmann. Recordar que todos tenemos este cuerpo astral como parte de nuestros siete cuerpos sutiles, y cualquier persona puede entrar en contacto con este plano desde donde recibe vibraciones que con dificultad podrá codificar. Es por ello que Aspen dirá: *"Tengo miedo, pero no sé porqué tengo miedo"*.

La esencia Aspen ayuda a la persona a aceptar su dimensión sutil, lo cual le permite comenzar a intuir un propósito en su vida para estas experiencias "ilógicas". Probablemente venga en el exterior como una apertura de la persona a información esotérica, o la búsqueda de terapias alternativas que integran los cuerpos sutiles. La persona tiene la iniciativa de abrirse en El Mundo a experiencias que le hablen desde donde él es y percibe, y **comenzará a establecer su propia lógica.**

Aspen activará también el interés por la expresión artística, lo cual le permitirá entrar en su interior para experimentarse desde un aspecto alegre, armónico y gozoso. También la esencia ayuda a retomar amistades, grupos o asociaciones, sin el miedo que le supone entrar en estados de terror ante el contacto con la gente -miedo al sexo-, ya que una sensación de afinidad y cercanía prevalecerá sobre la ansiedad y el miedo.

Cuando el estado Aspen negativo no se atraviesa, la persona va quedando recluida en un espacio personal cada vez más pequeño, incrementando así su hipersensibilidad al medio. La tríada de la Lógica viene a poner lógica donde parecería que no es posible que exista. Aceptar la coherencia de los estados astrales negativos es el primer paso, como el que da la Sota en la carta. Ese primer paso le llevará a un segundo, lleno de encuentros luminosos, y a un tercero donde integrará todo esto en su vida de una forma real y concisa, lógica y coherente. Al final acabamos comprendiendo que la lógica se fundamenta en supuestos indemostrables, que sólo se asientan en la propia verdad interior de cada uno. Y para conocer nuestra voz interior, no nos queda otro camino que vivir nuestra vida como buscadores espirituales.

Aspen está asociado a los valores de intrepidez, valor y resurrección. Como escribió el Dr. Bach: " Una vez que llegamos a esta comprobación, estamos más allá del dolor y el sufrimiento, más allá de la inquietud, la preocupación o el temor, estamos más allá de todo excepto de la alegría de vivir, la alegría de morir y la alegría de nuestra inmortalidad... Podemos caminar por ese sendero a través de cualquier peligro, cualquier dificultad, sin miedo".

En las palabras del Dr. Bach del estado Aspen trasformado se adivina la experiencia de la Sota: "*...una vez llegamos a esta comprobación*". Esto quiere decir que el único camino que existe para atravesar este estado de terror Aspen es viviéndolo y enfrentándolo. Sólo en la medida que aceptamos las experiencias emocionales que vuelven a nosotros como viejos fantasmas y no las rehuimos, esto es, no cerramos la tapa de la copa y nos acurrucamos en la esquina de la habitación para llorar desconsoladamente, acabamos corroborando que somos capaces de vivir más allá del dolor y del sufrimiento, más allá de la preocupación y la culpa, y eso es lo que nos infunde la verdadera alegría.

HOLLY

ACEBO

CABALLO DE COPAS

*"Al Yo Joven (que puede ser
tan encabritado y testarudo
como el más irascible
de los niños de tres años)
no le impresionan las palabras.
Le gusta que le demuestren las cosas, como a
un nativo de Missouri.
Para despertar su interés,
debemos seducirlo con imágenes bonitas y
sensaciones placenteras; digamos que hay que
sacarlo a cenar y a bailar.
Sólo así podemos llegar al Yo Profundo"*
Starhawk

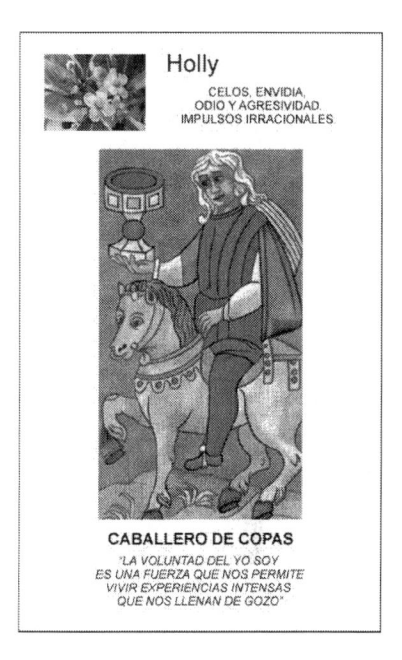

TRÍADA DEL IMPULSO

Esferas: Tifaret-Netzaj-Yesod

Senderos: La Muerte-La Templanza-La Estrella

Correspondencia corporal: Plexo cardíaco, vía biliar, hígado, vesícula biliar. Riñones -sobre todo lado derecho-, vejiga. Nervio ciático. Intestino delgado. Lumbares.

HOLLY (Ilex aquifolium)

"Para quienes a veces son atacados por pensamientos tales como los celos, la envidia, la venganza y la sospecha. Para las distintas clases de vejación. Estas personas pueden llegar a sufrir mucho por dentro, sin que exista a menudo una causa real para su desdicha"

E. Bach. *Los Doce Sanadores y otros remedios.*

Palabras clave: Odio. Envidia. Celos. Sospecha. Bloqueo emocional, emociones negativas, rabia, malicia, violencia, agresión, inseguridad, desconfianza, insatisfacción, desdicha, deseo de venganza, decepción, infidelidad, rivalidad, cinismo, disfrute del sufrimiento ajeno, amargura, irritabilidad, mal carácter, violaciones y frigidez.

EL CABALLO DE COPAS

El Caballo de Copas es la función psíquica en todos nosotros que se expresa por impulsos, en busca de nuevas experiencias que nos aportan, a través de emociones intensas, una apertura de corazón y nos hablan de nuestra verdadera identidad.

En el Caballero de Copas la persona elige la naturaleza de las relaciones que quiere establecer. Hay ambientes que le hacen sentir débil, inseguro y miedoso, y los evita. Sin embargo, hay gente y ambientes que le hacen sentir fuerte, poderoso, ingenioso, aceptado y querido, y esos ambientes los elige y hace de ellos su nuevo hogar.

Al principio de este cabalgar, el caballero siente en sí mismo emociones que nunca antes había sentido que le hacen percibirse poderoso y único, aceptado y valorado. Pero el afuera es un mundo complejo y lleno de planos interconectados y, antes o después, aparecen los viejos perros y lobos solo que revestidos de nuevas pieles. La diferencia es que esta vez el camino lo elige el Caballero, y no puede escudarse en el *pobre yo* de la Sota inocente e inconsciente. Eso abrirá la puerta de la Reina de Copas, como veremos más adelante.

La Tríada que corresponde a esta figura es la Tríada del Impulso y está compuesta por los senderos de la Muerte (XIII), La Estrella (XVII) y la Templanza (XIV). Al ser una Tríada que conecta ya con la esfera del corazón (Tifaret), podemos comenzar a sospechar que nuevas energías más sutiles entran a formar parte del horizonte emocional de la persona. En esta Tríada hay una fuerza que impulsa a moverse, a accionarse, sin que ello pase por el plano de la razón y la lógica -dirección de la marcha hacia la izquierda-. La esfera del corazón imprime la libertad necesaria para dirigir los pasos hacia las experiencias que se quieren vivir.

La presencia del sendero de La Muerte marca un evidente y conciso antes y después en la vida de la persona. Hay infinitos motivos por los que una Sota de Copas se transforma en un Caballero de Copas, pero todos vienen marcados por una Muerte. Puede ser el final de una relación de amistad, o el final de una relación de pareja. Ejemplos típicos de ello son las épocas estivales, donde conocemos amigos con los que establecemos una intensa relación, o tenemos un romance con alguien sabiendo que todo ello acabará cuando el verano llegue a su fin. El que sea una experiencia limitada (Muerte) nos impulsa a vivirla con intensidad: estar juntos todo el día, experimentar sensaciones nuevas y expresar intimidades que nunca antes habíamos compartido. Esa intensidad y pasión es propia del

Caballo de Copas. Otros ejemplos donde aparece nuestro Caballero es en cursos de fines de semana o seminarios de crecimiento personal, donde las personas saben que el encuentro es limitado y lo más probable es que no volverán a ver a esas personas. Esto permite experimentar emociones sin caretas y sin restricción. También en viajes, trabajos temporales, celebraciones, bodas, etc.

También se pone en marcha esta tríada cuando terminamos con una amistad o grupo de amistades por algún acontecimiento traumático, o cuando finalizamos una relación de pareja; también en los duelos por el fallecimiento de seres queridos, o cuando nos mudamos de casa, dejamos un trabajo o somos despedidos, etc.

El proceso de La Muerte trae siempre una apertura de corazón, debido a la intensidad de la experiencia. La Muerte es rotunda e implacable. El sendero de la Templanza, sin embargo, también abre corazón, pero gracias a la ayuda de otros planos de conciencia del ser -planos sutiles-. Abrir el corazón hace que el buscador entre en una nueva dimensión de sí mismo y aparecen facetas de sí que antes no estaban.

El Caballo de Copas es, por ello, una función psíquica que nos abre a emociones de distinta naturaleza. La copa la sujeta en lo alto, a la altura del corazón. **El impulso tiene la fuerza del instinto pero la valentía del corazón.** Es la mezcla de ambas dimensiones la que permite el avance en circunstancias emocionales que, de otra manera, nunca nos plantearíamos.

Cuando la persona está todavía dormida, como suele ser el caso de la mayoría de adolescentes -que por desgracia no suelen recibir el conocimiento esotérico a esa edad-, esta figura hace aflorar emociones muy intensas de todo tipo: pasión y odio, ternura y crueldad, credulidad y cinismo, etc. La fuerza del impulso mal encauzado lleva a la persona a situaciones muchas veces sin salida, que desembocan en La Muerte: insultamos a alguien de manera que la relación se deteriora; somos infieles a nuestra pareja, y la confianza se rompe para siempre; no podemos frenar el impulso de robar objetos en una tienda (cleptomanía) por lo que nos imputan antecedentes penales. Para llegar a este extremo impulsivo, la persona -el adolescente- ha ido transitando, montado es su cabalgadura galopante, un sinfín de experiencias previas a las que no se les ha puesto un límite ni externo ni interno.

Si los impulsos son frenados por un límite externo, la persona aprende a diferenciar entre aquellas pulsiones que le llevan a buen término y aquellas que le traen problemas.

El buscador de su propia identidad atravesará este movimiento del alma montado en el Caballo de Copas, sabiendo que sostenerse en la Templanza le abrirá la posibilidad a acceder a otras partes de sí mismo. Aprenderá que la fuerza vital que reside en el impulso debe ser encauzada y no anulada. Si acepta sus impulsos -aceptación de opuestos por parte de la Templanza- y los lleva al corazón, encontrará una respuesta más amorosa para toda esa fuerza que le permitirá romper con todo aquello que le aprisiona (La Muerte) y poder retomar su Estrella. Si los impulsos son encauzados a la luz del corazón y la persona se auto restringe por una cuestión ética, será recompensado con una gran disponibilidad de fuerza vital para tomar las riendas de su vida.

Aprender a manejar los impulsos -y no que ellos nos manejen- es la lección que nos propone esta figura, y la Templanza es la gran Maestra.

HOLLY y EL CABALLO DE COPAS

"No desprecies a nadie ni apartes nada,
pues no hay ningún hombre que no tenga su hora
y nada que no tenga su lugar"
Talmud

El personaje Holly que describe el Dr. Bach es alguien, sobre todo, emocional. La persona en estado Holly negativo sufre lo que se denomina en psicología un *secuestro de la amígdala*, es decir, un estado emocional irracional que se detona como si de un castillo de fuegos artificiales se tratara que, una vez encendida la mecha, ya no puedes parar hasta que explota el último cartucho o, dicho de otra manera, se consume toda la energía emocional acumulada.

El estado Holly negativo es muy conocido por todos nosotros, y se corresponde con infinidad de momentos que todos atravesamos donde nos inunda un estado emocional agudo, desbordante, enajenante y que toma el control de nuestra psique, durante el cual hacemos y decimos cosas de las que luego, en la mayoría de las ocasiones, nos arrepentimos. Son las llamadas emociones negativas tan tóxicas para las relaciones personales y, sobre todo, para la salud de las personas.

En los niños pequeños este estado Holly inarmónico es más pasajero y mutable, virando rápidamente del llanto a la risa mediante cuidados o cambiando el punto de atención del pequeño. Es por ello que la esencia Holly está indicada en niños con muchas rabietas y que patalean de forma irracional. La esencia floral ayuda a que esos niños puedan razonar con el adulto y comprendan que cuando se les pone límites es por su bien.

Pero en el adulto, donde las emociones están ya engranadas en la psique en complejos psíquicos, los estados emocionales no son ya tan livianos, y aparecen tipologías Holly donde la persona vive en estados emocionales negativos de forma permanente, sin dar tregua ni cuando se duerme. Un estado permanente Holly negativo puede llevar a la persona a una depresión, a una enfermedad física grave o a cometer actos irracionales de los que luego se arrepienta. Tal es el poder de la emoción en el ser humano.

Lo que el Dr. Bach describe son emociones que podemos establecer en el nivel de la Esfera de Netzaj, más relacionados con la mente animal instintiva que reside en todos nosotros. Los celos, la envidia, la venganza, la desconfianza y, sobre todo, la rabia y la ira, son mecanismos de defensa y supervivencia más o menos elaborados. Explicar el origen psicológico de todas estas emociones daría para otro libro en sí mismo, al tiempo que hay excelentes manuales psicológicos que explica su base conductual en el niño. Es por ello que nos permitimos seguir la línea del Dr. Bach y englobarlos en un solo núcleo de emociones instintivas basadas en la supervivencia.

En este caso se ve clara la relación entre el estado Holly negativo y el arquetipo del Caballo de Copas que lo moviliza. La persona en emoción negativa entra en estados irracionales, tal y como indica Bach al final de la definición: "*...sin que exista causa real para su desdicha*". Evidentemente, hay un bloqueo energético en esta tríada, tal y como ahora explicaremos.

El corazón, en estado armónico del ser, produce un continuo bombeo de las emociones instintivas para sintonizarlas y elevarlas en frecuencia, pasando de una vibración más grave y densa a una vibración más sutil, fluida y amorosa. El corazón propone pasar del estado de piedra (Rock Rose), separados y aislados, sintiéndonos en la jungla y en un sistema de defensa, a un estado de confianza mutua, apertura a los demás, generosidad y amor incondicional.

El Caballero de Copas tiene esa misión en nosotros: ser una bomba que impulsa las aguas hacia niveles superiores de conciencia. El mundo instintivo animal se encuentra con la dimensión humana, y las emociones más densas se elevan al plano del amor. Hay que ver sólo el nombre de la flor Holly, que en inglés significa sagrado o sacro. Y eso hace esta esencia, y la figura que le rige: eleva todo al nivel de sagrado. Holly o Acebo es, de hecho, una planta que se utiliza para decorar las casas en Navidad, que es el momento en que los cristianos celebran en nacimiento del Niño Jesús, el nacimiento del Niño Interior en todos nosotros: el nacimiento del Amor Universal en nuestra Tierra.

Cuando este movimiento de bombeo se interrumpe y se bloquea, la persona se ve inundada de *emociones inferiores* o instintivas, y aparecen los celos, la ira, el enfado, la codicia, la rabia, la envidia, el hastío y, en su grado más denso, el odio. Es por ello que tomar la esencia Holly permite a la persona comenzar a drenar todas estas emociones bajas que nos llevan al sufrimiento ya que, lo que ocurre es que, cuando salimos de este estado Holly negativo y volvemos a abrir el corazón, nos arrepentimos y la persona sufre por lo dicho y hecho.

El sufrimiento se agrava cuando Holly se establece como tipología básica de personalidad. Entonces encontramos personas que de forma permanente están enfadados, o celosos, o desconfiados, o son vengativos, susceptibles y negativos. Casos extremos son los maltratadores o los violadores, que siempre relatan que no pueden evitar el impulso de infringir ese daño a sus víctimas.

Sólo un corazón abierto permite atravesar estos estados emocionales. La fuerza de la pasión en el adulto puede llevar a los impulsos más elevados, o a los actos más deplorables. En el lenguaje habitual el impulso es definido como una acción movida por una emoción sin que medie una deliberación racional previa. Desde ahí, lo impulsivo se suele catalogar como algo negativo o que, al menos, antes o después nos arrepentiremos. Solo la intervención de una energía amorosa logrará trasformar ese impulso animal desbocado e irracional en un impulso amoroso que nos permita un avance sin parangón en nuestra vida: así funciona la esencia floral Holly.

Holly va rehabilitando poco a poco la personalidad impulsiva y enfadosa. Como indicábamos antes, si no hay unos límites puestos a tiempo -sendero de La Muerte-, los impulsos se desbocan y pueden llevar a la persona a situaciones muy complicadas. Sin llegar a los extremos, en todos nosotros hay aspectos impulsivos que no sabemos dominar, y que cuando aparecen, nos hacen sufrir muchísimo. La esencia floral ayuda a incluir en la fórmula emocional otro tipo de emociones más amorosas que significan un contrapunto a la imparable cadena de detonación de la amígdala.

Holly ayudará al celoso a experimentar la sensación de tranquilidad en la confianza.

Holly ayudará al envidioso a sentir plenitud con aquello que ya es y posee.

Holly ayudará al rabioso a sentir en sus propias carnes la violencia emocional que infringe.

Holly ayudará al vengativo a sentir la liberación que supone el perdonarse a sí mismo.

El impulso es una función psicológica valiosísima en nuestra psique. Gracias a los impulsos logramos salir de las ciénagas emocionales en las que muchas veces nos encontramos. El impulso regido por el corazón lleva a una búsqueda de la identidad real en nosotros, lo cual activa en La Estrella aquellos acontecimientos que nos permitan encontrar nuestro propio ser interior. La rabia, la venganza, la ira, los celos, la envidia y otras emociones se acallan cuando se abre el corazón, y la persona entra en contacto con un sentimiento de paz, alegría y confianza. La Templanza imprime en este movimiento la capacidad de encuentro de ambos mundos, de ambas naturalezas: la animal y la humana.

Holly imprime en la persona templanza, y los impulsos detonados son encauzados hacia respuestas más amorosas. No se trata de matar el impulso, sino de encauzarlo y utilizar esa energía para un bien mayor. Este es el principio de acción de las Artes Marciales clásicas: el atacante viene con toda su fuerza y nosotros la empleamos como impulso para derribarle -utilizamos la fuerza del contrario para vencerle-. Para ello hace falta una actitud de temple de ánimo, de tranquilidad, de paz interior y atención plena -todo ello características de la Templanza-.

Cuando en la vida nos acontecen situaciones que nos abren el corazón, y sentimos el amor en nosotros, siempre hay un antes y un después en nuestra vida -esto también es una Muerte-. Cuando nos enamoramos de verdad y abrimos el corazón, nos colmamos de emociones tan bellas e intensas que las volvemos a buscar una y otra vez. De igual forma, cuando nos sentimos honestos, orgullosos de nuestros actos y satisfechos con nuestras acciones, la sensación de plenitud que nos embarga no tiene parangón.

Holly permite reactivar esta extraordinaria función psíquica de bombeo emocional, y la persona puede templar sus emociones, modular sus impulsos negativos de manera que, poco a poco, como cuando rehabilitamos una articulación dañada, la persona puede domar su animal interior y utilizar su fuerza vital para avanzar hacia su destino cada vez con mayor ritmo, sin quedarse estancado cada dos por tres en terrenos cenagosos o empantanados.

HONEYSUCKLEY
MADRESELVA
REINA DE COPAS

*"Lo que dejamos atrás y lo
que tenemos por delante
son asuntos diminutos comparados
con lo que tenemos en nuestro interior"*
Ralph Waldo Emerson

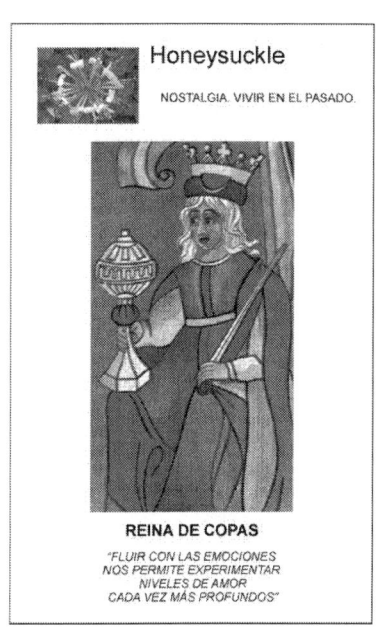

TRIADA DE LA
CONCIENCIA MORAL o LA ÉTICA
Esferas: Geburah-Jesed-Tifaret
Senderos: La Justicia, El Ermitaño y La Fuerza
Correspondencia corporal: Sistema circulatorio arterial. Estómago y corazón. Tensión arterial.

HONEYSUCKLEY (Lonicera caprifollum)

"Para quienes viven absorbidos por el pasado, que quizá fue una época de gran felicidad. O en los recuerdos de un amigo perdido, o de ambiciones que no se han convertido en realidad. No esperan encontrar nuevamente una felicidad como la que ya han experimentado".

E. Bach. *Los Doce Curadores y otros remedios.*

Palabras clave: Vivir en el pasado, añoranza. "Cualquier tiempo pasado fue mejor".

REINA DE COPAS

La Reina de Copas es la función psíquica de auto restricción en pro de una justicia interna y para ello genera en la persona un proceso de evaluación y vaciado. **Esta Dama es la acción del alma que permite que la persona se pregunte a sí mismo si lo que está haciendo es bueno o malo.** Y ¿cómo lo consigue? En la figura de la Reina vemos que ésta sostiene una enorme copa frente a una espada sin empuñadura y apoyada. A diferencia de su hermana La Justicia, que sostiene en alto la espada -símbolo de una intensa acción analítica-, esta Reina hace prevalecer las emociones sobre la lógica, y la persona evalúa sus acciones no por un planteamiento lógico de pros y contras, sino por un sentimiento de Amor.

El Amor es el principio equilibrante del Universo. El Amor es la emoción de máxima vibración que puede sentir el ser humano, y existe en una gama que va desde el amor apegante asociado a la ignorancia, hasta el amor universal que supone la disolución de la identidad.

La Reina de Copas, como todas las Reinas, es un proceso de evaluación y vaciado. La evaluación de esta Dama es bajo la acción del Amor: amor a sí mismo y amor a los demás. Gracias a la evaluación interior, la persona se pregunta por el valor ético de sus acciones. ¿Porqué recicla? por amor al medio ambiente. ¿Porqué deja sentarse a la anciana en el autobús? por respeto a los mayores. ¿Porqué paga sus impuestos? para sostener los hospitales, los colegios, etc. ¿Porqué respeta las señales de tráfico? para evitar accidentes a sí mismo y a los demás. ¿Por qué colabora con el diezmo con ONGs? Porque se solidariza con aquellos que sufren.

La Reina de Copas es femenina: acoge en sí misma, por amor, todas las circunstancias del presente que le vienen desde el exterior (Jesed) desde El Ermitaño, lo cual le lleva a un proceso de profundidad y búsqueda de la verdad interior. La Fuerza aporta las voces del inconsciente que necesitan ser atendidas y al tiempo que es capaz de sostener el impulso que llevaría a la persona de nuevo a montar en su Caballo y salir a una nueva aventura egocéntrica. En Tifaret todas estas circunstancias son evaluadas. La tensión entre aquello que viene desde fuera como necesidades, posibilidades, exigencias o normas y lo que requiere el ego a través de los impulsos, miedos y pulsiones, viene a ser ponderado por La Justicia. De todo ello obtendrá un juicio, que será diferente en cada situación, pues no hay dos experiencias iguales. Si la persona cree que tiene respuestas ya establecidas para una situación, fruto de anteriores experiencias, puede caer en negar posibilidades que la Vida le está brindando, y cerrar puertas -estructura de La Torre-.

La Reina de Copas es la gran apertura del corazón. Cuando tenemos el corazón abierto a la Vida, lo que nos ocurre es que abrimos la puerta al Universo entero -la corona de la Reina-, y nuestra existencia cambia para siempre. La Tríada de la Ética nos trae la conciencia de *"no hagas a los demás aquello que no te gustaría que te hicieran a ti"*. Este pensamiento refleja un estado de conciencia al que nosotros llamamos cuántico u holístico -ver *Curación Cuántica* del Dr. D. Chopra-. Cuando descubrimos que todos estamos conectados a través del Amor, y que vivimos en un Universo que es un continuo energético donde el vuelo de una mariposa en Japón puede producir un tornado en Arizona, comenzamos a comprender que todo aquello que infringimos a los demás, en realidad nos lo estamos infringiendo a nosotros mismos. La persona se abre al sufrimiento de los demás, porque lo incorpora en su copa. Está abierta al campo energético externo, y permite que lo que acontece en el afuera, vibre en el adentro como las ondas que genera una piedra al ser lanzada a un estanque.

La Reina debe hacer un buen juicio, porque cada situación requiere una respuesta equilibrada. Jesed, el Rey Bondadoso, desde su infinita Misericordia, querrá donarlo todo, ayudar hasta la extenuación y trabajar en pro de la justicia social aún a riesgo de persecución. En el otro extremo reside Geburah, el Rey Severo que pondrá límites a toda esta dádiva para preservar la integridad de la persona, ya que, como ya hemos indicado en otro pasaje, recordemos aquí las palabras del poeta germano Bertol Brecht: *"Hay hombres que luchan un día y son buenos. Hay otros que luchan un año y son mejores. Hay quienes luchan muchos años, y son muy buenos. Pero los hay que luchan toda la vida: esos son los imprescindibles."* Es imprescindible amarse para poder amar genuinamente. Es imprescindible cuidarse para cuidar. Es necesario un equilibrio entre el dar y el darse, para poder sostener en el tiempo la acción amorosa.

La Reina evaluará así cuanto tiene que dar, y cuanto preservar. Para ello pondrá en su copa todos los ingredientes necesarios: experiencias del pasado, requerimientos y necesidades del medio y recursos propios. En este punto es importante indicar que las Copas también son en este sentido una herramienta indispensable para la acción de la Reina, ya que la emoción es más rápida que la razón -aunque parezca lo contrario-. Es por ello que la emoción, como sensor, nos ayuda a ser veraces y justos, al incluir en la copa de la reina todos los elementos alquímicos para un buen juicio, y no dejar que la mente egóica nos distraiga con su parloteo interior.

La Reina de Copas es la gran Receptividad -así se llama en el Tarot de Osho-, ya que es la que está abierta al medio, a sus propias pulsiones y a Dios.

LA REINA DE COPAS Y HONEYSUCKLEY

*"Los acontecimientos de nuestras vidas
suceden como una secuencia en el tiempo,
pero en la significación que adquieren para nosotros mismos,
encuentran su propio orden,
el hilo continuo de la revelación"*
Eudora Welty

El pasado es algo que llama a la puerta en ocasiones. A veces necesitamos recordar algo. Pero recordar no es algo gratuito. Recordar implica mucha energía etérica por parte nuestra. En el mundo de los Nahuales, Don Juan Matus advierte a Castaneda de cuidarse de aquellos que te llevan al pasado, pues eso consume mucha energía fina. El acto de recordar es necesario a veces, sobre todo para recuperar fragmentos de nosotros que han quedado atrapados en el subconsciente, proceso conocido como recapitulación, pero el sano recordar es poder ver ese recuerdo sin confluir emocionalmente con él, tomar la sabiduría que nos trae, lo cual nos devolverá la energía personal que estaba atrapada en el recuerdo y, por último, soltarlo.

La definición de Honeysuckley habla de alguien que está atrapado en el pasado. No cree que las circunstancias actuales vayan a traerle ninguna otra experiencia que pueda superar o paliar lo que ya ha vivido -porque hay que incluir tanto aquellos recuerdos felices como traumáticos-. En cualquier caso, la persona no espera nada más de la vida y, de hecho, fue incluida dentro del grupo de esencias para aquellos que han perdido el interés por el momento presente.

La persona atrapada en el pasado no tiene ningún interés por su vida presente porque en realidad no quiere hacerse cargo de su lugar en el mundo. Mientras estoy en el pasado, sea éste fantástico o decepcionante, no estoy en el presente, por lo que sigo tomando decisiones y dando respuestas desde ese pasado-pesado-pisado. Digo que si a lo mismo de siempre, y digo que no a lo mismo a lo que siempre digo que no, por lo que mi vida no cambia y, en efecto, viene a demostrarme que no hay posibilidad de felicidad presente, y que "cualquier tiempo pasado fue mejor" o que "no se puede esperar nada más de la vida porque con lo que me pasó".

En el Tarot, los arcanos menores tienen numeración del 1 al 10, y se corresponden con las 10 esferas del Árbol de la Vida. Cada esfera a su vez tiene cuatro planos de existencia, correspondientes a los cuatro mundos cabalísticos o, visto desde el Tarot, los cuatro palos. La quinta Esfera es Geburah, una de las esferas que forma la copa de la Dama de Agua, y cuyo contenido viene a ser volcado a través de La Fuerza y equilibrado a través de La Justicia. Es interesante ver el significado de los arcanos menores número 5 de los cuatro palos: el cinco de bastos significa Conflicto energético; el cinco de espadas *Derrota*; el cinco de copas *Decepción* y el cinco de oros *Preocupación*. Todos estos estados del buscador vienen a ser volcados amorosamente en la copa de la Reina de Agua a través del arquetipo de La Fuerza, que es conocedora de que existen otras posibilidades de vivir una misma experiencia, a través de la ponderación de La Justicia. Esa Reina se abre, a través de la Receptividad de su copa, a ser llenada por la energía amorosa del corazón, de manera que una emoción de vibración más sutil venga a energetizar y elevar las vibraciones de estas emociones bajas, permitiendo una psique más fluida, abierta y armónica.

El cinco de copas (Decepción) es el que de todos simboliza con más precisión la descripción que Bach hizo de este estado del alma. La decepción siempre viene por un prejuicio sobre las situaciones, donde **ya hemos prejuzgado de antemano**, seamos conscientes o no, de lo que en realidad va a suceder. Cuanto más inconsciente se es del pre-juicio que se está emitiendo sobre las circunstancias actuales, más decepción en el desenlace y más se alimenta la sensación de que cualquier tiempo pasado fue mejor, o que no se puede esperar más de la vida y de las personas.

Honeysuckley imprime a la persona ganas de vivir e interés por su presente. La Reina de Copas actúa como evaluación ética de las emociones que se sienten, y descartará aquellas que no ayuden a la persona a avanzar en su evolución. Así pues, la decepción, la sensación de derrota, de fracaso y de preocupación, que son traídas por La Fuerza desde el inconsciente de forma contenida y sostenida, serán transformadas ya que el Ermitaño ayudará en la búsqueda de una respuesta más profunda en el corazón a pesar de las actuales circunstancias, y la Justicia pondrá cada cosa en su sitio: ni el pasado fue tan perfecto, ni los amigos tan adorables, ni el mundo se acaba cuando un ser querido desaparece, ni nadie somos indispensables. La esencia floral abre el corazón y la persona refiere frases como: "no me había dado cuenta hasta ahora que..." o "He comenzado a sentir cosas que no había experimentado antes". Honeysuckle es una apertura del alma a planos más sutiles de amor, y la personalidad se abre como una copa a ser llenada por vibraciones que le permitirán salir de su estado de tristeza y melancolía. El sendero del Ermitaño se desbloqueará y la persona querrá abordar su camino personal; el sendero de La Fuerza se desbloqueará y la persona sentirá que le inunda la fuerza de la vitalidad y las ganas de vivir nuevas experiencias; el sendero de La Justicia se desbloqueará y la persona emitirá juicios más equilibrados sobre sus anteriores y presentes circunstancias.

Si la persona está en un camino de búsqueda personal, Honeysuckle favorecerá una apertura de corazón tal que la persona comenzará a sentirse conmovida y solidaria por lo que tiene a su alrededor. La esencia floral le cambiará el foco de atención, pasando de su pequeño universo cercado y cerrado a una realidad más amplia donde hay gente que lo está pasando mal y donde ella puede tener un papel de trasformación de las situaciones.

En el caso de la persona con un grado de evolución avanzado, el estado Honeysuckle es un momento en el que tendrá que transitar el desapego al pasado. La esencia floral le ayudará a modular el tránsito, ya que la recapitulación es un proceso que requiere de mucha atención interior y mucha quietud en el afuera, y cuando los recuerdos llaman a la puerta una y otra vez, Honeysuckley ayuda al buscador a no identificarse con ellos para evitar el secuestro atencional. Los mirará, como quien mira un paisaje subido en un tren. No se identificará con ellos, por lo que rescatará la energía que haya quedado atrapada y continuará su viaje.

Así pues, el estado transformado a través de la esencia floral habla de salir del inmovilismo emocional, de fluir con las circunstancias actúales, estando abiertos y receptivos a nuevos estados emocionales desde donde vivir las mismas circunstancias. Es el momento del verdadero cambio que augura la sabia frase: "Cambia tú y todo cambiará".

Hay una Reina que nos ayuda a recordar (Reina de Bastos) y otra que nos ayuda a avanzar y no quedarnos en el recuerdo (Reina de Copas). Ambas Damas trabajan en sintonía con la vibración amorosa del corazón. Recordar es necesario, y hacer una buena recapitulación nos ayuda a rescatar muchas partes de nosotros que quedaron en el pasado para liberarlas, liberarnos y avanzar no volviendo a pasar por la misma circunstancia de la misma manera.

Pero hay personalidades que encuentran en el pasado y en el recuerdo un lugar donde cobijarse. Como vemos por la Reina que rige la esencia floral, la persona atrapada en el estado Honeysuckley es un ser muy sensible al dolor y las circunstancias conflictivas del entorno. Este hecho denota una incapacidad de la persona de integrar determinadas situaciones en su realidad. Su Reina de Copas, como apertura de corazón, quizá demasiado activa desde demasiado joven o quizá viviendo un alrededor doloroso -separación de padres, mudanza a otro lugar a vivir por cuestión de trabajo de los padres, muerte de algún ser querido en la edad infantil, etc. - que no pudo integrar por falta de conocimiento o de contención emocional familiar, lo cierto es que la persona se cierra a la Vida detrás del muro del pasado. Este pasado lo rememora una y otra vez, al tiempo que aquello que no puede integrar vuelve cíclicamente a su vida (Sota de Copas) para ser atravesado, solo que la persona cierra su copa con la tapa y mira hacia otro lado.

Honeysuckley ayuda a estas personalidades sensibles a abrir la copa del corazón a través de La Fuerza, y a vivir esta vez todo aquello que le viene desde una dimensión más profunda que le otorgará el Ermitaño, para que La Justicia permita un nuevo orden de valores, una ética interior. El problema de la persona en estado Honeysuckley negativo no es sentir, sino estar abierto a lo nuevo que le impacta desde el exterior (Jesed) y que le viene a hablar de la vida que ya le corresponde vivir. Por ello el Dr. Bach la incluyó en el grupo de aquellos que pierden el interés por las actuales circunstancias. No está abierto porque, en realidad, tiene miedo a sentir: sentir un presente que también tiene sombras y no solo luces; sentir el dolor ajeno, la desgracia, la ignorancia, la enfermedad; sentir que está en un mundo donde hay muchas cosas que no son perfectas; sentir que tiene algo que puede hacer. Se podría decir que Honeysuckley descongestiona tanto un sendero de La Fuerza bloqueado, por el que la persona no escucha sus pulsiones inconscientes, así como un sendero del Ermitaño bloqueado que tampoco detiene su dinámica exterior para escuchar la voz profunda de su corazón.

En una sociedad basada en el poder del intelecto, donde todo se pasa por el filtro de la lógica y el raciocinio, es difícil poder apreciar la acción moduladora de las emociones, ya que necesitamos racionalizar lo que ha ocurrido. Por ello esta Dama sostiene una espada sin empuñadura, ya que aunque su acción requiere evaluación, necesitamos quietud interior. Esto significa que cuando la Reina de Copas hace su aparición, cuanto más nos fiemos de nuestra sensación interior, mejor nos irá y más profundo será el trabajo de trasformación de este arquetipo.

El adulto debe contener al niño, y nunca al revés. Por eso también Honeysuckley habla de personas que se han quedado atrapadas en estados psicológicos muy infantiles y pueriles, donde siguen esperando ser consolados en vez de consolar. Por eso para ellos ya no hay consuelo, ya que al adulto sólo le valen las respuestas que brotan de su propia voz interior (El Ermitaño). Seguir esperando que venga de fuera la respuesta es pueril.

Honeysuckley también es un gran protector mágico en situaciones donde la persona va a transitar encuentros con el pasado: celebraciones familiares, reuniones de viejos amigos, aniversarios del colegio, homenajes, congresos y convenciones, y todas aquellas situaciones donde hay un reencuentro. En estas situaciones hay un gran bombardeo de recuerdos del pasado desde un lugar donde a veces hay mucha nostalgia por el tiempo que se disfrutó juntos y el anhelo de una niñez o una juventud pasada con gozo, alegría y libertad. También en estas situaciones hay interés por parte de personas que tuvieron poder e influencia sobre nosotros en seguir teniéndola. Y nos lo van a recordar.

Honeysuckley es un gran liberador de energía psíquica atrapada en el pasado, que otorga a la persona una nueva vitalidad, lo cual le permite retomar el interés por su vida actual y querer asumir retos emocionales mayores.

HEATHER

BREZO

REY DE COPAS

*"Lo que estoy diciendo
es que necesitamos
estar dispuestos a dejar que nos guíe nuestra intuición,
y luego estar dispuestos a seguir esa guía
sin vacilación ni miedo"*
Shakti Gawain

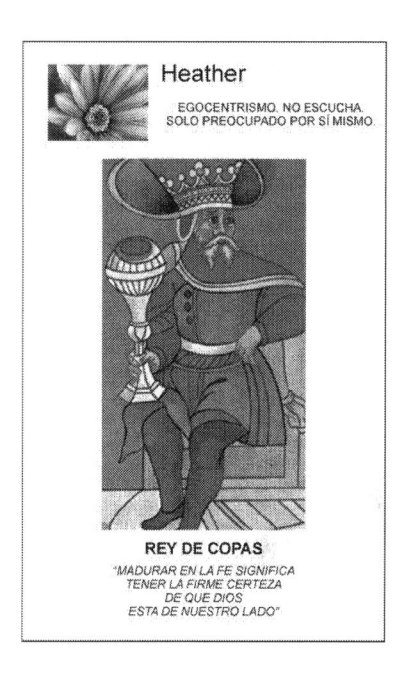

TRIADA DE LA FE
Esferas: Jokmah-Binah-Tifaret.
Senderos: La Emperatriz, El Emperador y Los Enamorados.
Correspondencia corporal: Corazón, pulmones, costillas, tórax. Glándula Timo. Linfocitos. Circulación arterial.

HEATHER (Calluna vulgaris)

"Para quienes están constantemente buscando la compañía de cualquiera que esté disponible, pues les resulta necesario discutir sus propios asuntos con los demás sin importarles quienes sean. Se sienten muy infelices si tienen que estar solos por algún período de tiempo".

E. Bach. Los Doce Sanadores y otros remedios.

Palabras clave: Necesidad de tener atención continuamente, ocupado en sí mismo, ensimismado. Verborrea, acaparar la conversación. Solo habla de sí mismo y no escucha.

REY DE COPAS

El Rey de Copas simboliza la Maestría en la Fe. La imagen que simboliza su acción es la de un gran embalse de agua: contiene una gran cantidad de líquido que es acumulado para múltiples beneficios: disponer de agua cuando es la época seca, defender las tierras de posibles inundaciones, generar energía eléctrica limpia para el ambienta, mantener una humedad en el entorno que permite una mayor vegetación, etc. El embalse traduce esa gran cantidad de agua en un tranquilo rio de aguas constantes y mansas, que aporta agua de forma calma para las tierras de regadío, al tiempo que permite que las personas lo disfruten: pesca, actividades acuáticas, baño en verano, etc.

Hay acciones en la vida que requieren de un profundo grado de Fe. Son acciones valerosas, osadas y complejas, pero que la persona sabe que son un extraordinario paso adelante para el bien común de la comunidad. Aquel proyecto que es capaz de concebir el Rey de Copas no es un proyecto dirigido a crear estructuras en la materia que beneficien a muchos, como el Rey de Oros, ni a aportar nuevos conceptos intelectuales que hagan avanzar el conocimiento humano, como el Rey de Espadas. El Rey de Copas ama la Armonía y la Belleza. Es un ser evolucionado y sensible, y sabe que lo bello enaltece el alma humana. Es por ello que se propone en la vida ejercer acciones que lleven a los demás -y a sí mismo por ello- hacia un recuerdo de que en la Belleza uno reconoce la Verdad.

El Rey de Copas sería aquella persona que dirige teatros, circos, compañías de baile, galerías de arte, librerías o bibliotecas. Es la persona que organiza eventos para que las personas se encuentren y se estrechen lazos, se conozcan, se generen vínculos y uniones, y se compartan experiencias desde el corazón. Son aquellos que diseñan lugares bellos -arquitectos, paisajistas, diseñadores- para que las personas que los habitan o los visitan se sientan a gusto. Son las personas que aportan a la comunidad lugares para reunirse: centros culturales, espacios para las amas de casa, los jubilados, etc. En general son aquellas personas que conciben proyectos donde el objetivo fundamental es proporcionar bienestar y armonía a las personas a través del Arte y la Belleza.

La Tríada a la que esta figura hace referencia es la Triada de la Fe, una tríada estructural que se sitúa entre las esferas de Jokmah, Binah y Tifaret. Este monarca es el único Rey que no tiene contacto directo con Keter, la Fuente. Los senderos que la conforman son La Emperatriz (III), El Emperador (IV) y Los Enamorados (VI). Esta disposición habla ya de una armonización de opuestos y una capacidad de integración de complementarios que sólo puede realizar La Emperatriz con su poder de síntesis. La esencia femenina que aquí actúa es la Madre Resplandeciente, la Creatividad, la Fertilidad, la Belleza y la Armonía. Al igual que en la Reina, en el Rey de Copas hay circunstancias en el afuera que impactan sobre la esfera de Jokmah, llevando a este monarca a concebir una imagen. Ésta tomará forma y se organizará en El Emperador: pasa de ser una mera idea fugaz a una posibilidad real de ser llevada a la materia. El poder organizador del Emperador permite que no se pierda la imagen, y el corazón (Tifaret) se abre con fuerza para acoger la posibilidad.

Gracias al sostén emocional, como el dique del embalse, se va desencadenando una serie de sucesos que llevarán a lograr el propósito. Pero la Emperatriz necesita tiempo, ritmo lento e ir integrando poco a poco todos los elementos -como tejer un telar-. Por eso sería como ese gran embalse que suelta el agua poco a poco, creando un río manso y calmo que permite la Vida allá donde pasa. Eso significa sostenerse en la Fe.

Cuando la persona está dormida, la activación de estas zonas del alma y su propuesta como experiencias suelen presentarse como momentos muy duros y áridos. Es el momento en que se nos proponen decisiones de camino en las que nadie alrededor nos puede dar sostén emocional. Ejemplos de ello son decisiones como enviar a un hijo a estudiar fuera de casa, o llevar a un padre a una residencia porque no le podemos cuidar bien. Decisiones como marcharse a otro país a vivir y tener que sostener la queja y el dolor de familiares e hijos.

El Rey de Copas es movido por el sendero del Emperador. Este sendero imprime en el movimiento la necesidad de poner orden, de un bienestar mayor, de una organización que beneficie a más partes. Para que esto sea posible, es necesario tomar decisiones que no serán fáciles, siempre en pro de un bien mayor. Pero este bien que se persigue es una imagen interior que necesita ser sostenida con fe, ya que nadie ni nada en el afuera te lo van a poder asegurar.

La lógica del Rey de Copas es el Amor. Todo lo que hace y todo lo que sostiene es por Amor. Amor a sí mismo y Amor a la Humanidad. Por ello tomará decisiones difíciles, se proyectará acciones que con seguridad le compliquen mucho la vida y sacrificará mucho de su vida personal y familiar. Pero el Amor que siente será un faro en las noches oscuras, y la Belleza que aporta al Mundo será su recompensa.

HEATHER Y EL REY DE COPAS

> *"Ser silencio.*
> *El que permanece inmóvil en lo más profundo de sí,*
> *donde la palabra echa raíces y nace,*
> *alcanza la fuente inefable y se calla."*
> *Rainer Maria Rilke*

La esencia floral Heather fue establecida por Bach en el grupo de las flores para el miedo a la soledad. Bach describe aquí al vecino que te asalta en la calle para contarte su última anécdota, o la amiga que te llama por teléfono y te retiene durante horas; o el paciente en la consulta que no puede parar de hablar, o el terapeuta que se ponen como ejemplo y relata su vida a cada paciente que llega.

El caso extremo es aquella persona que se sienta en el asiento de al lado en un autobús y que, si el trayecto es de horas, puede llegar a ser una tortura para el compañero de asiento condescendiente.

En general Heather no escucha. Sólo quiere ser escuchado. Y si por un momento intentas trasladar la situación a otro plano, vuelve con insistencia al lugar en el que estaba su queja, su dolencia o su relato. Lo llamativo en Heather es su necesidad de conexión y comunicación con el otro.

Dentro del grupo de remedios para la soledad, el Dr. Bach propuso también a Water Violet e Impatiens, lo cual habla de que hay varias formas de reaccionar frente a la sensación de soledad. Heather busca compañía, lo cual habla de la más afectiva de las tres esencias florales. Water Violet quiere estar solo -el extremo contrario- y en Impatiens, el intelectual, se llena la cabeza de obligaciones con tal de no pensar en su soledad. Vemos pues que hay tres formas de reaccionar frente a la soledad: buscando compañía -el afectivo Heather-, ocupando la cabeza para no sentir - el intelectual Impatiens- o sumergiéndose en ella -el asceta Water Violet-. A Impatiens le corresponde el Rey de Espadas, siendo que Heather es el Rey de Copas. Se establece así una correlación exacta entre las dos formas de huir frente a la sensación de soledad. Pero ¿por qué se necesita huir? ¿Qué ocurre con la soledad? La soledad con la que conecta el Rey de Copas es, a diferencia del Rey de Espadas, una soledad basada en la sensación afectiva de pertenencia al clan. Como vemos y describimos en el Rey de Espadas, su soledad se debe más a sentirse ya en el techo del mundo de un sistema de creencias y saber que, el siguiente paso será en soledad, ya que nada ni nadie excepto el Gran Creador podrán comprenderle.

Son muchas las circunstancias en las que debemos tomar decisiones sobre situaciones en nuestra vida y que no van a ser secundadas por el entorno: separarse de una pareja a pesar de que el entorno lo considera un error; dejar unos estudios a mitad carrera porque no son aquello con lo que nos sentimos identificados; emprender un proyecto relacionado con el arte donde nadie asegura el éxito; escribir un primer libro sin saber si alguien lo leerá, y un largo etcétera de acciones que deben ser sostenidas por la fe, siendo que el entorno no las apoya.

La persona que comienza con un camino de búsqueda de su propia identidad, avanza por territorios donde muchos no llegarán jamás en su vida a acceder, sea por estar en una vida de reposo, sea por estar aferrados a una vida de confort y seguridad. Es habitual que, en tales circunstancias, sobrevenga por momentos la sensación de absoluta soledad frente al mundo. Ya no pertenece en cuerpo y alma a un clan. Ahora hay cosas que ha visto y descubierto de sí mismo que ya no le permiten sentirse al cien por cien integrado en un grupo o familia, y esa sensación de soledad hace que, si no es capaz de sostenerla con fe, sin hundirse en las aguas, como invita el Rey de Copas con su maestría, la persona irá buscando aliados y orejas que le escuchen, con tal de no sentirse sólo.

El problema del estado Heather inarmónico es que, además de que en el caminar esotérico uno de los cuatro principios básicos es callar, se produce una gran desenegetización así como dispersión e incapacidad de sostener la tensión que nos hace crecer. El Heather negativo escapa de la sensación interna, y proyecta en la escucha del otro la sensación ilusoria de compañía y comprensión. Lo peor es que, como cuando uno toma una droga, después del falso estado de compañerismo y hermandad, viene una soledad aún mayor, por lo que la copa tiene que sostener cada vez mayor cantidad de emociones.

Bach describe el estado Heather como alguien que necesita con acritud discutir sus asuntos propios, sin importarle quien sea. La persona en un estado Heather negativo no habla de cualquier cosa, sino que sólo sabe hablar de sí mismo. Esta es una característica inequívoca de esta desarmonía. Lo que se pone en evidencia es que la persona en estado Heather negativo siente una gran tensión emocional por un tema que le preocupa en su interior. Busca en el afuera alguien que le escuche, sin darle posibilidad de contestar o darle algún tipo de orientación. Y es que en realidad Heather no busca consejo, busca atención.

Vemos en la descripción del Rey de Copas a alguien que debe tomar decisiones difíciles en su vida y que, en muchos casos, se encuentra sólo e las palabras de Jesús: *"Ninguno que poniendo su mano en el arado mira hacia atrás, es apto para el reino de Dios"* (Lucas 9:61,62)

No es lo mismo la soledad que sentirse sólo. La soledad es un estado del ser necesario para la asimilación, la conexión profunda, la evaluación, el recuerdo, la decisión de caminos, el vaciado y el encuentro con el silencio que nos lleva a la escucha de la Voz Interior. La soledad es parte indispensable del camino del buscador, y vemos como en el Camino de Ascenso hay varias etapas que piden esta quietud, como en La Sacerdotisa, El Ermitaño, El Colgado, La Muerte o La Estrella.

Este proceso de soledad no tiene que ver con el sentirse sólo del Heather negativo. Esta sensación de soledad en el inarmónico Heather viene como un vacio no buscado e impuesto, del que se quiere huir a toda costa. La toma de la esencia floral permite que el Rey de Copas se asiente en su trono, y sostenga su copa en alto, conteniendo todas las emociones que brotan ante el estado de maduración que se está proponiendo al ser. El momento que se propone es un momento donde la fe se impone sobre la sensación de soledad: fe en la existencia de otra familia, en otra forma de funcionamiento, en que existe algo más, en que en realidad nunca hemos estado solos; fe en que todos somos UNO en el Amor. Fe en que nunca estuvimos solos. Fe en que nunca abandonamos la Fuente de la que partimos. Fe en la VIDA.

***

Hacer una puntualización final: cuando una persona escucha a otra persona, el campo energético de aquel que escucha se abre a la persona que habla, permitiendo que entre la energía que se le está ofreciendo. Cuanto más profunda y exclusiva es la atención que se profesa a una persona, tanta más energía se vuelca desde el emisor al receptor. Es por ello que la persona en estado Heather negativo no tiene ningún interés en escuchar a nadie. Lo que necesita es poder volcar parte de toda la tensión emocional que está soportando. Por ello habla de sus asuntos personales, porque es lo que le angustia y necesita evacuar.

Esto nos lleva a una gran lección esotérica a aprender, y es la de saber que la escucha no es gratuita energéticamente, y que debemos ser muy cautos con aquello que escuchamos, ya que toda energía en la que ponemos atención entra en nuestro campo energético para ser modulada y digerida. Frente a ello, la única protección real es un corazón abierto y una actitud amorosa. El Amor es el escudo protector más potente del Universo, y todo aquel que se cruce en el camino de un Heather y le escuche con el corazón abierto, trasformará la situación y en vez de desenergetizarse, será un momento de encuentro y de compartir sincero donde se convertirá, en sí mismo, en la propia esencia Heather para sanar a la persona.

ROCK ROSE
HELIANTEMO
SOTA DE BASTOS

*"Todo vuelve siempre
a la misma necesidad:
si profundizas lo suficiente
llegas a la roca de la verdad,
por dura que sea"*
May Sarton

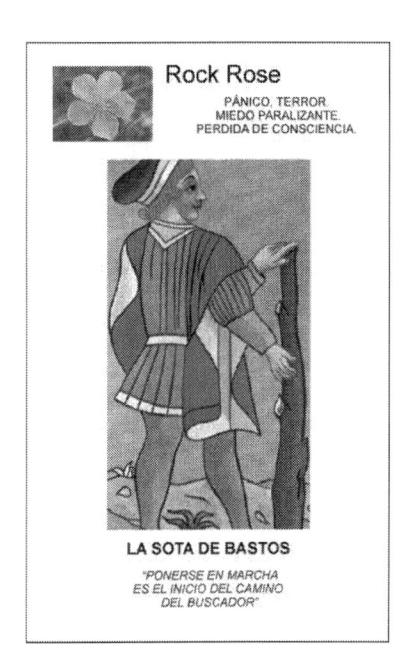

TRIADA LA INICIATIVA
Esferas: Netzaj-Yesod-Maljut
Senderos: La Estrella-La Luna y El Mundo
Correspondencia corporal: Piernas, sobre todo la derecha. Pies, tobillos y rodillas. Zona lumbar y caderas. Apéndice. Glándulas suprarrenales. Sangre. Riñones.

ROCK ROSE (Helianthemum nummularium)

"Es el remedio de emergencia para los casos en que parece ya no haber esperanza. En accidentes o enfermedades repentinas, o cuando el enfermo está muy asustado o aterrorizado, o cuando su condición es lo suficientemente grave como para causar gran temor a quienes lo rodean. Si el enfermo no está consciente se le pueden humedecer los labios con el remedio y agregar otros que se consideran necesarios, como por ejemplo Clematis, si hay inconsciencia, es decir un estado de sueño profundo. Agrimony si hay tortura mental, y así sucesivamente."

E. Bach. Los Doce Sanadores y otros remedios.

Palabras clave: Terror, pánico.

SOTA DE BASTOS

En la Sota de Bastos aparece por primera vez en la dimensión del aprendizaje del ser humano un movimiento donde la persona vive experiencias por su propia iniciativa, sin que sean acontecimientos externos en apariencia ajenos a la voluntad de la persona los que le traigan la lección a aprender -como ocurre en las otras tres Sotas-. No es que las experiencias sean distintas, ya que la naturaleza de esta dimensión habla de la conjugación de los tres elementos. Lo diferente de esta figura es la actitud interior: **la Sota de Fuego acepta por sí misma aquello que la vida le trae como forma de conocerse a sí mismo.** Ya no busca insertarse en la materia, o erigirse sobre pensamientos paralizantes o emociones que le aterrorizan. Todo ello lo va a vivir al unísono, pero alineado a una verdad mayor: busca su identidad.

Nos guste o no nos guste, todo cambia. Lo único real en este Universo es el cambio. Así que, de manera inexorable, la Materia avanza hacia el Espíritu por un continuo ciclo de vida y muerte, de transmutación. Este sacrificio, este proceso de transmutación que relataban los alquímicos, es la base en cualquier proceso de transformación espiritual. El final del viaje es vencer a la Muerte y liberarse de La Rueda del Karma -Rueda de las Transformaciones-, para seguir ya como alma desencarnada el camino de unión con el Amado en otros planos de conciencia.

Este proceso de sacrificio y transformación comienza en la Sota de Bastos como las primeras experiencias que la persona vive como un cambio en su vida. Son experiencias transformadoras y que marcan un antes y un después en la vida de la persona. En las otras tres sotas vemos como su mirada se dirige siempre al pasado, y habla de transitar experiencias siempre basándose en patrones y vivencias de la infancia o incluso de vidas pasadas. Sin embargo la Sota de Bastos mira hacia el futuro, ya que su acción no está regida por experiencias pasadas, sino que su voluntad está puesta en su propia iniciativa. Este paje encuentra en su realidad algo nuevo a transitar.

La tríada que representa a la Sota de Bastos es la de la Iniciativa, formada por los senderos XVIII de La Luna, XVII de La Estrella y XXI del Mundo. Cuando se habla de iniciar, se habla de Espíritu, porque el único y verdadero comienzo es el que proviene de un corazón abierto al encuentro con nuestro Yo Soy y de un sentirse realizando la misión que hemos venido a hacer en este mundo.

Rock Rose- Sota de Bastos

Tanto el sendero XVII de la Estrella como el XVIII de La Luna son senderos acuáticos. En ambos vemos el elemento agua solo que desde diferentes planos. En ambas cartas la conexión con la Sephirot de Netzaj imprime la energía de Venus, la fluidez del líquido elemento, y en ambas se establece la relación sutil entre los cuerpos celestes y el agua. Netzaj habla de creatividad, de belleza, de fluidez, de gozo, de lujuria, de pasión por la vida. De hecho, cuando intentas ponerle un mínimo de concreción a esa energía fluídica, se escapa como las ninfas en un estanque.

La Triada de la Iniciativa habla de un proceso de puesta en marcha a través de procesos internos muy sutiles. Hay elementos en nosotros más elevados -por ahora son estrellas-, que nos hablan de una dimensión mayor de esta realidad que estamos viviendo. Estos impulsos son algo ilógico para la psique racional (Hod), pero todo el movimiento está regido por la esfera de Netzaj: fluídica, creativa e impredecible.

Como ejemplo podremos el pasaje de los Tres Reyes Magos, que siguieron una Estrella para llegar a un acontecimiento que para ellos era algo excepcional. Estos Magos tuvieron la iniciativa de salir de su tierra y ponerse en marcha. Fue una experiencia aceptada, y que no estaba regida por la psique racional, ya que aún con todos los cálculos astrológicos que hicieron, nadie les podía asegurar que todo ello fuera a ser verídico.

La iniciativa de la Sota de Bastos habla de una voluntad de lanzarse a un camino que no va a ser fácil -sendero XXI del Mundo- y que está lleno de dudas e incertidumbre -sendero XVIII de La Luna-. Pero vibraciones más sutiles -por ahora las estrellas de la carta XVII de La Estrella- rigen el movimiento de ser fieles a la voz interior.

Hacer una breve mención a la diferencia entre el término impulso e iniciativa, ya que a nivel de lenguaje podrían parecer similares, pero esotéricamente no lo son. En el Caballo de Copas, figura que representa la Tríada del Impulso, vemos que la persona se mueve en pro de emociones intensas y excitantes, que le hacen sentir una amalgama de sentimientos que le otorgan poder personal y vitalidad. En la Sota de Bastos, la persona siente la necesidad de comenzar a transitar un camino **por su propia iniciativa** cuya meta es la búsqueda de su verdadera identidad

ROCK ROSE y LA SOTA DE BASTOS

"Acoges en ti el mal y lo trasformas en bien.
Pues no existe el mal, sino tan sólo
la fuerza no transformada"
Diálogos con el Ángel.

Rock Rose es el remedio para el pánico o miedo. Estado agudo y transitorio de la psique causado por diferentes motivos. Pánico que lleva a la parálisis tanto a nivel de la conducta como a nivel orgánico. Puede llevar también a la ceguera o sordera repentinas o a la pérdida de control. En este estado, la persona se vuelve como el nombre de la flor: roca. Se paraliza, se petrifica de dolor, se vuelve duro, se bloquea y se cierra.

El cuerpo espiritual de la persona -o, dicho de otra manera, nuestra dimensión espiritual de nosotros mismos-, conecta con el resto de cuerpos más densos -astral, etérico y físico- a través del corazón -de la esfera de Tifaret-. Sólo en la medida que abrimos el corazón, nuestra dimensión más sutil puede expresarse en nosotros. El corazón es el punto de intersección entre el mundo espiritual y el material.

Si no estamos conectados con el corazón, cuando llegan circunstancias a nuestra vida extremas, nos sobreviene un miedo terrorífico, pues creemos que estamos solos. Si no hay Fe, si no estamos abiertos a nuestra dimensión trascendental, nos sentimos separados, nos sentimos sólo cuerpo: duros, concisos, como los minerales, que aunque los pongas uno al lado de otro, no se mezclan ni interaccionan. Rock, roca. La actitud de la persona en estado Rock Rose negativo es la de parálisis, justo la actitud contraria a la Iniciativa.

La experiencia de la Sota de Bastos es la de, por primera vez, no salir corriendo o quedarse paralizado. De hecho, es la Tríada de la Iniciativa, todo lo contrario a quedarse "duro como una piedra". Son experiencias fuertes y duras, ya que la persona todavía las vive como si le vinieran marcadas por un destino, como espectador pasivo y sufriente, como si él no las hubiera elegido. El grado de inconsciencia se denota también en la descripción del Dr. Bach del estado Rock Rose negativo, ya que la persona pierde la consciencia y se desvanece en muchas ocasiones. Es una analogía de la negativa del ego a pasar por dichas circunstancias.

Si la persona está dormida, lo más probable es que todos los cambios y trasformaciones que la vida le ha ido proponiendo primero de forma sutil -que es como comienza hablando el Espíritu-, y que le permitirían ir madurando en sus estados emocionales e intelectuales, las habrá descartado, por lo que poco a poco la pelota se va haciendo más grande. Capa tras capa, proceso tras proceso, se forma una estructura egóica que, para cuando llega la gota que colma el vaso -que muchas veces es incomprensible, porque no fue muy diferente a todo lo demás, o no fue muy grave-, sin embargo la persona cae en un proceso de enfermedad o en un estado psicológico negativo y paralizante y, lo más difícil de todo, que no le puede poner lógica ni razón porque está desbordado por el pánico.

Es ahí donde Rock Rose rescata de este estado, al poner en marcha el sistema de desde la Tríada de la Iniciativa. La Estrella vibra y envía señales a todos los fluidos de cuerpo de una información más sutil y amorosa de sí mismo. Esta información fluídica llega al ego yesódico que proyecta, cual proyector de cine, toda una serie de sucesos y circunstancias sobre Maljut donde la persona toma la decisión de transitarlos aunque éstos le causen sufrimiento, dolor y sacrificio. Toda esta información psíquica es un contrapunto a todo lo que está ocurriendo al unísono en la vida del buscador, donde perros y lobos acechan y el escenario es oscuro y lunar. El cangrejo sale de las aguas del inconsciente y transita el paisaje a pesar de tan fieros personajes, movido por un nuevo sentir, todavía muy sutil, pero que le impulsa a caminar por la noche oscura a pesar de sus miedos terroríficos.

Si la persona toma conciencia en la Sota de Bastos, por una acción de La Estrella, es decir, por el poder de energías sutiles que le movilizan desde otros planos de sí mismo, puede leer entre líneas de las circunstancias que, lo que le está ocurriendo, en realidad es por su bien, y que viene desde una voluntad mayor. La persona entra así en una aceptación de las circunstancias, y el proceso se traslada a otro nivel. En ese sentido, la esencia Rock Rose evita el secuestro de la amígdala, estado emocional donde la persona entra en estado de pánico, pues ni tiene respuestas, ni tiene asidero lógico y emocional, y ante ese vacío solo puede bloquearse y petrificarse.

Si la persona ya está en un proceso de crecimiento interior, estos estados de pánico, parálisis, dudas y viejos miedos arrinconados y olvidados (La Luna) los vivirá no sólo desde el componente lunar de oscuridad, sino desde la certeza de la existencia de otros planos del ser (La Estrella), y tomará la decisión de transitarlos (El Mundo), ya que sabe que no le queda otra que ser un Triunfador de Sí Mismo.

Tal y como hemos planteado antes, todas las figuras del elemento Fuego son el tránsito por el llamado en Gnosis Cuarto Camino. Este Camino es el sendero del Hombre Astuto, es decir, aquel que vuelve todo a su favor o, dicho de otra manera, utiliza los otros tres elementos para el verdadero avance. En la descripción del Dr. Bach de la esencia Rock Rose vemos situaciones que a veces pueden ser límites - *cuando su condición es lo suficientemente grave como para causar gran temor a quienes lo rodean*- pero en otras ocasiones no es tanto el peligro o la gravedad externa sino cómo la persona lo está viviendo. Hablamos, por ejemplo, del pánico a volar, del miedo a las alturas, o del pavor ante una intervención quirúrgica.

Ante determinadas situaciones vitales donde aparecen los perros y los lobos (proceso lunar), la característica de la Sota de Fuego es volver todo a su favor, lo cual significa que, en vez de decidir retroceder, toma la iniciativa de ir hacia delante. Y eso el lo que imprime la esencia floral Rock Rose en la persona: la capacidad de no quedarse paralizada o claudicar ante una adversidad, por dura y fuerte que parezca. El paje de fuego, como joven que comienza en el Cuarto Camino, utilizará la lógica y el temple de ánimo de sus compañeras de copas y espadas para insertarse en la materia –sota de oros-, de manera que esta vez verá en el tránsito un momento excepcional para crecer y vencerse a sí mismo, por lo que atravesará los miedos y no se dejara arrastrar por el pánico.

Hay una máxima esotérica que dice que sin miedo no hay valentía, y que no es más valiente el que no tiene miedo, sino el que, sintiéndolo, lo enfrenta. Rock Rose es la esencia que nos rescata del pánico en momentos en los que, creámoslo o no, hemos elegido dichas situaciones. Es por tanto, muy conveniente en momentos de exámenes -carnet de conducir, oposiciones, etc. -. También en momentos vitales como una boda, donde justo antes de la ceremonia la persona puede entrar en un pánico porque comienza a dudar de todo y no ve más que negatividad y problemas en su futuro cónyuge.

Este estado de duda y parálisis es más frecuente de lo que creemos, y suele aparecer ante nuevas circunstancias en nuestra vida donde, por momentos, las dudas y el miedo nos paralizan de tal manera que toda nuestra iniciativa se pierde. Es ahí donde Rock Rose viene a rescatarnos y a ayudarnos a reconectar con nuestra Estrella personal: nuestro corazón.

Rock Rose es uno de los componentes del Remedio de Rescate, la única fórmula de esencias florales que describió el Dr. Bach. El Remedio de Rescate es, como su nombre indica, una mezcla de flores que ayuda a la persona a salir de estados emocionales donde no hay posibilidad de razonar con la persona, y el estado emocional es tan intenso que incluso puede hacer peligrar la vida del sujeto. En general está indicado en ataques de ansiedad, miedos, preparación para viajes, exámenes, eventos, etc. El componente principal de este remedio es Rock Rose, tal y como vemos en la definición que propone el Dr. Bach. Y esto es así porque este remedio produce un rescate tan poderoso de la parálisis producida por el terror, que está indicado en todos los casos de bloqueo emocional.

Rock Rose es una esencia floral muy poderosa, ya que conecta con una vibración amorosa que no permite que el cuerpo emocional colapse. El sentimiento amoroso es para la persona en estado Rock Rose negativo como una mano que te sostiene en medio de la oscuridad, o como una nana que te ayuda a calmarte y dormirte en una noche de pesadillas. Ese efecto calmante permite a la persona sostenerse a pesar de que las circunstancias externas sean extremas, y la Sota de Bastos avanza así hasta convertirse en el Caballero de Fuego.

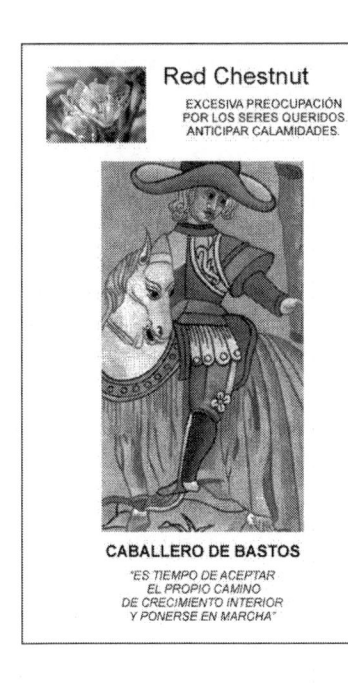

RED CHESTNUT

CASTAÑO ROJO

CABALLO DE BASTOS

"Durante (estos) periodos de relajación, después de una actividad cerebral concentrada, parece que la mente intuitiva asume el mando, y es capaz de producir esas repentinas y clarificadoras visiones que provocan tanta alegría y deleite"
Fritjof Capra

TRIADA DE LA INTUICION
Esferas: Tifaret-Yesod-Hod
Senderos: La Templanza-El Diablo-El Sol
Correspondencia corporal: Sistema circulatorio: corazón, arterias, venas y capilares. Caderas. Intestino delgado y grueso. Mucosas.

RED CHESTNUT (Aesculus carnea)

"Para los que encuentran difícil no estar ansiosos por los demás. Con frecuencia han dejado de preocuparse por sí mismos, pero pueden sufrir mucho por sus seres queridos, anticipando frecuentemente alguna desgracia que pudiera ocurrirles".
E. Bach. Los Doce Sanadores y otros remedios

Palabras Clave: Miedo excesivo por los otros. Remedios para los que sienten temor por los demás. Preocupación. Anticipa desgracias.

CABALLO DE BASTOS

Como hemos visto en todos los Caballeros, la energía común es la puesta en marcha de la propia individualidad. Esto viene marcado porque todos los Caballeros están unidos, de una u otra forma, al corazón -a la Esfera de Tifaret-. En el Caballo de Espadas busca el conocimiento, en el de Copas persigue emociones nuevas e intensas, y en el de Oros un desarrollo material y profesional en un camino concreto. Pero en el Caballo de Bastos la búsqueda es de la propia voz interior. El Caballero de Bastos comienza a buscarse a sí mismo por su propia voluntad. Sería semejante al momento del sacramento de la Confirmación en la Iglesia Católica o la Crismación en la Iglesia Ortodoxa. En otras religiones se describe como el rito de Iniciación, donde se produce el paso de la condición de niño a la edad adulta. Este paso requiere siempre de una decisión voluntaria por parte del confirmante o iniciado. Hasta ahora fue acompañado por padres, padrinos y guías espirituales; pero llega el momento en que debe avanzar por su propia decisión interior.

El Caballero luce en su cabeza el sombrero del Mago. Siempre que este elemento aparece, vemos que la psique del protagonista se ve llevada a planos superiores de conciencia, se activa la conexión con el Intelectual Superior y a la persona le llega información de otras formas de ser y actuar. Esto es a lo que llamamos intuición.

La Tríada a la que representa esta figura es la llamada Tríada de la Intuición, y es la opuesta a la del Impulso, representada por el Caballero de Copas -Bastos y Copas son elementos opuestos, y todo lo opuesto genera energía por su encuentro-. Está formada por los senderos XV del Diablo, XIV de La Templanza y XIX del El Sol.

La intuición es el conocimiento instantáneo que viene por el canal no lógico de nuestro ser. La persona muchas veces no puede explicar porque sabe lo que sabe o dice lo que dice, pero la fuerza que adquiere ese conocimiento no deja duda de su existencia.

La intuición es un proceso de escucha de los planos superiores de nuestra conciencia, que nos indican decisiones a tomar, situaciones a rechazar o la naturaleza y calidad de las experiencias que estamos viviendo. Esa intuición es un proceso de silenciamiento exterior, interiorización y de escucha de nuestra Voz Interior, que puede o no ser acorde a la visión que tiene el ego, por lo que la intuición puede hacernos entrar en una fricción interior que encenderá el fuego del basto.

La acción de esta tríada comienza siempre con una energía *extra* que aparece en nuestro sistema: sea porque encontramos a nuestro alrededor gente que nos aporta influencias "B" o de alta vibración (el Sol), sea porque estamos viviendo una época de mucha recapitulación (El Diablo), sea porque tenemos alguna experiencia espiritual poderosa (La Templanza).

Red Chestnut- Caballo de Bastos

El Caballo de Bastos se activa ante una energía de decidimos emplear en la búsqueda de nosotros mismos.

La carta del Sol simboliza todas las voces que llegan desde alrededor como mensajes que pueden orientarnos o confundirnos, según nos identifiquemos con los demás como ami-egos o nos convirtamos en el Sol que irradia su verdad a los demás. Cuando la Tríada se activa y la persona está dormida, proyecta en los otros sus virtudes y sus falencias, y la persona transita la carta del Sol desde la dimensión de los gemelos, de los ami-egos, de los iguales a mí. La persona utiliza la energía solar para la proyección, que es uno de los mecanismos de defensa del ego. Se pierde así una oportunidad de avance, y la Tríada se bloquea ya que la persona entra en un sendero XV diabólico, es decir, donde se siente separado de la situación, donde todavía existe un yo y un tu, donde lo que el otro expresa no tiene que ver conmigo.

En el caso del buscador, los encuentros con los demás en el Sol los vivirá como momentos en los que poder experimentar ser uno mismo de forma autónica. Es por ello que volverá la mirada hacia el corazón en busca de sus propias respuestas. Sólo cuando la persona es humilde (La Templanza) y se acepta a sí misma en sus luces y en sus sombras, el corazón se abre y una nueva luz llega a nuestras vidas. Esa luz llega en forma de sabiduría encarnada en nuestra propia experiencia. No tiene que ver con los libros, ni con lo que dicen otros; es algo que brota de mi interior como un conocimiento, como una certeza, que me habla de lo que es bueno y adecuado para mi, de lo que me hace sentir bien, de lo que es justo y necesario en mi vida. Y no necesito que nadie me lo corrobore, porque SE que es así.

El proceso de guiarse en función de la voz interior es el aprendizaje de esta figura. Esta dirección llevará al Caballero, antes o después, a tener que decidir aquellas facetas de su vida a las que sigue poniendo atención y aquellas que debe soltar. El sendero del Diablo le presentará muchas ataduras y condicionamientos que no le permiten moverse con libertad. Hasta el momento, el Caballero no era consciente de lo atrapado que estaba, y es en esta tríada donde encuentra la fuerza de voluntad necesaria para romper muchos amarres con personas que no le convienen.

La fortaleza del Caballo de Bastos es la intuición. Sólo la escucha de su voz interior le permitirá sostener con Templanza las pruebas que le esperan en ese camino de Individuación que voluntariamente ha decidido transitar.

RED CHESTNUT y EL CABALLO DE BASTOS.

"Amaos el uno al otro, pero no hagáis del amor
una alianza que os encadene.
Llenad cada uno la copa del otro,
pero no bebáis de una única copa.
Levantaos uno al lado del otro, pero no demasiado cerca.
El roble no crece a la sombra del ciprés."
Khalil Gibran

En Cúrese usted mismo del Dr. Bach leemos:

"En casi todas las familias, padres e hijos se construyen cárceles por motivos completamente falsos y por una equivocada relación entre padre e hijo. Estas prisiones ponen barreras a la libertad, obstaculizan la vida, impiden el desarrollo natural, traen infelicidad a todos los implicados y provocan esos desórdenes mentales, nerviosos, incluso físicos que afligen a la gente, produciendo una gran mayoría de las enfermedades de nuestros días".

El Dr. Bach vivió en una época histórica donde el desarrollo de la psicología moderna estaba en sus comienzos. Sin embargo ya preconizó que el origen de la mayoría de los trastornos y desordenes de la personalidad tenían como base el contexto familiar y los primeros años de vida. Hoy en día esta afirmación está ya muy reconocida debido a la gran difusión de libros y cursos sobre psicología y crecimiento personal; pero hay que recordar que incluso en el tiempo de Bach, la infancia se consideraba una etapa donde el ser humano no tenía conciencia -hasta los diez años no se tomaba la Primera Comunión- y donde se creía que el niño apenas tenían mundo interior, por lo que las experiencias no les afectaban. Aquí vemos como el Dr. Bach fue un pionero en su época, así como también lo fue el filósofo y pedagogo Rudolf Steiner, coetáneo suyo y del que fue amigo, y que también defendió lo delicado y trascendental de la formación del ser humano en sus primeros años de vida.

El vínculo familiar podría asemejarse a una red tridimensional: hay miles de lazos o cordones energéticos que unen a unos miembros con otros. Estos lazos o cordones energéticos se establecen incluso antes del nacimiento. Al principio de la vida de la persona los lazos son sutiles y delicados, siendo que el más poderoso es el cordón umbilical astral que el recién nacido sigue estableciendo con su madre -y viceversa- y que deberá ser cortado más adelante en el paso de la adolescencia a la edad adulta -de forma armónica se establece dicho corte cuando la persona tiene su primera relación sexual-.

A medida que el niño se relaciona con sus familiares, va creando vínculos, que son como las cadenas de ADN: son cuerdas compuestas de miles de miradas, recuerdos, palabras, gestos, caricias, rechazos, burlas, aceptaciones, complicidades, mentiras, excusas y tantas otras situaciones que vamos viviendo con esa persona. A través de esos cordones se realiza un trasvase de energía entre esas dos personas. Si los cordones se establecen como vínculos amorosos, la energía se trasvasará de forma justa y amorosa: los padres nutridores aportarán al niño la energía afectiva que necesita para ir desarrollando su cuerpo psíquico y sostener su sistema de defensas.

Pero si los cordones se establecen desde una dinámica egóica, como apegos, afanes y acuerdos -las tres "A" del ego, en vez de cómo Afinación, Armonía y Amor, las tres "A" del corazón-, lo que ocurre es que la persona más dependiente ofrece su energía a aquella sobre la que proyecta el poder o, dicho de otra manera, permite de forma inconsciente el ser vampirizado energéticamente para que la relación siga estableciéndose al precio que sea.

Además de los vínculos familiares, que son los más poderosos, la persona establece lazos energéticos con otras personas de su entorno con las que encuentra similitud respecto a sus familiares. Si tenemos un padre o una madre autoritaria, buscaremos relacionarnos con personas que nos exijan sometimiento, o viceversa. Esta red de lazos puede extenderse al punto que la persona queda atrapada como un insecto en la tela de la araña, y queda inmovilizado.

Este es el trasfondo del estado Red Chestnut descrito por el Dr. Bach. La persona en este estado emocional vive volcada hacia su entorno y, no teniendo quizá bastante con lo que la vida pueda traernos, anticipa incluso desgracias o peligros.

El estado Red Chestnut descrito por Bach es un estado donde prioriza el miedo -estado relacionado con el sendero del Diablo-. Es paradójico de esta flor no haber sido incluida en el grupo de "Remedios para la excesiva preocupación de los demás". Sin embargo, Bach lo incluyó en el grupo de los "Remedios para los que sienten temor". Pero si habla en su definición de anticipación, *"anticipando frecuentemente alguna desgracia"*, una de las manifestaciones de la intuición que, mal entendida, puede llevarnos a estados neuróticos.

Red Chestnut- Caballo de Bastos

En el estado Red Chestnut el Caballero de Bastos está bloqueado y hay un miedo inconsciente (sendero XV del Diablo) que proyecta en los demás *(*sendero XIX del Sol) como excesiva preocupación -Templanza en su grado de humillación-. Su falta de Templanza en el proceso le lleva a anteponer a los demás por delante de sí, convirtiéndolos en fuente de preocupación y motor de su vida.

A diferencia de Chicory, que hace las cosas con la motivación de ser amado y para poder tener la atención de los demás, en el estado Red Chestnut lo que mueve a la persona a la preocupación es el miedo, no la necesidad de ser querido.

Es muy importante entender la motivación interior en cada caso. En el caso Red Chestnut esa información intuitiva mal entendida lleva al miedo, a la excesiva preocupación y a la anticipación angustiosa. Y hacer especial referencia también a que, en cercanía a Chicory en La Torre, el estado negativo Red Chestnut no deja de ser un estado de control de la red de relaciones que tenemos a nuestro alrededor. Muchas veces establecemos relaciones de dependencia para proyectar en los demás nuestras ocupaciones y preocupaciones, de manera que no tengamos que hacernos cargo de nuestro propio proyecto, y tengamos buenas excusas para la procastrinación. Como consecuencia de ello hay parálisis, estancamiento y bloqueo.

Esa preocupación sería un estado distorsionado de la intuición que se está recibiendo. Este estado se describe muchas veces en el camino del guerrero como momentos donde se hace patente una información de nosotros de forma intuitiva: llegan certezas sobre nuestro estado vital, sobre nuestra forma de vivir y las decisiones que estamos tomando; pero no lo escuchamos, porque ponemos por delante las necesidades y los problemas de los demás. Estamos, como dice el nombre de la flor, metidos en una red de influencias de gente, la mayoría de veces invisibles, y les estamos inyectando nuestra energía, esa energía que necesitaríamos para avanzar, para salir de donde estamos y para comenzar nuevos proyectos.

La esencia floral restaura la dinámica de la Tríada, poniendo en marcha un proceso por el que ésta vez, las situaciones las vivimos de forma más templada. Al modular el temor nos permite, por un momento, **elevarnos por encima de esa red, y conectar con ese estado de sabiduría interior que está hablando directamente a la personalidad de situaciones en nuestra vida que necesitan un cambio.** La esencia nos permite elevar la sensación de miedo al grado de intuición, y permite volver la mirada hacia nuestro interior, hacia nuestra vida y hacia nuestro propósito.

El Caballero de Bastos recupera la necesidad de seguir nuestro propio camino, por lo que nos ayuda a sostener las ganas de llamar por teléfono al otro, de atender las necesidades manipuladoras de los hijos, de complacer cualquier deseo de nuestro amante, de hacer lo que haga falta para que nuestros padres estén bien.

Como decíamos al principio, todos los Caballeros tienen como energía arquetípica común la puesta en marcha de algún aspecto en nuestra vida. En el caso de los Bastos viene a integrar a los otros tres Caballeros, elevando nuestro ser a un grado mayor de libertad, por lo que aparece en nuestra vida en un momento en que necesitamos ya tomar el camino que nos llevará a la maestría de nuestro talento.

Somos seres relacionales. Todos estamos inmersos en la Gran Madre Universal, y nos encarnamos en este planeta inmersos en un útero femenino. Nuestros primeros recuerdos, que constituyen la base sobre la que se asienta el resto de la estructura psíquica, son caricias, abrazos, calor y olor. Para que el ser humano avance, es necesaria una conciencia de abandonar todo ello y alinearse a la individualidad. Esto lo vemos en muchas tribus indígenas, como en los aborígenes australianos o en los indios canadienses. Ellos hacen *el viaje*, que consiste en apartarse de la tribu y adentrarse solos en el desierto o el bosque. Tienen que ir en busca de una visión, de su identidad, de su tótem, de su individualidad. Solo así podrán alcanzar la edad adulta.

En la actualidad hay muchos jóvenes en esta sociedad occidental que hacen el "viaje". Se permiten darse un tiempo llamado "sabático" cuando terminan sus estudios, y recorren países con una mochila en la espalda, pocos recursos económicos y una gran confianza en la Vida. Uno de esos "viajes" es el que realizó Santiago de Guevara, el "Ché", que le trasformó al punto que ya nunca retornó a su casa y catalizó junto a Fidel Castro una revolución social que ha cambiado el rumbo de la historia de muchas generaciones.

También Gautama el Buda, cuando era Siddharta Gautama el príncipe, tuvo que escapar de su palacio y abandonar a su mujer Yashodhara y a su hijo Rajula para poder emprender el camino que le llevaría a su realización como Buda. Esa acción de salir del palacio, del bienestar material, de las relaciones estables y de todo lo conocido fue porque Siddharta escuchó su voz interior, que le empujaba una y otra vez a salir del palacio y a ver otra realidad. Tuvo que romper con las relaciones que le ataban a su vida y, cuando años después regresó siendo el Buda y su mujer le preguntó porqué ni siquiera se había despedido, él contestó que si lo hubiera hecho, no habría podido marcharse jamás.

Estos ejemplos hablan de la acción de la esencia Red Chestnut y de esa fuerza que impulsa a la persona más allá de los condicionamientos de su familia y su sociedad, a emprender su propio viaje y a la búsqueda de su identidad. No obedece a cuestiones lógicas sino que le rige su intuición. Y ese tránsito le cambiará su vida en la medida que más ligero de equipaje vaya. Cuanto más se abra la a Vida, a la confianza en la Gran Madre Universal, más trasformadora será la experiencia.

La intensidad emocional con la que la persona está unida a su entorno es la que más dificulta el proceso de puesta en marcha. El sendero XV, como techo del proceso, es el que impone la prueba de la Iniciación. En la medida que nos vamos comprometiendo con decisiones vitales como tener una relación de pareja, formar una familia y tener hijos, o si nos asociamos en agrupaciones, o nos hacemos cargo de grupos de gente - directores de teatro, danza u orquestas y bandas de música, monitores de deporte, guías espirituales, profesores, etc. -, la red de relaciones que establecemos es muy grande, férrea y nutrida, y vamos comprobando con el tiempo que nuestra libertad de movimiento se limita, al punto que apenas tenemos tiempo para nosotros.

Vemos en Red Chestnut un aliado que nos permite aminorar la carga que supone la preocupación por todos aquellos que llevamos a nuestro cargo o con los que consideramos parte de nuestra vida. La esencia floral permite la irrupción de la voz intuitiva en nuestro interior, que nos recuerda aquello que hemos venido a transitar, por lo que en un primer momento nos traerá un recuerdo de algo que hemos dejado olvidado en el camino (desbloqueo del sendero XV). Si se persiste en la toma de la esencia floral, Red Chestnut ayudara a hacer un buen balance (Templanza) en las decisiones que vamos tomando y en lo que nos comprometemos en nuestra vida, ya que sólo en la medida en que esté alineado a nuestro propósito vital podremos encontrar el ánimo para sostenernos y sostener el propósito día a día.

Y aún cuando las decisiones tomadas sean las justas, y las relaciones con el entorno armónicas (El Sol), la intuición seguirá visitándonos, como la voz de *Pepito Grillo*, para recordarnos que siempre habrá un viaje que emprender, que será el de nuestra propia muerte, por lo que sólo lo esencial debe ser deseado -amar nuestro Espíritu- y sólo una cosa debe ser temida: ofender al Espíritu.

CHERRY PLUM
CERASÍFERA
REINA DE BASTOS

*"¿Porqué todos deberíamos usar
nuestros poderes creativos?
Porque no hay nada que haga que la gente
sea tan generosa, feliz, vital,
audaz y compasiva, tan indiferente a las
peleas y a la acumulación de objetos
y de dinero."*
Brenda Ueland

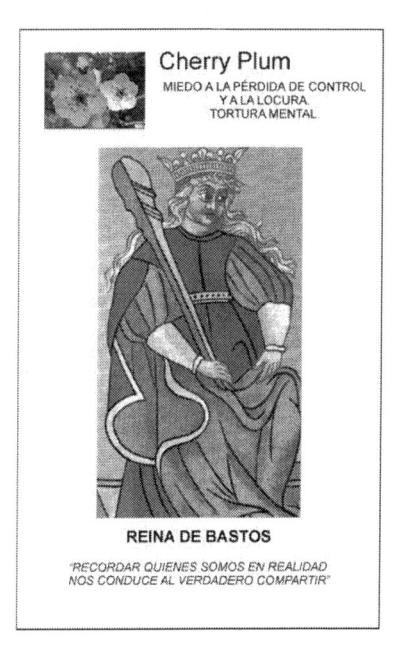

TRIADA DE LA MEMORIA
Esferas: Tifaret, Hod y Netzaj.
Senderos: La Muerte, El Diablo y La Torre.
Correspondencia corporal: Caderas. Intestino delgado. Glándulas suprarrenales. Hígado, páncreas y bazo. Estómago. Plexo solar.

CHERRY PLUM (Prunus cerasifera)

"Para los que temen que la mente esté sobre-tensionada, que temen perder la razón, hacer cosas horribles y espantosas que no se desean, que se saben incorrectas y, sin embargo, aparecen el pensamiento y el impulso de hacerlas".
Ed. Bach. Los doce sanadores y otros remedios.

Palabras clave: Miedo a perder la razón. Arrebatos incontrolables. Tensión psicológica.

REINA DE BASTOS

La Reina de Bastos simboliza a una persona que está llena de energía, radiante y alegre. Es un femenino positivo y amable, que siempre va a traer buenos consejos y ánimo a las situaciones. Como toda Reina, es capaz de poner un límite a las energías que circundan, de manera que logra crear un espacio propio. En el caso de la Reina de Bastos, el límite se propone nada más ni nada menos que a la totalidad del ego.

La Reina de Bastos es la gran cúpula femenina que contiene y abarca toda la personalidad egóica. Su acción restrictiva femenina está basada en la capacidad para sostener las pulsiones del ego en un ánimo de que la luz del Espíritu pueda iluminar la personalidad. Este proceso es conocido a veces en esoterismo como la *Muerte del Ego* y es un tránsito que, para aquel que no está preparado, puede llevarle a un proceso de tortura psíquica o a la enfermedad física.

En realidad **el ego no debe morir**, ya que es una función psíquica fundamental mientras estamos encarnados en un cuerpo físico. Recordemos que el ego es el traductor entre las señales fisiológicas del cuerpo y la interpretación psíquica que hacemos de ellas, y viceversa. Pero el ego es, como bien se le ha llamado muchas veces, el mayordomo de la casa, y no el Señor -ese lugar le corresponde a nuestro Espíritu-. El problema es que el ego no entrega el control de las situaciones de forma dócil y obediente, ya que se ha formado a base de aprendizaje de patrones que le permiten sobrevivir, ser aceptado en el clan, obtener alimento, cuidados y atención. Y eso nos hace sentir seguros y evitar el miedo al hambre, a la muerte y a la soledad. Además, el ego nos permite incluso acceder a lugares de poder -poder económico, sexual, social, político, etc. -, y el poder es algo erótico que produce mucho placer para aquel que lo posee.

La Reina de Bastos es una energía que permite poner límites a todas las pulsiones del ego, gracias a su constante conexión con el corazón. A pesar de que el ego exprese miedo, incertidumbre, dudas, pánico, malestar, resentimiento, celos, rabia y todo el conjunto de emociones y pensamientos que podamos llegar a nombrar, esta Dama conectada en plenitud al Espíritu es capaz de poner límite a todos ellos, y proponer una energía luminosa de verdadera paz y alegría.

El proceso de despertar -o recordar- provoca que el funcionamiento del ego se alinee a una *verdad mayor*. Por verdad mayor entendemos una imagen psíquica -razón-emoción-, que es más amorosa, inclusiva, respetuosa, liberadora y compasiva.

La Reina de Bastos se corresponde con la Triada de la Memoria. Esta es una tríada estructural que está formada por los senderos del Diablo (sendero XV), La Muerte (sendero XIII) y La Torre (sendero XVI) y representa el techo del Mundo, el nivel más alto y complejo de conciencia egóica, al tiempo que es el asiento de la personalidad del adulto.

Recordando un poco los senderos que la conforman, el sendero XIII o La Muerte es un proceso de evaluación y trasmutación definitiva, tras la cual ya nada vuelve a ser lo mismo. El Diablo o la carta XV habla de la Mente Universal, de la Memoria y el recordar, así como del Príncipe de este Mundo. Indica todos los conceptos incorporados para construir una imagen de nuestra realidad. Y La Torre o sendero XVI que representa todas las estructuras en las que fundamentamos nuestras creencias. Estos tres senderos conforman una tríada estructural que sostiene, en sí misma, el total de los patrones egóicos más elaborados y complejos en los que asentamos nuestras creencias. Esta tríada simboliza la imagen que nosotros tenemos de la realidad en que vivimos, así como nuestro lugar en el mundo y en las estructuras que lo gobiernan.

Es por ello que es una tríada básica en el crecimiento espiritual del buscador, ya que en ella está el salto cuántico al despertar de la conciencia. De hecho, esta tríada está atravesada por el sendero XIV de La Templanza, que actúa como fiel de una balanza inferior, la de la Torre, donde se ponderan las estructuras a las que nos alineamos y sometemos.

Esta tríada habla de un despertar o recordar -triada de la memoria-, porque en realidad ya somos seres íntegros y plenos hijos de Dios y herederos de su Luz. Lo que ocurre es que necesitamos recordarlo y ser conscientes de ello, al tiempo que actuar en consecuencia.

El recordar quienes somos en realidad hace que la Reina de Bastos evalúe los poderes en los que tenemos asentada nuestra vida (La Torre). Recordar que ya somos hijos de Dios, en mayor o menor grado de conciencia, nos abre el corazón y brota en nosotros la voluntad de dar frutos y compartir con los demás eso que somos y sentimos interiormente. Desde ahí el buscador sentirá que algunas de las dinámicas de su vida ya no tienen sentido y deben morir.

Cuando se conecta con la verdadera identidad, la persona se llena de alegría y brota la necesidad de un genuino compartir. Este proceso de recordar quién es uno en realidad va construyendo una personalidad sana y estable (La Torre), asentada en los verdaderos cimientos de la propia verdad, lo cual permite tener un asiento desde donde poder dar a los demás aquello que somos.

La Reina de Bastos es una llamada de nuestra alma a abrir nuestro corazón al servicio. Para ello hay dinámicas y prioridades que tendrán que ser evaluadas, ya que sólo el buscador espiritual puede decidir cuándo es momento de aprender y cuando es momento de poner en práctica lo aprendido.

CHERRY PLUM y LA REINA DE BASTOS

"Somos como las nueces,
hay que rompernos para ser descubiertos"
Khalil Gibran

La descripción que hace Bach en esta esencia da miedo por sí misma. Relata a un personaje en un estado de posesión, enajenación psicológica o locura, que está luchando consigo mismo para no cometer un crimen, una aberración o suicidarse. Si no se profundiza algo más en la descripción, y se agranda el continente de la misma, esta esencia quedaría, a primera vista, indicada sólo en situaciones extremas.

Cherry Plum relata a una persona que teme hacer algo terrible. Tiene miedo a perder el control en una situación en la que está ya en un extremo de tensión interior que difícilmente puede sostener. Este miedo le genera una gran ansiedad, pues está continuamente atendiendo a sus pulsiones internas, esperando que no estalle todo y cometa un acto terrible. El Dr. Bach incluyó esta esencia dentro del grupo de los que tienen temores, ya que Cherry Plum describe un estado sostenido de terror.

Paradójicamente estas personas que requieren la toma de la esencia aparecen ante los demás, a primera vista, como personas sosegadas y calmas. Nada haría presagiar el infierno interior que están viviendo. En la mayoría de casos la calma es la máscara tras la que se esconde este proceso de tortura interior.

La persona es estado Cherry Plum negativo es una persona que no quiere recordar. Tiene terror a que determinado contenido del inconsciente brote y le lleve a la pérdida absoluta del control sobre su vida. Un ejemplo de ello son los veteranos de guerra, que vivieron atrocidades. No quieren recordar esas imágenes so pena de caer en estados de ansiedad, depresión y violencia. Otro ejemplo son las personas que han sufrido abusos sexuales de pequeños, y no quieren volver a revivir ese infierno. Sin llegar a estas situaciones más extremas, todos tenemos situaciones vitales que no hemos sido capaces de digerir con las herramientas psíquicas que en ese momento teníamos, y esos recuerdos son llevados al inconsciente donde esperan, como gatos agazapados, su momento para volver a salir, trayendo un material que, en muchas ocasiones, puede con facilidad desestabilizarnos.

El acto de recordar puede ser por una acción elegida o puede acontecer de forma *espontánea*. En el primer supuesto nos referimos a todos aquellos procesos de crecimiento personal y de despertar espiritual que se obtienen mediante diversas técnicas como la recapitulación, el yoga, la meditación, chamanismo, tai-chi, tao ying, conocimiento esotérico, danza meditativa, sonidos curativos, reiki y tantas otras herramientas que nos llevan al despertar de la conciencia.

En la segunda opción el proceso de recordar se produce de forma espontánea por aconteceres de la vida, por lo que la persona no ha pedido, de forma consciente, querer recordar; las certezas que van llegando, como material intuitivo fuera de toda lógica, pero que se instauran en la conciencia y ya no podemos apartar u olvidar. Ese material genera un cambio sustancial en nuestro interior, nos guste o no nos guste. Y ahí es donde comenzamos a entender el territorio de la esencia Cherry Plum.

Sabiendo que no existe nada fuera de la voluntad del Yo Soy, todos los sucesos clave que nos llevan al recuerdo de nosotros mismos son, en realidad, queridos y aceptados desde el plano del Espíritu, pero ignorados desde el plano del ego. Por ello han permanecido como material akashico en el sendero XV hasta que llega el momento de ser recordados y llevados a la luz.

Tanto si recordamos de forma consciente y voluntaria, como de forma "involuntaria", esa nueva información hace tambalear las torres de poder impuestas en nuestras vidas, las estructuras en las que nos asentamos y los férreos pilares en los que fundamentada nuestra identidad. Tras ello no queda otra alternativa que la asimilación y la trasmutación. Algo tiene que morir. Algo tiene que transmutarse y cambiar. Es un proceso inevitable, natural y consecuente, regido por la ley universal de justicia y causa-efecto.

En el caso de las personas que de forma voluntaria acceden a este recuerdo de sí hay que alertar con más énfasis sobre este proceso e indicar que necesitan evaluar bien el maestro que les dirige y en manos de quien ponen su transformación interior en sus primeros pasos de crecimiento, ya que tirar torres y desmontar estructuras es *relativamente fácil* para aquel que está predispuesto y llama a la puerta de un sistema de crecimiento personal. El verdadero arte y maestría consiste en sostener y contener el proceso del discípulo hasta que sea capaz, por sí solo, de contenerse y acompasarse.

Más veces de las que nos gustaría hemos presenciado a hermanos buscadores del Camino que se han desestructurado e incluso enfermado de gravedad por haber comenzado un proceso de trasformación sin las oportunas pautas por parte de los guías. También hay que decir aquí que los procesos de asimilación, caída de torre y muerte son inevitables en todo camino de crecimiento, pero cuando estos procesos requieren llevarse al unísono de una vida cotidiana, una responsabilidad laboral e, incluso, familiar con niños al cargo, resulta imprescindible que la persona esté contenida y no se desestructure.

Vemos ahora el escenario en el que el Dr. Bach describió la esencia de Cherry Plum. Bach, como impecable buscador del Camino de la Luz, conocía de estos estados de lucidez donde el material del inconsciente es revelado para ser trasmutado e iluminado. Este proceso es muy delicado y requiere ser contenido con mucho conocimiento esotérico así como con un alto grado de Fe en el proceso.

Cuando la mente inferior del buscador se tensiona con el material revelado, aparecen impulsos como querer huir, dejarlo todo, romper con el mundo hasta ahora conocido, irse lejos -todo ello procesos regidos por el arquetipo de La Muerte-. También aparecen crisis de fe, de pérdida de sentido en lo que se está haciendo, o brota un estado de enfado con Dios por "cómo es el Mundo".

También podemos reconocer diálogos internos de rebeldía ante el sistema y las estructuras, tanto familiares como sociales. La persona entra entonces en un estado de mucha rabia e inconformismo, queriendo destruir y aniquilar todo aquello en lo que hasta entonces asentaba su seguridad.

Cuando este proceso aparece además sin estar regido por un camino de crecimiento personal, la persona puede entrar en estados de angustia, pánico, desesperación o depresión. Ocurre muchas veces tras una defunción, un despido, el diagnóstico de una enfermedad, una ruptura matrimonial o un cambio involuntario de casa o de país. En todos estos casos, también el arquetipo de la Muerte está poniendo un armónico de que un ciclo se ha acabado, y que la persona necesita afrontar la nueva etapa que se le presenta, donde nuevas facetas necesitan salir a la luz y ser reconocidas.

Cherry Plum- Reina de Bastos

La esencia floral Cherry Plum es efectiva en todos estos estados arriba descritos. Lo importante por parte del prescriptor floral es reconocer el tránsito del alma del paciente, y no dejarse avasallar por los comentarios radicales y desesperados que muchas veces acompañan al proceso.

Vemos aquí la presencia de la imagen femenina de la Reina de Bastos. Como podemos ya entender, no es cualquier femenino el que puede sostener este proceso de despertar, sino que requiere de mucha sabiduría y de tener integrada en sí misma las otras tres Reinas para poder dar una respuesta armónica y amorosa a cada situación.

Si la Reina de Bastos actúa de forma armónica, y la esencia floral la invoca por resonancia, inspira en la persona una paz interior fundamental para el proceso. El Espíritu es la única energía más poderosa que la mente egóica, por lo que sólo esta vibración superior puede acallar el proceso de desesperación, rebeldía, angustia, pánico, obsesión o claudicación que acompaña a las caídas de torre tras el despertar.

Cherry Plum acalla la psique, la calma y la apacigua. Logra descartar y desechar todo el material egóico que intenta hegemonizar el proceso de iluminación del material liberado desde el inconsciente. La Reina de Bastos no se mueve de su lugar porque es regia, es sabia, es poderosa y es portadora del conocimiento de fe que le infunde su intuición. Es por ello que a pesar de los envites del ego no se mueve. Por ello no tiene trono, porque no lo necesita. No necesita apoyos, ni soportes, ni podios, ni torres, ni estructuras, ni organismos en los que apoyarse y afianzar su poder. Su poder viene de lo alto, del Espíritu que le inunda y le da la certeza de que "esto también pasará".

Vemos ahora en su marco adecuado que la descripción del Dr. Bach del estado Cherry Plum es en realidad parte del proceso natural de crecimiento y maduración del ser humano, solo que en una sociedad que mira sólo hacia el afuera, con dificultad puede identificarse y acompasarse.

Mención aparte requieren los estados de personas con enfermedad psicológica, donde el proceso de asimilación de los acontecimientos cotidianos está distorsionado. También indicar el enorme riesgo de las personas adictas a substancias que alteran el estado de conciencia, como el alcohol y las drogas, ya que estas permeabilizan de forma brusca e incontrolada la salida de material del inconsciente, por lo que el proceso de recordar se torna incontrolado y caótico. Desde ahí las personas entran en estados de inadaptación social, aislamiento, psicosis, esquizofrenia o paranoia.

Hablando desde el arquetipo de la Reina de Bastos que nos asiste, decir que no somos quien para ponerle coto a la acción del Espíritu, y que el milagro siempre es posible para aquel que lo busca y lo pide de corazón. Pero también indicar con prudencia que hay estados en los que la persona está muy enajenada y alejada de su propia conciencia, y donde la acción de las esencias florales no puede operar debido a la falta de conexión con el Espíritu. Como en todo, la Reina de Bastos pone límites y acota el verdadero territorio de la Realidad, por lo que entendemos que es aquí donde hay que poner un punto de prudencia respecto a lo que las esencias florales pueden ofrecer a las personas.

Cuanto más cerca estemos de nuestro Yo Soy, más lo busquemos y lo anhelemos desde el corazón, con más poder y rapidez actuarán las esencias en nosotros. Para aquellos que entran en una terapia floral de forma pasiva, casi alopática, avisar de que las flores son un puente, un vehículo para la reconexión con el alma, pero que una vez restablecido el vínculo, la persona tiene que hacerse cargo del proceso y entender lo que el Yo Soy le está pidiendo. Sólo esta escucha profunda y sincera permite la verdadera curación.

Si la persona desoye la voz interior o las indicaciones que el terapeuta floral intuye a través de las flores que diagnostica, las esencias se retiran y la acción terapéutica se paraliza, ocurriendo entonces lo que muchas veces hemos escuchado en los tratamientos florales: "al principio me fueron fenomenal, pero luego dejaron de funcionarme".

El sistema floral del Dr. Bach es un gran regalo para el alma, pero requiere compromiso total con nosotros mismos y nuestro proceso de evolución.

STAR of BETHLEHEM
ESTRELLA DE BELÉN
REY DE BASTOS

"En la física atómica nunca podemos hablar de la naturaleza sin, al mismo tiempo, hablar de nosotros mismos"
Fritjof Capra

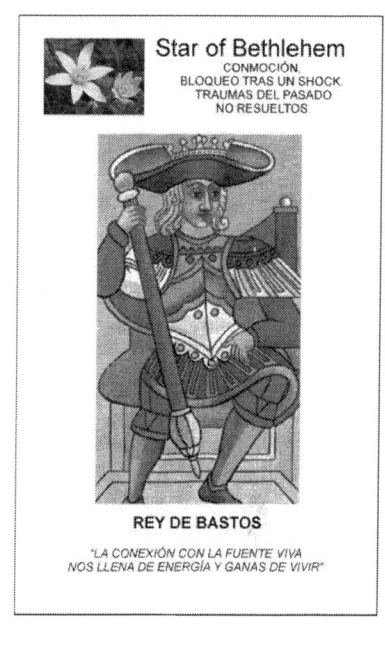

TRIADA DE LAS RAÍCES
Esferas: Keter, Jokmah y Binah.
Senderos: El Loco, El Mago y La Emperatriz.
Correspondencia corporal: Cabeza. Cerebro -ambos hemisferios-. Ojos y oídos.

STAR OF BETHLEHEM (Ornitogalum umbellatum)

"Para aquellos con gran angustia bajo condiciones que durante un tiempo generan una gran infelicidad. La conmoción de noticias graves, la pérdida de alguien querido, el susto después de un accidente y semejantes. Para aquellos que durante un tiempo se niegan a ser consolados este remedio da consuelo."
E. Bach. Los Doce Curadores y Otros Remedios

Palabras clave: Angustia y desconsuelo. Traumas del pasado no resuelto. Bloqueo energético. Apatía, indiferencia y complejo de inferioridad. Desesperación. Abatimiento.

REY DE BASTOS

El Rey de Bastos es llamado también El Creador en el Tarot de Osho. Podríamos definirlo como un gran acumulador de energía. Este monarca es capaz de condensar en sí mismo tal cantidad de energía potencial creativa que luego, con el simple direccionar de su voluntad hacia un punto concreto -como la punta de su báculo-, logra la materialización en el mundo de lo manifestado.

El Rey de Bastos es la combinación entre el elemento fuego y la personalidad de un Rey: habla de una persona positiva, constructiva y decidida. Nunca se siente viejo o cansado -por ello su semblante de juventud-, y cree en la originalidad y en las inspiraciones a las que da forma. Persigue sus objetivos creativos y no espera que otros sean los que realicen su trabajo.

Es una persona valiente, que se arriesga en caminos y empresas que otros no se atreverían. Confía en su intuición y su inspiración, y reconoce sus propios talentos, los cuales hace fructificar. Este monarca es Maestro del Fuego, y conoce el valor y la oportunidad que le da este elemento. Por ello no lo desperdicia: vive cada momento como un presente pleno, poniendo en cada acción toda su atención. Se sabe unido a la Fuente de Energía que es el Espíritu, por lo que se reconoce co-creador de su propia vida. Sabe que puede y, además, quiere.

Esa capacidad de concentrar energía se entiende al observar la tríada a la que corresponde este Rey: La Tríada de las Raíces. Esta tríada es la más alta del Árbol, y está constituida por las tres esferas más agudas energéticamente: Keter, Jokmah y Binah. Por su forma podemos decir que es la punta de la flecha de aquel que vuelve a casa; es la punta de la lanza que es dirigida con total impecabilidad hacia el centro de la diana -el Corazón de Dios-.

La acción de esta tríada es la de recordarnos nuestro verdadero origen, nuestras verdaderas raíces, el lugar del que provenimos, y nuestra naturaleza de Hijos de Dios. Es por ello que el Rey de Bastos, al abrirse al corazón de Dios, acumula una gran cantidad de energía que le permite acceder como humano al Bautismo del Espíritu Santo y a cruzar el Tercer Umbral, abriendo el 7º chackra y desarrollando los centros espirituales más sutiles a los que el ser humano es capaz de acceder.

Cuando se activa este monarca, la sensación de pertenencia cambia, y la persona ya no se siente unida en exclusiva a la familia carnal, sino que su sentido de unidad se amplifica, y se percibe conectado con toda la humanidad. Al mismo tiempo va identificándose con partes de sí que le hacen descubrir otra familia, la familia espiritual. Esta familia tiene la característica de que no es una familia fija que resida en un lugar concreto, como el clan, sino que son todas aquellas personas con el mismo grado vibracional, con el mismo propósito de trabajo por el Amor, y con el mismo grado de Fe.

Ante esta familia espiritual uno tiene la sensación de conocer a estas personas desde siempre, como un recuerdo lejano y real. Aparece la certeza de la familiaridad a pesar de que no haya lógica para ello. Uno no sabe porqué, pero lo sabe. Sabe que esa persona es su hermano o hermana de alma, y que hay un mismo código de comunicación y un diálogo más allá de las palabras, como en otro plano. Con estas personas el código ético es común, por lo que muchas situaciones se plantean sin necesidad de verbalizarlas. En ocasiones incluso la comunicación es telepática, tal es el grado de afinidad álmica.

Otra característica de la familia espiritual es que es móvil y nunca fija. Hay personas que ves un momento en tu vida y luego no vuelves a ver nunca más, o quizá sólo con el pasar de los años. Pero siempre al reencontrarse es como el primer día, sin reproches, sin necesidad de exigencias. Solo la alegría del encuentro.

Estas experiencias hacen que la persona vaya recordando que la Humanidad entera somos hermanos, y que la familia espiritual es mucho más grande que la familia carnal. Ésta fue necesaria para encarnarse, al tiempo que muchas veces se plasman en este clan taras kármicas que necesitan ser limpiadas. Pero cuando la persona encuentra la verdad en su corazón y se alinea a su Yo Soy, abandona la sensación de pertenencia a un clan exclusivo, y se abre a la conexión con todos los seres humanos.

El Rey de Bastos describe un momento en la vida de toda persona donde se propone realizar un proyecto que parecería más allá de las fuerzas humanas. Este arquetipo propone la fe y el impulso suficiente, gracias a la plena conexión con el Espíritu, para proponerse metas que están más allá de lo ordinario. Para ello, el Rey de Bastos sabe de la existencia de la Familia Espiritual, que le apoyará en su proyecto y le acompañará en el proceso. El Rey de Bastos posee la Maestría en el Cambio, ya que sabe que lo único inmutable es el Espíritu. Por ello no se apega al futuro, sino que vive un presente pleno donde cada momento es una eternidad completa, y en la medida que enfoca toda su energía en un propósito, éste se materializa.

Cuando el Rey de Bastos aparece en personas que están dormidas, suelen aparecer periodos de mucha intolerancia, ya que la persona se siente empoderada y no transige a compartir su poder con los demás: tiene que ser lo que él dice y como él dice -un Mago disarmónico-. También puede ocurrir que se exalte tanto el sendero del Loco, que la persona tenga visiones de posibles proyectos en la materia que no son integrados en su realidad, y todo lo que propone parezcan locuras o desvaríos para los demás. También un bloqueo en la detallista Emperatriz puede hacer que toda la energía disponible se pierda en miles de puntos del espacio, y la energía se fugue como de un colador se tratara.

La Reina de Bastos abre al Rey algo nuevo a compartir. Ha recordado quien es en realidad, y ese recuerdo le vuelve a sus verdaderos orígenes divinos, donde el Rey toma la suerte entre sus manos y se convierte en el CREADOR de su propia vida.

STAR OF BETHLEHEM y el REY DE BASTOS

"Al igual que el núcleo del fruto debe abrirse para que su corazón salga al sol, tú tienes que conocer el dolor. Y si tu corazón pudiera seguir maravillándose de los milagros cotidianos de tu vida, tu dolor no te parecería menos maravilloso que tu alegría: aceptarías las estaciones de tu corazón como siempre has aceptado las estaciones que pasan por los campos."
Khalil Gibran.

Todos conocemos el estado del que no quiere ser consolado. Desde pequeños hemos vivido momentos en los que no importa lo que nos dijeran, nos hemos sumergido en la pena y en las lágrimas hasta quedar exhaustos. Ni un dulce, ni la promesa de ir al cine, ni un abrazo y caricia han servido para sacarnos de ese pozo emocional. Y es que, desde determinado punto, queríamos estar en él.

Hay veces que los niños magnifican este estado de desconsuelo para manipular a los adultos y conseguir lo que quieren: atención, el castigo al hermano, un premio poco merecido, etc. Pero otras veces el estado de desconsuelo es porque, simplemente, necesitamos llorar. También reconocemos todos el estado de recostarnos en el llanto, y quedarnos tendidos en la cama, viendo como se hace de noche en una calurosa tarde de verano, o como caen las gotas de lluvia a través de la ventana de nuestro cuarto. Lo más frecuente es que nos quedáramos dormidos y, al despertar, sintiéramos que volvemos de un lugar profundo, lejano pero familiar, donde hemos encontrado el consuelo que necesitábamos, y hemos vuelto renovados de energía y con una gran alegría interior.

Cuando somos niños no podemos definir estos estados de desconsuelo con el propósito con el que los presenta nuestra joven alma. Sin embargo ya desde nuestro comienzo hay una tristeza profunda por sentir la pérdida de algo importante a lo que no le podemos poner palabras y que no sabemos muy bien qué es. El bebé nace todavía con el 7º chackra abierto -la fontanela-, y su grado de conexión con el Yo Soy es total, pero a medida que va madurando, el chackra coronilla se va cerrando para permitir el proceso de enraizamiento en esta existencia. Ello conlleva que a veces, sin motivo ni razón aparente, el niño entre en momentos de desconsuelo al recordar vagamente la pérdida de su estado de Unidad perfecta con el Todo.

Esta "pérdida de Unidad" es irreal, creada por el ego en un proceso necesario de individuación. Pero más adelante, en la medida en que la persona comienza un camino de crecimiento, va recordando poco a poco cual es su verdadero origen.

Un aspecto positivo de las experiencias de desconsuelo en la infancia es que el niño aprende a ser capaz de salir por si solo de la situación, y ese registro le permite ir creándose un cuerpo emocional autónomo y resuelto.

En el adulto ocurren a veces circunstancias traumáticas que la persona no puede o no quiere atravesar. Entra en un estado de desconsuelo y abatimiento, y no hay palabras ni persona que pueda aportarle ánimo y consuelo. Se encierra en sí misma, en su dolor y en su recuerdo traumático, y es complicado calmar ese pesar.

A veces también ocurre que la persona ha tenido experiencias traumáticas de pequeño, que le imprimen en su interior una zona de dolor a la que, cada vez que accede por acontecimientos que se la recuerdan, entra en el abatimiento y la tristeza.

Lo común en todos estos casos es que, por un lado, hay una causa conocida -aunque quizá no bien magnificada- y, además, la persona se sumerge en un dolor del que no quiere salir. Eso es lo más significativo de este estado negativo de Star of Bethlehem: para la persona no hay consuelo, y es resistente a todo afán de sacarla de su estado desde el exterior.

Vemos a Star of Bethlehem en la persona que ha sufrido la pérdida de un familiar y se mantiene en un duelo interminable; o el novio al que dejaron plantado en el altar y ya nunca pensó en volver a casarse. El animal de compañía que se pierde, el puesto de trabajo del que nos despiden sin comprender por qué, el amigo que nos traiciona y un largo etcétera de situaciones en los que la persona se queda atrapada y no quiere salir.

La descripción de la esencia Star of Bethlehem por parte del Dr. Bach se asemeja a un proceso psíquico que se ha quedado bloqueado. Parecería que no hay suficiente energía para atravesarlo. La persona está estancada, atrapada en el shock, y no puede trascender la situación y seguir adelante su vida.

Esta situación puede ser algo puntual e inmediatamente posterior al acontecimiento, por lo cual la toma de Star of Bethlehem en esos momentos post-traumáticos es valiosísima; tal es así que esta esencia fue incluida por el Dr. Bach como parte del Remedio de Rescate.

Pero también ocurre que la persona puede permanecer en este estado post traumático durante largos periodos de tiempo, lo que le lleva a una especie de letargo vital y adormecimiento espiritual. Interiormente está bloqueado, paralizado, y no avanza en su crecimiento ni en su vida ya que en todo momento tiene presente esa circunstancia dolorosa.

La esencia Star of Bethlehem activa el arquetipo del Rey de Bastos. Recordemos que este monarca es un ser activo, positivo, creativo y emprendedor. Es el arquetipo de la apertura a la Energía del Altísimo, pues permite que la luz del Espíritu entre en nosotros y nos transforme, hacia donde tenga que ser. El Rey fluye con la energía del Universo y se convierte en un alma en servicio del propósito de Dios. Cuando el Rey de Bastos se activa, la persona se abre a dimensiones superiores de conciencia. En estos planos la mayor parte de las veces las palabras sobran y ni siquiera somos capaces de tener una imagen clara de lo que nos viene como información. Son momentos de, en la mayor parte de los casos, silencio y quietud, contemplación y alegría. La persona tiene la sensación de volver a casa y unificarse con Todo y con todos. Y esa sensación de Unidad le llena de una alegría tan profunda y grande que no puede por más tiempo sostener la actitud de pena y desconsuelo.

Star of Bethlehem trasporta a la persona a un nivel de conciencia superior, desde donde el proceso traumático es reubicado y redimensionado. La toma de la esencia trae a la persona no sólo calma y paz, sino en muchos casos claridad en el proceso. Esta claridad proviene del arquetipo de La Emperatriz, uno de los senderos que integra la Tríada de las Raíces, a la que el Rey de Bastos representa. La Emperatriz permite que la persona bloqueada por ese trauma del pasado, pueda ver detalles e información que antes era incapaz de ver o de integrar. De esa manera, el proceso comienza a digerirse.

En otras ocasiones la esencia activa el sendero del Loco, y la persona entra en un estado de gran confianza en lo sucedido: no lo comprende, pero sabe con fe que lo que ha ocurrido tiene un propósito mayor del que es capaz de ver o comprender. También puede ser el Mago el que se ponga en marcha y la persona sienta ese impulso vital a comenzar algo nuevo en su vida. Puede ver en el trauma una energía a ser trasformada creativamente en algo Bello y Bueno. Esta creatividad le permitirá trasformar todo el dolor, la angustia, la frustración y la tristeza y podrá recuperar su vida.

La Maestría del monarca de Fuego es que proyecta todo su mundo, como Mago que es, en total armonía con la voluntad de Dios. Bajo los principios de lo Bello, lo Bueno y lo Verdadero, transforma a través del fuego todo pensamiento, emoción o situación en la materia -integrando así los otros tres elementos- hacia la luz. Los budistas hablan de que en el estado búdico, el ser debe inspirar lo negativo y exhalarlo en positivo. El gran catalizador es el corazón humano, y el Rey de Bastos sostiene una vibración elevada de energía que permite "impregnarlo" todo de luz. Transformarlo todo a una vibración más amorosa y compasiva significa actuar como el místico y como el asceta al unísono, solo que el Rey de Bastos no le pone pensamiento, ni le pone emoción, ni tampoco proyección. Todo lo inhala para luego exhalarlo amoroso y luminoso.

No hay pensamientos; no hay emoción ni sentimientos. No hay proyecto ni propósito. Solo respirar, respirar, respirar. La esencia Star of Bethlehem trasporta a la persona a este estado de calma interior, de silencio emocional y de total conexión con el corazón. Desde ahí brota la verdadera paz que sólo el Espíritu puede aportar.

ANEXO

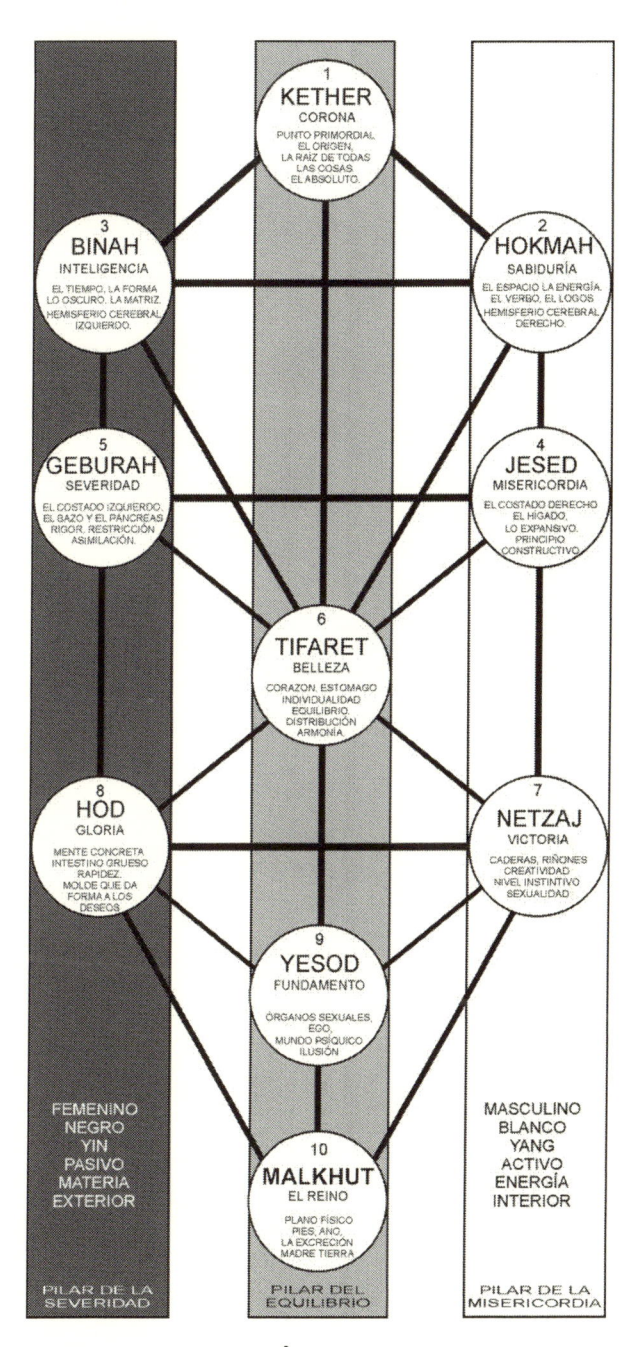

Figura 1- Árbol de la Vida

311

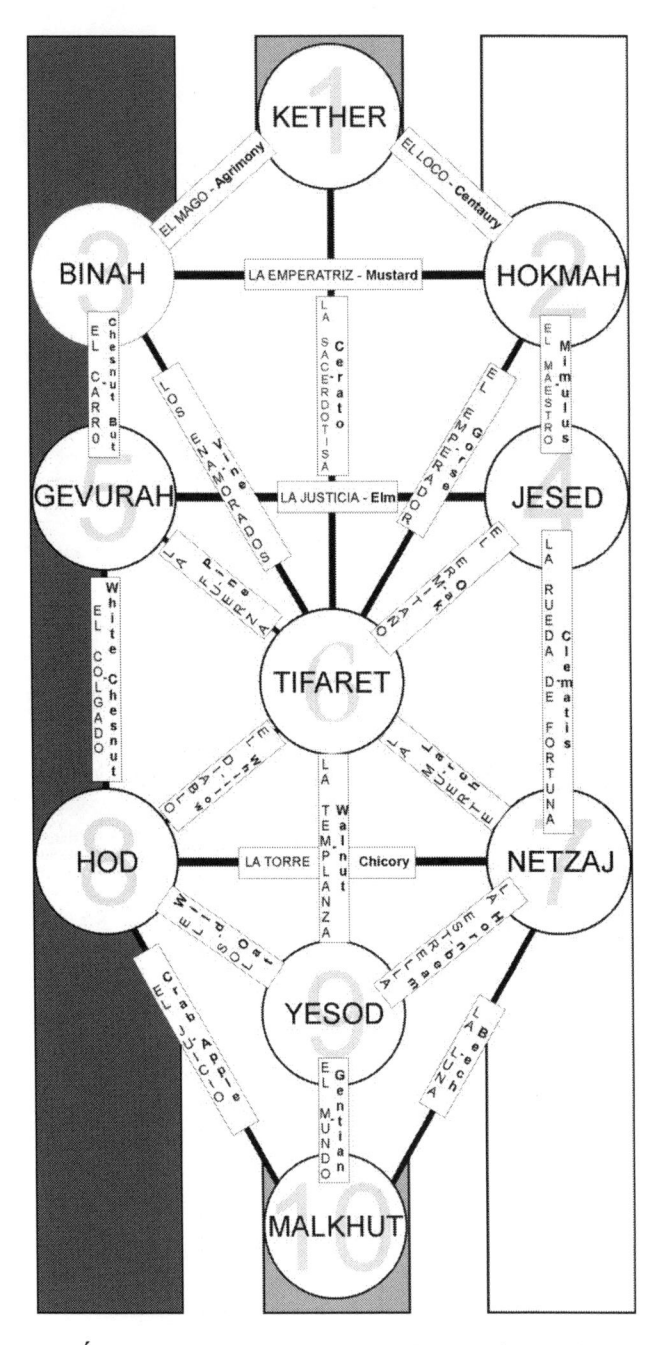

Figura 2- Árbol de la Vida: correspondencia de senderos, arcanos y esencias florales.

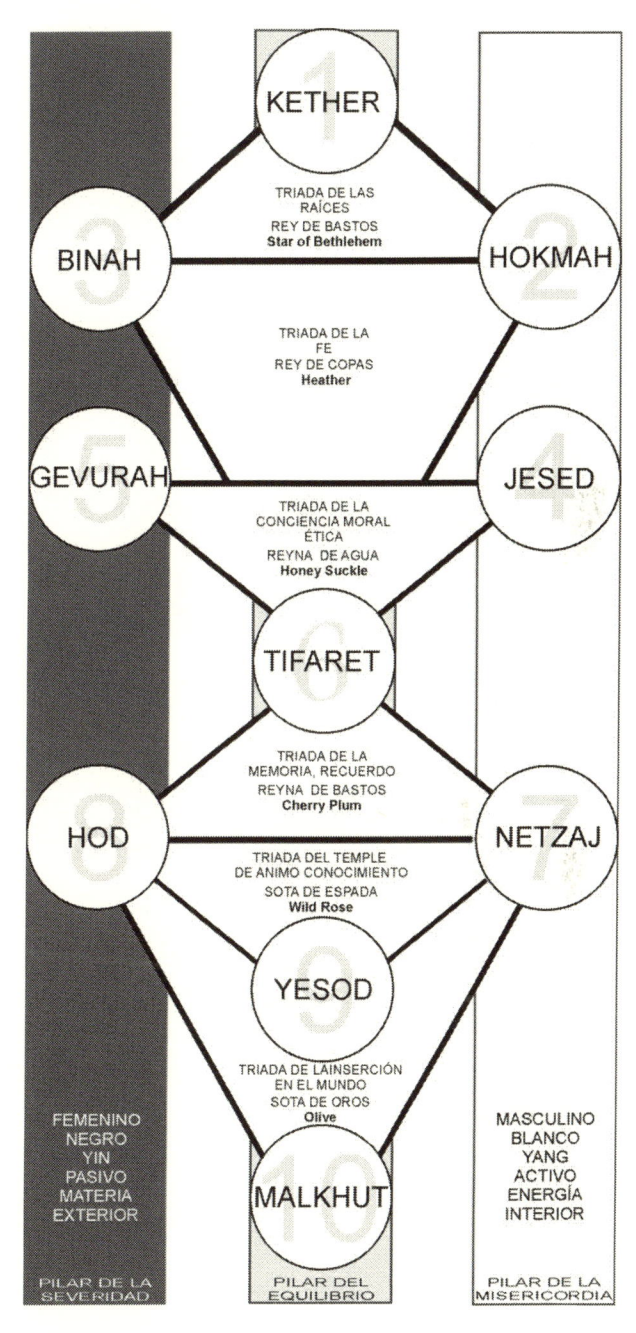

Figura 3-Arbol de la vida: Triadas estructurales, figuras y esencias florales.

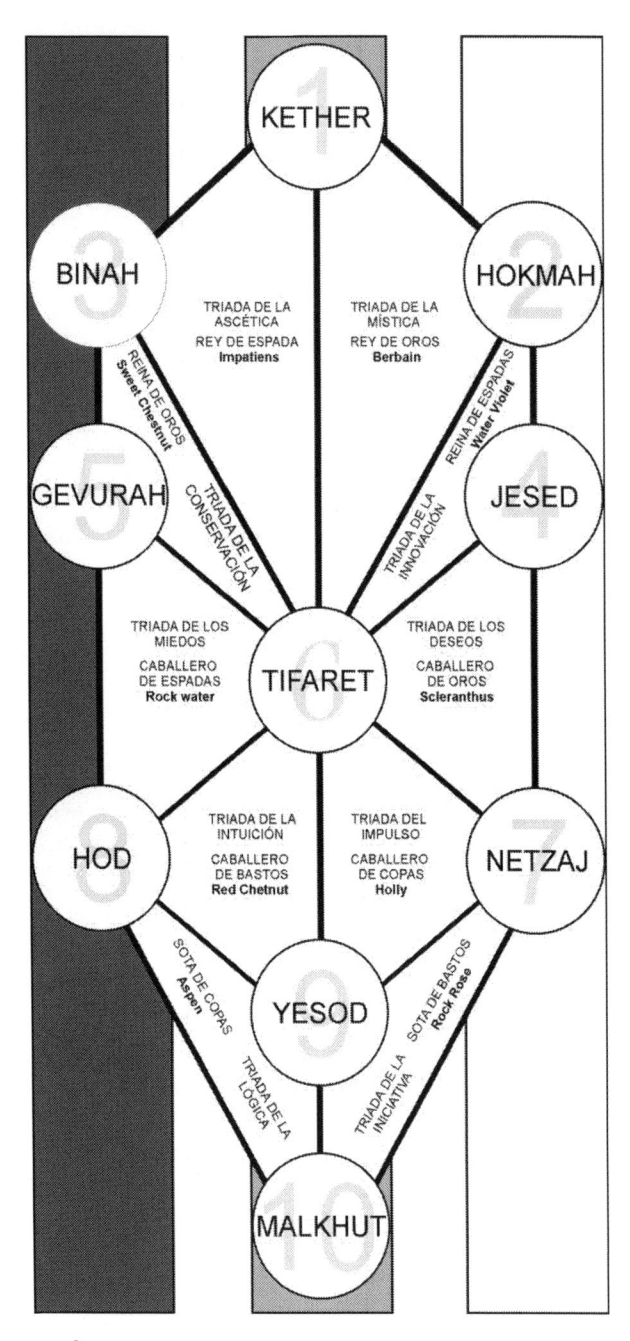

Figura 4: Árbol de la Vida: Triadas activas y pasivas, figuras y esencias florales.

SOBRE LOS AUTORES

Ana Orero es Doctora en Farmacia, especialista clínica en Microbiología y Parasitología hospitalaria, Máster en Medicina Tropical y Máster en Psicoterapia de Tiempo Limitado. Así mismo ha recibido la formación como Cabalista en la escuela de Jaime Villarubia, es reikista de 3º nivel, naturópata y terapeuta floral. Se ha formado en auriculoterapia, kinesiología, armonización de chackras, reflexología podal y arteterapia.

Durante más de 18 años ha utilizado la Terapia Floral junto con el estudio del Árbol de la Cábala personal y los Arcanos del Tarot para acompañar en los procesos disarmónicos del alma.

***

Pablo Estevan es músico y luthier. Iniciado con los ancianos mayas y lakotas. Estudia la Gnosis con la escuela de B. Mouraffiev, así como es Maestro de Reiki. Se ha formado también en Geometría Sagrada y ha desarrollado un sistema de afinación matemática basado en la Astronomía y en las medidas sagradas basadas en el número Pi y en la proporción áurea. Como músico ha compuesto varias obras de música de meditación para sesiones de reiki, euritmia y Tensegridad. Interpreta en sus conciertos músicas con instrumentos chamánicos tales como quenas, sikus, ronroco, así como con el Kanatl, un instrumento creado y diseñado por él, fruto de la fusión de un ronroco con guitarra.

BIBLIOGRAFÍA RECOMENDADA

1. Antonio Blay. "Creatividad y plenitud de vida". Ed. Ibérica, 1987.
2. Antonio Blay. "Personalidad y niveles superiores de conciencia". Ed. Índigo, 1991.
3. Antonio Blay. "Relajación y energía". Ed. Índigo, 2011.
4. Arieh Kaplan. "Sefer Yetzirah: el libro de la Creación". SL Equipo Difusor del Libro, 2002.
5. Assagioli. "Psicosíntesis Ser Transpersonal: El Nacimiento de nuestro ser real". Ed. Gaia, 2006.
6. Bárbara Ann Brennan. "Hágase la luz". Ed. Martinez Roca, 1989.
7. Bárbara Ann Brennan. "Manos que curan". Ed. Martinez Roca, 1987.
8. Bárbara Espeche y Eduardo Grecco. "Jung y Flores de Bach: Arquetipos y Flores". Ed. Continente, 2005.
9. *Biblia de Jerusalén*. Bilbao: Alianza Editorial, 1994.
10. Boris Mouravieff. "Gnosis Tomo I: Ciclo Exotérico". Ed. CS, 1994.
11. Boris Mouravieff. "Gnosis Tomo II: Ciclo Mesotérico". Ed. CS, 1994.
12. Boris Mouravieff. "Gnosis Tomo III: Ciclo Esotérico". Ed. CS, 1994.
13. Carl Gustav Jung, Joseph L. Henderson, Marie-Louise von Franz, Aniela Jaffé, Jolande Jacobi. *El hombre y sus símbolos*. Barcelona: Paidos, 2009.
14. Carl Jung. "Civilización en tránsito". Ed. Trotta, 2001.
15. Carl Jung. "El secreto de la Flor de Oro". Ed. Createspace, 2012.
16. Carl Jung. "Estudios sobre representaciones alquímicas". Obras Completas vol. 13. Ed. Trotta, 2015.
17. Carl Jung. "Psicología y Religión". Ed. Paidós Ibérica, 2011.
18. Carlos Castaneda. "La Rueda del Tiempo: Chamanes del Antiguo Mexico". Ed. Gaia, 2008.
19. Carlos Castaneda. "Viaje a Ixtlan". Ed. SL Fondo de Cultura Económica de España, 2010.

20. Deepra Chopra. "Conocer a Dios". Ed. Plaza y Janés, 2000.
21. Deepra Chopra. "Curación Cuántica" Ed. Grijalbo, 1996.
22. Dion Fortune. "Cábala Mística". Ed. Kier, 2001.
23. Eduard Bach. "Bach por Bach: Obras completas. Escritos florales". Ed. Continente, 1998.
24. Eduard Bach. "La curación por las flores". Ed. Edaf, 2011.
25. Eduard Bach. "Se tú mismo". Ed. Sirio, 2011.
26. Eduard Edinger. "Ego y Arquetipo". Ed. Cultrix, 1972.
27. Eduardo H. Grecco, "Edward Bach, la luz que nunca se apaga" Ed. Continente, 1995.
28. Elisabeth Haich. "Iniciación". Ed. Luciérnaga, 1995.
29. Elisabeth Haich. "Sabiduría del Tarot". Ed. Luciérnaga, 1990.
30. Erick Berne. "Análisis transaccional en Psicoterapia". Ed. Psique, 1976.
31. Erick From. "Miedo a la libertad". Ed. Paidós Iberica, 2001.
32. Eugen Herrigel (Bungaku Hakusi). "Zen en el arte del tiro con arco". Ed. Kier, 2014.
33. Franz Hartmann. "Magia Blanca, Magia Negra" Ed. Berbera, 2005.
34. Fritz Pearls, Patricia Baumgardner. "Terapia Gestalt". Ed. Pax Mexico, 2011.
35. Gareth Knight. "El Tarot Mágico: curso completo". Ed. Arkano Books, 1999.
36. Gareth Knight. "Guía Práctica del Simbolismo Cabalístico". Ed. Equipo Difusor del Libro, 2012.
37. George Orwell. "1984". Ed. Austra, 2010.
38. Jaime Villarubia. "Diccionario Cabalístico". Ed. Escuela de Misterios, 2004.
39. Jaime Villarubia. "Sefer Ha Neshamá". Ed. Escuela de Misterios, 2010.
40. Jidu Krishnamurti. "Obras completas Tomo I, II, III, IV, V y VI". Ed. Kier, 1994.
41. Johann P. Eckermann. "Conversaciones con Goethe". Ed. El Acantilado, 2005.

42. Joseph John Campbell. "El héroe de las mil caras". Ed. Fondo de Cultura Económica (México), 2014.

43. K. Wilber, D. Bohm, K. Pribram, S. Keen, M. Ferguson, F. Capra, R. Weber y otros. "El paradigma holográfico". Ed. Kairós, 1995.

44. Kaminski y Katz. "Repertorio de Esencias Florales". Ed. Indigo, 2010.

45. Kierkegaard, Sören. *Temor y Temblor*. Buenos Aires: Editorial Losada, 2003.

46. Mantak y Maneewan Chia. Amor curativo a través del Tao. Técnicas taoístas para aumentar la energía sexual femenina. Ed. Pax Mexico. 1986.

47. Mantak Chia y Michael Winn. Secretos taoístas del amor. Cultivando la energía sexual masculina. Editorial. Equipo de Difusión del Libro. 2000.

48. Masaru Emoto. "Mensajes del Agua: la belleza oculta del agua". Ed. La liebre de marzo. 2003.

49. Mechthild Scheffer. "Flores que curan el alma: Una nueva visión de la Terapia Floral de Bach". Ed. Urano, 1994.

50. Mechthild Scheffer. "Terapia Floral de Bach: Teoría y Práctica" Ed. Urano, 2011.

51. Monica e Pastori de Gracia Daponte, Ruben E. Gracia." Enfermedades Psicosomáticas y Flores de Bach: Casos Clínicos". Ed. Indigo, 1993.

52. Papus. "El Tarot de los Bohemios". Ed. Humanitas, 1986.

53. Paracelso. "Textos Esenciales. Selección de Jolande Jaboci". Ed. Siruela, 2001.

54. Paula Reeves. "Intuición Femenina". Ed. Milenium, 2010.

55. Piort Ouspensky. "Fragmentos de una enseñanza desconocida: en busca de lo milagroso". Ediciones RCR, 1995.

56. Ricardo Orozco y Clemente Sanchez. "Flores de Bach: Diagnóstico diferencial entre esencias". Ed. Indigo, 1999.

57. Ricardo Orozco. "Flores de Bach: Manual para terapeutas avanzados". 1996, Ed. Indigo.

58. Roberto Crottogini. "La Tierra como Escuela" Ed. Rudolf Steiner, 2004.

59. Roberto Assigioli. "Psicosíntesis: Ser Transpersonal" Ed. Gaia, 2004.

60. Rüdiger Dahlke y Thorwald Dethlefsen. "La enfermedad como camino". Ed. DeBolsillo, 1898.

61. Saint Germain. "El libro de Oro". Ed. Humanitas, 1985.

62. Sallie Nichols. "Jung y el Tarot". Ed. Kairós, 2002.

63. San Juan de la Cruz. "Obra completa". Alianza Editorial, 2015.

64. San Pablo. «Epístola a los Romanos.» En *Biblia de Jerusalén*. Alianza Editorial, 1994.

65. Sigmund Freud. "Introducción al Psicoanálisis". Alianza Editorial, 2011.

66. Simmon Zeb Halevi. "El Sendero de la Kabbalah". Ed. Escuela de Misterios, 2003.

67. Simmon Zeb Halevi. "Kabbalah y Psicología". Ed. Kairós, 2000.

68. Sogyal Rimponché. "El Libro tibetano de la Vida y la Muerte". Ed. Urano, 1994.

69. Tau Malachi. "Cristo Cósmico: Cábala del Cristianismo Gnóstico". Ed. Llewellyn Español, 2006.

Manufactured by Amazon.ca
Bolton, ON